Monographien aus dem Gesamtgebiete der Psychiatrie
Psychiatry Series

Band 10

Martin Schrenk

Über den Umgang mit Geisteskranken

Die Entwicklung der psychiatrischen Therapie vom „moralischen Regime“ in England und Frankreich zu den „psychischen Curmethoden“ in Deutschland

Mit 20 Abbildungen

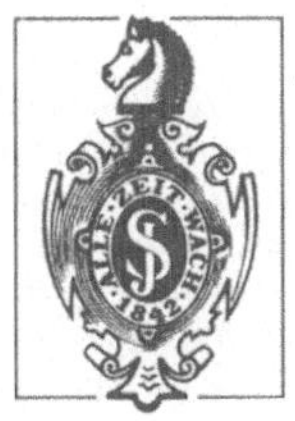

Springer-Verlag Berlin · Heidelberg · New York 1973

Professor Dr. med. MARTIN SCHRENK,
Direktor des Instituts für klinische Psychotherapie,
D-6650 Homburg/Saar, Universitäts-Kliniken

ISBN-13: 978-3-642-80748-0 e-ISBN-13: 978-3-642-80747-3
DOI: 10.1007/978-3-642-80747-3

Softcover reprint of the hardcover 1st edition 1973

Vorwort

„Nachdem in den letzten Jahrzehnten so manches über die bessere Einrichtung der Irrenanstalten öffentlich gesagt worden ist, hätte ich nicht geglaubt, daß es in Deutschland noch solche Mördergruben geben könnte, wo man unglückliche seelenkranke Menschen wie wüthende Thiere behandelt und wie Aeser vermodern und verfaulen läßt. Kürzlich aber hat mir ein wahrheitsliebender Mann ... versichert, solche Denkmäler des Unsinns und der Barbarey auf einer Reise durch Deutschland noch gefunden zu haben. Man sollte sie wohl namentlich an den Pranger stellen!"

Mit diesen Sätzen eröffnet Christian August Fürchtegott Hayner, der Direktor der Anstalt Waldheim in Sachsen, eine kleine Schrift, die den Titel trägt: „Aufforderung an Regierungen, Obrigkeiten und Vorsteher der Irrenhäuser zur Abstellung einiger schwerer Gebrechen in der Behandlung der Irren", 1817.

Also etwas Historisches: Nichts, was uns zeitnah angehen würde? „1817" — das ist lange her: Im Jahre 1817 war Pinel noch am Leben. Johann Christian Reil, der „deutsche Pinel", war erst vier Jahre tot. Esquirol begann im Jahre 1817 in der Salpêtrière zu Paris mit akademischen Kursen in Psychiatrie. Jacobi ist 1817 noch ein unbekannter Mann. Wilhelm Griesinger wird im Jahre 1817 geboren.

Die ans Herz rührende Klage des Doktor Hayner befindet sich also in aparter historischer Distanz zu unserer Psychiatrie der Gegenwart. Wer Spaß an der Geschichte hat, mag sich daran ergötzen. Wer aber mit beiden Füßen in der Realität des Heute steht, wird dafür kaum Zeit vergeuden wollen. Schließlich — wer in die Zukunft streben will, sollte sich wohl nicht wie Lots Weib nach rückwärts wenden und angesichts zurückliegenden Desasters in Katalepsie verfallen.

Aber unsere Gegenwart, so wie sie uns trifft und betrifft, ist geschichtlich gewordene Gegenwart. Unsere Fortschritte von heute und unsere Projekte für morgen werden sich erst im Rückblick, wenn sie der Geschichte angehören werden, angemessen beurteilen lassen. Sind die Dinge in ihren historischen Zusammenhang gestellt, so werden die Kritiker bedächtiger urteilen, und die Verfechter des Altbewährten werden prüfen müssen, ob sie in ihrer generationenlang tradierten Selbstzufriedenheit um ein signifikantes Stück über „1817" hinausgelangt sind.

Denn gemessen an Hayner und seinen reform-engagierten Zeitgenossen, gemessen an Pinels Zeugnissen von einem menschenwürdigen Umgang mit den Geisteskranken („principes de la plus pure philantropie", „les soins éclairés et philantropiques", 1801) kann unsere heutige praktizierte Psychiatrie nicht viele glorreiche Fortschritte aufweisen. Nicht in der naturwissenschaftlichen Forschung und der daraus gewonnenen Therapie, wohl aber in ihrer Gesinnung gegenüber dem Kranken und den daraus folgenden Umgangsformen ist sie mancherorts seit 1800, 1817 stehengeblieben.

Wenn sich Hayner schon eineinhalb Jahrzehnte nach Pinel und Reil im „Umgang mit Irren" Fortschritte erhofft hatte, wie müßte es dann um unseren heutigen Umgang mit den Geisteskranken und wie müßte es um die Reform unserer Kliniken,

Krankenhäuser und unserer „extramuralen“ Psychiatrie bestellt sein — eineinhalb Jahrhunderte nach Pinel, Reil und Hayner?

Aber Geisteskranke haben keine Lobby — heute nicht und nicht vor 150 Jahren, als Maximilian Jacobi schrieb: „Zwar ist in einigen Provinzen manches Gute und Lobenswerthe geschehen, aber wie wenig dies noch im Verhältnis zu dem ist, was geschehen müßte und könnte, weiß jeder nur zu wohl, der sich mit diesen Gegenständen genauer beschäftigt hat“ (1822).

Als ich anfing, mich historischen Fragen der Psychiatrie zuzuwenden, geschah dies nicht aus Bildungsinteresse, sondern aus der Bedrängnis, in die ein Arzt in der „Anstalts“-Psychiatrie geraten kann, wenn er — vielleicht zusammen mit zwei, drei Kollegen — versucht, Veränderungen zu planen und dann auch zu verwirklichen. Auf der Suche nach einem besseren Verständnis unserer gegenwärtigen Situation wurde ich damals auf die historischen Zeugnisse der Anstalts-Psychiatrie aufmerksam.

Die Impulse für die hier vorliegenden psychiatriehistorischen Untersuchungen verdanke ich also denen, die der Umgang in der Psychiatrie miteinander verbindet oder aneinander kettet: Kranken, Schwestern und Pflegern, den ärztlichen Kollegen, der Direktion, der Verwaltung und auch einer vorgesetzten Regierungsbehörde, von welcher mancher Arzt ermutigende Impulse hier, deprimierende Reaktionen dort empfangen kann, wenn er sich in Sachen Anstaltsreform engagiert.

> „Uebrigens habe ich in der allmählichen Vollendung dieser Schrift, ungeachtet ich viele Mängel an ihr wohl erkenne, den reichlichsten Genuss gefunden; ihre Abfassung hat mir umso mehr Vergnügen gemacht, je mehr sie auch an meine frühere Wirksamkeit als ausübender Irrenarzt in einer der besten ... Anstalten erinnerte, wo meine ersten practischen Studien in der Psychiatrie den Vortheil hatten, von einem hochverehrten Lehrer ... geleitet zu werden. Möge auch ihm diese Schrift Anlass zu freundlicher Erinnerung werden.“

Diesen Schluß-Satz eines Vortworts von Wilhelm Griesinger — aus „Pathologie und Therapie der psychischen Krankheiten“ (1845) — zitiere ich hier, weil er die vorliegende psychiatrie-historische Studie treffender einleiten und meine Widmung besser zur Geltung bringen kann, als das in einer eigenen Formulierung gelingen würde.

So habe ich in die zitierte Widmung nur noch die Namen einzusetzen, die hier für meine Lehrzeit in der Psychiatrie der Gegenwart und für eine persönliche, dankbar empfundene Verbundenheit stehen sollen: *Max und Gertrud Müller*, Bern. Ihnen ist diese Arbeit gewidmet.

Würzburg und Homburg/Saar
Frühjahr 1973

MARTIN SCHRENK

Inhaltsverzeichnis

Einleitung

Die Aufklärung des 18. Jahrhunderts will dem Menschen den „Ausgang aus seiner selbstverschuldeten Unmündigkeit" zeigen [1].

Die Philanthropie des 18. Jahrhunderts will auch dem unmündigen Schwachen zu diesem Fortschritt verhelfen.

Die Pädagogik des 18. Jahrhunderts will mit Hilfe ihrer Methoden diese Ideen der aufgeklärten Philanthropie verwirklichen — bei Kindern, bei Sträflingen und bei Irren.

Das Moralische versteht sich dabei freilich nicht ganz so „von selbst" [2], wie es die Moralisten und Moralphilosophen, die Aufklärer, Philantropen und Pädagogen und die Ärzte in den zwei, drei Generationen um 1800 wahrhaben wollen.

Zwischen „1789" und „1848"

„Es ist eine sonderbare Empfindung, wenn man aus dem Gewühle einer großen Stadt auf einmal in ihr Tollhaus tritt. Man findet sie hier noch einmal, im Geschmack des Vaudeville's vorgestellt [3], und irgendwo in diesem Narrensystem ein bequemes Genus für sich selbst. Das Tollhaus hat seine Usurpateurs, Tyrannen, Sklaven, Frevler und wehrlosen Dulder, Thoren, die ohne Grund lachen, und Thoren, die sich ohne Grund selbst quälen. Ahnenstolz, Egoismus, Eitelkeit, Habsucht und andere Idole der menschlichen Schwäche führen auch auf diesem Strudel das Ruder, wie auf dem Ocean der großen Welt. Doch sind jene Narren in Bicêtre und Bedlam [4] offener und unschädlicher als die aus dem großen Narren-Haus draussen. Der Rachsüchtige gebeut, daß Feuer vom Himmel falle, und der eingebildete Heerführer glaubt, nach einem tollkühnen Plan, den halben Erdball mit dem Schwerdt zu zerstören. Doch rauchen keine Dörfer, und keine Menschen winseln in ihrem Blute."

Mit diesem Bild von der Welt, die ein Tollhaus ist, und von den Tollhäusern, in denen sich die Welt widerspiegelt — aber ohne deren Mordbrennerei und Kriegs-

---

[1] Kant: Beantwortung der Frage: Was ist Aufklärung. 1784.

[2] F. Th. Vischer: Auch einer 1878.

[3] Vaudeville: Couplet in der französischen Posse des 18. Jh., Vorläufer der franz. komischen Oper.

[4] Hôpital de Bicêtre (Paris) — mit einer Abteilung für Geisteskranke; Pinel ist dort in den ersten Revolutionsjahren Arzt und nimmt wahrscheinlich auch dort am 11. September 1793 vierzig Geisteskranken die Ketten ab — bald darauf auch im Hôpital de la Salpêtrière (Paris).

Bedlam (Bethlem Hospital, London); dieses und das ebenso berühmte St. Luke's Hospital in London diente den französischen Anstaltsplanern (z. B. J. R. Tenon) schon gegen Ende des 18. Jahrhunderts als Vorbild und zeichnete sich durch vielerlei humane Einrichtungen („moyens de liberté", Tenon 1788) aus. J. Howard gibt in seiner berühmten Schrift (1791) eine detaillierte Beschreibung dieser Anstalten. (Vgl. hierzu Jetter, 1971, S. 14.)

greuel, leitet Johann Christian Reil seine „Rhapsodieen über die Anwendung der psychischen Curmethode auf Geisteszerrüttungen", Halle 1803, ein. Dieses Werk gibt einen entscheidenden Impuls für die wissenschaftlich systematisierte und praktisch institutionalisierte Psychiatrie in Deutschland.

Aber nicht zu allen Zeiten und nicht in allen Kulturen hat sich die Medizin um Geisteskranke bemüht. In der Vor- und Frühgeschichte und noch bis weit in geschichtlich belegte Epochen, ja bis in die Neuzeit herein waren andere Einstellungen vorherrschend: Der Geisteskranke hatte in der Gesellschaft oft eine prominente Rolle, er verfügte über magische Kräfte, er war vom Dämon heimgesucht, er war ein „Besessener". Oder aber man lebte mit ihm wie mit jedem anderen Mitglied der Familie, der Nachbarschaft, der Gemeinde. Seine Zugehörigkeit zur menschlichen Gesellschaft machte nur eben jenes Bild noch bunter, das Johan Huizinga (1919) etwa für den „Herbst des Mittelalters" beschreibt: „Als die Welt noch ein halbes Jahrtausend jünger war, hatten alle Geschehnisse im Leben des Menschen viel schärfer betonte äußere Formen ... Für Elend und Gebrechen gab es weniger Linderung als heutzutage. Krankheit hob sich stärker von Gesundheit ab. Und alle Dinge des Lebens waren von einer prunkhaften und grausamen Öffentlichkeit ... Alles kündigte sich laut durch Umzüge, Schreie, Klagerufe und Musik an."

Erst im Verdämmern der Renaissance wurde der Geisteskranke von der Straße und aus dem öffentlichen Bewußtsein gefegt. Er geriet in die Gewalt der sicherheits- und ordnungspolizeilichen Säuberungsaktionen absolutistischer Staatsverwaltungen und wurde zusammen mit Kriminellen und Asozialen in den Zucht-, Armen-, Waisen-, Siechen- und Tollhäusern des 17./18. Jahrhunderts „untergebracht".

Als dann 1789 die Gesellschaft von dem Glauben ergriffen wurde, daß mit dem Ruf nach Freiheit, Gleichheit und Brüderlichkeit „alles, was den Menschen betrifft, gesund, zwanglos, zusammenstimmend gemacht werden könne" (Ernst Bloch [5]), entstand innerhalb und außerhalb der Medizin eine Bewegung, die auch den Geisteskranken zu einem „gesunden", zu einem wieder „zwang-losen" und wieder mit den anderen „zusammenstimmenden" Leben zurückführen wollte [6]: Im Jahre 1793 geschah jene Tat des Philippe Pinel im Bicêtre zu Paris, die „abolition des chaînes des aliénés", die zwar mehr legendäre, symbolische als realhistorische Bedeutung hat, mit der man aber den Beginn der eigentlichen Psychiatrie zu datieren pflegt.

Um 1800 entsteht in Paris eine klinische Medizin, die sich auf die „méthode de l'analyse" und auf die statistische Auswertung zahlenmäßig großer Kasuistiken stützen kann. Die Kliniker in Paris gewinnen diese „analytische Methode" aber nicht einfach aus der zeitgenössischen Medizin, sondern viel eher aus den Ideen der Aufklärung, der Enzyklopädisten und „Ideologues". Die Möglichkeit zur statistischen Auswertung großer Kasuistiken ergibt sich aus der Sozial- und Gesundheitspolitik der Französischen Revolution, in welcher die Ärzte zum ersten Mal klinische Institutionen mit gewaltigen Krankenzahlen betreten. Als Hermann Boerhaave (1668 bis

[5] Bloch (1961), S. 176.

[6] Siehe Bloch (1961), Bollnow (1952), Cassirer (1932), Croce (1947), Dilthey (1913), Keyser (1965), Kofler (1966), Löwith (1964), Rosenstock-Huessy (1951), Schönberger und Soehner (1963), Starobinski (1964).

1738) am Anfang des 18. Jahrhunderts in Leiden anfing, mit seinen Schülern (van Swieten, Albrecht von Haller, de Haën) klinische Medizin zu treiben, standen ihm nur wenige Kranke zur Verfügung. Pinel bekommt unter den mehreren Tausend Internierten des Bicêtre und der Salpetrière eine bis dahin kaum vorstellbare Zahl klinisch Kranker zu sehen.

In Deutschland beenden um 1850 Rudolf Virchow und die Physiologen aus der Schule Johannes Müllers die Epoche der naturphilosophisch-romantischen Medizin und schaffen hier mittels einer streng methodisch-naturwissenschaftlichen Grundlegung die neue, moderne Medizin. Man wird diesen Umbruch in der Medizin — und in der Psychiatrie Griesingers — nicht nur entlang vorwiegend wissenschaftsgeschichtlicher Leitlinien verfolgen können, sondern auch hier — wie in Paris um 1800 — sind die allgemeinen geistigen und politischen Ideen mit im Spiel. Nirgends wird das deutlicher als in der Rolle, die Rudolf Virchow in der Revolution von 1848 spielte [7].

Zwischen diesen Revolutionen in Frankreich (1789) und in Deutschland (1848), zwischen Pinel in Frankreich und Griesinger in Deutschland liegt die Ära, in welcher die Psychiatrie beginnt, sich wissenschaftlich und institutionell zu entfalten.

Der Analytiker Pinel — der Rhapsode Reil

In Deutschland setzt die entscheidende Entwicklung erst im Anschluß an Pinel ein: zunächst literarisch — mit Reils „Rhapsodieen" (1803), dann mit dem Lebenswerk von Maximilian Jacobi (1774—1858). Unter den Vorläufern ist hier vor allem Johann Gottfried Langermann mit seiner Dissertation über die Erkennung und Behandlung der Geisteskrankheiten (1797) zu nennen.

In Frankreich hat Pinel für die Entstehung der wissenschaftlich begründeten Psychiatrie nicht nur die Praxis des Traitement moral beigetragen, sondern er hat auch — im Rahmen der soeben sich entfaltenden Pariser klinischen Medizin — eine differenzierte psychiatrische Nosologie, Kasuistik, Statistik und die Begründung der Methoden in einer „medico-philosophischen" Analytik geschaffen [8]. Diese „Medico-Philosophie" Pinels ist begründet im Geist der Aufklärung, der Philanthropie und der Pädagogik.

Es ist wenig wahrscheinlich, daß der Hallesche Professor Reil in seiner Fünfzehn-Betten-Klinik, wo nur selten und auf kurze Dauer Geisteskranke untergebracht waren, ebenso Erfahrungen in psychischen Behandlungsmethoden hätte sammeln können wie Pinel bei den hunderten von Kranken des Bicêtre und der Salpêtrière zu Paris. Reils Beitrag zur beginnenden Psychiatrie ist kein originäres Werk. Dazu fehlten ihm sowohl die Grundlagen der breiten und täglichen Erfahrung — das bezeugt er selbst (1811), wie auch die systematische analytische Methode, wie schließlich der hinreichend kritisch-selbstkritische Realitätssinn.

Wer ihn dennoch einen „deutschen Pinel" nennt [9], mag darin zum Ausdruck bringen, in Reils Beitrag zur entstehenden deutschen Psychiatrie finde sich hauptsächlich das Werk Pinels wieder. Freilich mußte dieser „Pinel" auf seinem Weg von Paris nach Halle einen Stilwandel — besser gesagt: einen recht groben Stilbruch hinneh-

[7] Vgl. Ackerknecht (1957) und Jacob (1967).

[8] Pinel: Nosographie philosophique (1798), Traité medico-philosophique (1801).

[9] Neuburger (1911).

men. Um dies im Schlagwort auszudrücken: vom aufgeklärt-enzyklopädischen Analytiker zum spekulierenden Romantiker. Aus Pinels „Traité medico-philosophique" werden des „deutschen Pinel" naturphilosophische „Rhapsodien" [10]. 1801 erscheint Pinels „Traité médico-philosophique sur l'aliénation mentale, ou la manie". Er wird noch im selben Jahr ins Deutsche übersetzt, 1803 folgen Reils „Rhapsodieen". Aber die eigentliche geistige, nämliche methodisch-analytische Essenz Pinels geht bei der Übernahme seiner Ideen durch Reil verloren. Viel stärker als an Pinels „nosographischem" Konzept ist Reil an vitalistischen Vorstellungen orientiert. Aus der Praxis, die Pinel aus dem englischen „moral management" des Francis Willis assimiliert und weitgehend wissenschaftlich systematisiert hatte, wird bei Reil eine Barockoper in biedermeierischen Kostümen.

Aber auch von anderen Seiten empfängt Reil Anregungen: Neben ihm und schon vor ihm steht Johann Gottfried Langermann (1768—1832) mit seiner berühmten Dissertation aus dem Jahre 1797: „De methodo cognoscendi curandique animi morbos stabilienda." Langermann entwirft hier schon ein „regimen" psychisch wirksamer Kurmethoden auf erzieherischer Basis, also im Geiste der philanthropisch-pädagogischen Zeitströmung und nach dem Vorbild des Willisschen „moral management", das seit zehn Jahren, nämlich seit der denkwürdigen Behandlung des Königs George III. (1788) in ganz Europa bekannt geworden war [11].

Langermanns Verdienst liegt jedoch nicht im Bereich der naturforschenden Theorien oder der literarischen Programme, sondern er ist Praktiker: Unter seiner Direktion wird die erste deutsche Anstalt für Geisteskranke in Bayreuth eröffnet (1805). Bald darauf (1810) wird er als „Chef des preussischen Medicinalwesens" nach Berlin berufen. Von dort aus organisiert er die weitere Institutionalisierung der Psychiatrie in Preußen. Langermann ist es auch, der den sehr umstrittenen Maximilian Jacobi gewinnen und mit ihm 1825 die Anstalt Siegburg bei Bonn eröffnen kann. Und erst Jacobi stellt den von Reil begonnenen fruchtbaren Kontakt der deutschen mit der französischen (und auch mit der englischen) Psychiatrie vollends her [12].

Werfen wir also zunächst einen Blick auf jene beginnende Psychiatrie in Frankreich, von der so starke und nicht selten fehllaufende Impulse auf Deutschland ausgingen: Philippe Pinel (1755—1826), Professor für Hygiene und Pathologie an der École de Médicine zu Paris, hatte schon als Hausarzt am Pflegeheim des Tischlers Belhommes erste Erfahrung mit Geisteskranken gesammelt [13]. 1792 wird er am Bicêtre und später an der Salpétrière angestellt. Dort kann er — trotz des Einspruchs von Georges Couthon, der diese Häuser für den Convent zu inspizieren hat — auf eigenes Risiko einigen Geisteskranken die Ketten abnehmen lassen. Pinel selber hat sehr wohl gesehen, daß er nur einigen wenigen Kranken ihr Los erleichtern konnte. Erst 30 Jahre

---

[10] Erst Jacobi hat um 1820 diesen Stilbruch deutlich genug empfunden. Er hat sich deshalb von Reil kritisch distanziert und eher bei Pinel (und dessen Schüler Esquirol) und, weiter zurückgreifend, bei Langermann und bei den ganz unmedizinischen psychischen Behandlungsmethoden der Quäker in der „Retreat" bei York (Tuke ab 1796) seine Anknüpfungspunkte gesucht.

[11] Francis Willis, 1718—1807, Pfarrer und Leiter eines Sanatoriums für Geisteskranke in Gretford (Greatford)/Lincolnshire; später noch Medizin-Studium in Oxford.

[12] Aber schon bald werden Generationen „Deutscher Naturforscher und Ärzte" folgen, die tiefe nationale Gräben aufreißen.

[13] Siehe Lechler (1960).

später hat sein Sohn Scipio diesen „gèste de Pinel" (s. Abb. 3, S. 184) zum Fanal der neuen humanitären Psychiatrie erhoben [14].

Aber die „Kettenbefreiung" war nicht nur Pinels Tat. Denn die Besinnung auf menschenwürdigen Umgang mit Armen, Waisen, Krüppeln, Siechen, mit Gefangenen und mit Irren lag im Geist der Zeit: Philanthropie war nicht nur Gesinnung, sondern wurde zu einem Titel, ja zu einem Beruf: Molière und Schiller prangern den Misanthropen an. Der Baron Knigge belehrt über den „Umgang". John Howard (1726 bis 1790) bereist als Philanthrop die Gefängnisse und dann die Kranken- und Pesthäuser in Europa und veröffentlicht einen ausführlichen Bericht darüber (1789, deutsch 1791). Vom Tollhaus zu Frankfurt a. M. erfahren wir 1788, wie „milde der Zuchtmeister dort verfährt". Der badische Hofphysicus Jägerschmid fordert schon 1774 in seinem Bericht über das Pforzheimer Waisen-, Siechen- und Tollhaus, daß man die Zwangsmaßnahmen bei den Geisteskranken lockern und ihre Unterbringung verbessern müsse, denn es sei nicht so sehr die Geisteskrankheit, welche sie zu Unheilbaren mache, als vielmehr die gräßliche Form ihrer Einkerkerung und die sträfliche Vernachlässigung jedes menschlichen Umgangs mit ihnen. Bald finden auch spürbare Verbesserungen statt: Dr. Roller, der Vater des berühmten Illenauer Roller, führt in Pforzheim mildere Umgangsformen ein und bemüht sich, zusammen mit dem dortigen Geistlichen und dem Verwalter, um Abschaffung der Ketten — schon vor dem „gèste de Pinel" [15].

Aufgeklärte, humanitäre Gesinnung und philanthropische Zuwendung zum Armen und Schwachen, die Ideen und Aktionen im Namen von „Freiheit, Gleichheit und Brüderlichkeit" bewegen die Zeit.

Aber noch von einer anderen geistigen Strömung ist Pinel getragen, und diese ist gemeint, wenn er seine medizinisch-wissenschaftliche Gesamtkonzeption eine „Nosographie philosophique" (1798) nennt. Er gibt diesem Werk, das in den folgenden 20 Jahren in 5 Auflagen und zahlreichen Übersetzungen erscheint (deutsch 1799, 1800 und 1829—1830), den Untertitel „La méthode de l'analyse appliquée à la médicine". Diese analytische Methode macht die Bedeutung Pinels für die medizinische Wissenschaft in Paris aus. Zusammen mit M. F. X. Bichat, A. Louis u. a. führt er die Pariser Medizin zu Weltruhm. Die analytische Methode ist es, mit der er auch seine psychiatrische Forschung ausstattet.

Er findet sie zunächst in der französischen Aufklärung, bei den Enzyklopädisten und Ideologues: bei Diderot, d'Alembert, Helvetius, Condillac, Condorcet; er findet sie dann im unmittelbaren persönlichen Umgang mit P. J. G. Cabanis (1757—1808), dem Schüler Condillacs, im Salon der Witwe Helvetius, schließlich in der Schottischen Moralphilosophie.

Reil hingegen entfernt sich eher von den Leitgedanken der Aufklärung, nähert sich Gefilden, in denen weniger die kritische Reflexion, aber umsomehr die geistvollen Spekulationen und weitausschweifenden schöpferischen Phantasien gedeihen. In Deutschland werden Naturforschung, Medizin und so auch die Psychiatrie um 1800 von der romantischen Naturphilosophie beherrscht. Medizinische Literatur wird oft

---

[14] Scipio Pinel (1823).

[15] Siehe Schrenk (1966) und Halemeyer (Diss. 1966). Schon 100 Jahre zuvor schlug A. M. Valsalva vor, statt Fesseln solle man zum Fixieren der erregten Kranken weiche Tücher benützen. (Vgl. hierzu Laehr, 1885, S. 40) — siehe auch Jetter (1971), S. 25.

nicht nur ihres sachlichen Gehaltes, sondern auch ihres poetischen Ranges wegen geschätzt; so etwa die „Exposition der Physiologie" von Joseph Görres (1805). Reil gibt seinem Werk den Titel „Rhapsodieen". Gerade in Deutschland sind an der Medizin dieser Zeit nicht nur Mediziner beteiligt: Schelling publiziert medizinische Schriften. Novalis schreibt über eine „polarische Medizin". An Reils „psychischen Curmethoden" wirkt sein Freund, der Philosophie-Professor Johann Christoph Hoffbauer (1766—1827) mit.

Der deutsche Psychiatrie-Rhapsode ist also von Grund auf ein anderer „Pinel" als der analytische Methodiker in Paris.

Es gibt zwar den sehr kräftigen Einfluß der französischen auf die deutsche Psychiatrie um 1800: Reils psychiatrisches Werk ist voll von Bezugnahmen auf Pinel. Aber es klafft ein Abgrund zwischen Pinels „Traité médico-philosophique" und Reils Ideen von einer idealistisch-romantisch eingefärbten „Lebenskraft". Pinel ist, zusammen mit seinen Pariser Kollegen, ein Glied in der lückenlosen Kette bis hin zu Magendie und Claude Bernard, Babinski und Charcot. Was Reil hingegen und die romantische Medizin in Deutschland spekulieren, bröckelt schon rasch wieder ab und wird zwei Generationen später weggewischt werden. Als er 1813 stirbt, sind Johannes Müller, Justus von Liebig, Theodor Schwann bereits geboren. Um die Jahrhundertmitte wird die Medizin — und mit ihr die Psychiatrie in Deutschland — mit einem gewaltigen, ja gewaltsamen Ruck hinübertreten in eine kritische, empirisch-analytische Forschung: Virchows Forderung nach streng naturwissenschaftlichen Methoden und Griesingers Neuropsychiatrie vermögen jetzt das Denken in der Medizin aus den blüten- und dornenreichen Gefilden der romantischen Naturphilosophie herauszulösen und in den Boden der naturwissenschaftlich-analytischen Methoden einzupflanzen. Dem Medizinstudenten Griesinger (geb. 1817) erschien die Naturlehre seiner Tübinger Professoren so wenig brauchbar, daß er nach Abschluß seines Studiums schnurstracks nach Paris eilt, um im Labor von Magendie Physiologie zu lernen.

Umgang mit Geisteskranken

Nach dieser vorläufigen Skizzierung des für unser Thema entscheidenden Entwicklungsabschnittes — nämlich von Pinel zu Reil — müssen wir auf den Begriff eingehen, den wir dür den Titel unserer Untersuchung gewählt haben: „Der Umgang."

Vor allem in der neueren anthropologischen Medizin, wie sie von Viktor von Weizsäcker, von V. E. von Gebsattel, Binswanger u. a. entwickelt wurde, kommt die Vorstellung des Umgangs von Arzt und Krankem und, allgemeiner, des zwischenmenschlichen Umgangs stark zur Geltung.

Diesen Ausdruck haben wir für die vorliegende Studie aufgegriffen, weil er sowohl nach unserer heutigen Auffassung genau das bezeichnet, was uns hier an der Psychiatrie um 1800 besonders interessiert, wie auch weil zu jener Zeit in eben demselben Sinne von „Umgang" die Rede war: so z. B. bei Hayner 1817. Noch viel prononcierter und programmatischer erscheint dieser Ausdruck aber bei A. v. Knigge, dessen berühmtes Brevier „Ueber den Umgang mit Menschen", 1788, nicht nur die unterhaltsam-erbauliche Bildungslektüre aller anstandsbeflissenen Eltern und Kinder um 1800 war, sondern auch nach kulturgeschichtlicher Herkunft und nach Inhalt ganz den Zeitgeist repräsentiert, aus welchem auch die Entwicklung der Psychiatrie jener Zeit verstanden werden muß.

Zunächst gehen wir aber von der Frage aus, was wir heute unter „Umgang“ in der Medizin, speziell in der Psychiatrie, verstehen.

Der Umgang in der Anstalt beginnt konventionellerweise mit der Aufnahmeprozedur, also beim Pförtner und an der Abteilungstüre, und er endet mit der Entlassung oder mit nachfolgenden Besuchen in der Außenfürsorge. Zum Thema des Umgangs gehören die Aufnahme- und Unterbringungsgesetze, die Hausordnung, der Stil der Visiten, die Dienstvorschriften und die Gepflogenheiten des Pflegepersonals, besonders aber alles, was die innere Struktur oder Verfassung einer Anstalt ausmacht: das mehr autoritär-patriarchale Regime oder aber das demokratisch-fraternatale Zusammenwirken, also die Verteilung der Rechte, Pflichten und Verantwortlichkeiten — sowohl innerhalb des „Betriebes“ der Anstalt, wie auch zwischen den Betriebsangehörigen und den Kranken. Weitgehend hängt davon die „Disziplin“ in einer Anstalt ab — wiederum sowohl bei den Betriebsangehörigen, wie unter den Kranken, wie auch im Umgang zwischen beiden Gruppen. Davon hängt ferner ab, wie „frei“ ein Kranker ist, und wie „offen“ oder wie „geschlossen“ eine Anstalt ist. Der Grad ihrer Isolation wird nicht einfach am Kilometer-Abstand ihrer mehr oder weniger abgelegenen verkehrs-geographischen Lage gemessen, sondern am Grad ihrer strukturellen Geschlossenheit oder Offenheit.

Schließlich gehört zum Umgang mit dem Kranken die Gestaltung des Milieus im psychiatrischen Krankenhaus. Man spricht von „Milieu-Therapie“ und meint oft nichts anderes als die Bemühung, schlechte oder gar menschenunwürdige Unterkünfte der Kranken besser, freundlicher, wohnlicher zu machen. Aber in solchen Fällen ist es richtiger, von Wiedergutmachung zu reden, denn zumeist handelt es sich um alte, oft seit vielen Ärzte- und Verwalter-Generationen hingeschleppte Unterlassungssünden. Allerdings ist das Wort Milieu-„Therapie“ insofern dem Sachverhalt angemessen, als durch eben diese Unterlassungen bei den Kranken, vor allem bei den chronisch Kranken, schwere zusätzliche Krankheit bewirkt wird. In gewissen Phasen der Psychiatriegeschichte hat man diese rundweg als (krankheitsbedingten) „Defekt“ bezeichnet und auch psychopathologisch analysiert und klassifiziert, selten aber therapiert. Ja, man leitete aus der vermeintlich „krankheitsbedingten“ Unabwendbarkeit des in den „Defekt“ führenden „schicksalshaften“ Verlaufs die Berechtigung ab, sich bei solchen Kranken eine Behandlung ersparen zu können.

Folgt man aber dem selbstverständlichen Schluß, daß ein Mensch, den man zwingt, in widerwärtigsten Verhältnissen zu leben (oft für die Dauer von Jahrzehnten und lebenslang), in unmenschliche Verhaltensweisen verfallen muß, so wird man versuchen, zu differenzieren: Man wird unterscheiden zwischen echten, prozeß-bedingten Endzuständen und zwischen jenen „Defekten“, die die Psychiatrie selbst mit ihrem Milieu verursacht hat. Bei den letzteren Fällen handelt es sich ebenfalls um schwere, auf den eigentlichen morbus noch aufgepropfte psychische Schäden, die allein schon durch einen besseren Umgang und durch ein besseres Milieu behandelt, ja völlig behoben werden können. Daher ist der Ausdruck Milieu-Therapie allerdings zutreffend. Was hier zur Therapie ansteht, ist freilich nicht der Krankheitsprozeß, wie ihn „das Schicksal“ fügt, sondern der Schaden, den die Anstalt macht, den man in der Pädiatrie — vice versa — als lebensbedrohlichen Hospitalismus kennt und den der Anstalts-Psychiater immer mehr als „Anstalts-Artefakt“ (Punell) zu entlarven lernt.

Um 1800 findet eine Psychotherapie statt, die aus einer allgemeinen „moralischen und physischen“ Anthropologie entwickelt ist. In dieser Psychotherapie — oder um einen breiteren Bereich ins Blickfeld zu bekommen — in diesen Umgangsformen werden Normen gesetzt, die sich von 1800 an über Generationen von Psychiatern fortentwickeln. Manche haben sich bis in die Gegenwart erhalten. Sie bilden aber heute nicht durchweg den Grundstock einer modernen und brauchbaren Therapie, sondern in vielen Teilen den Wurzelstrunk alter moralisierender Haltungen, die der Einpflanzung neuer Umgangsformen den Boden nehmen.

Freilich wird man auch das, was an Errungenschaften — gerade in der Psychotherapie — so fortschrittlich erscheint (Arbeitstherapie, die sog. Milieutherapie, Verhaltenstherapie, Gruppentherapie), anders beurteilen, wenn man die oft merkwürdige und bemerkenswürdige Vorgeschichte dieser Umgangsformen studiert.

Den Begriff des „Umgangs“ haben wir gewählt, um die vielfältige und komplexe Wirklichkeit, die das Bild der Psychiatrie und das Bild des Kranken in der psychiatrischen Wissenschaft, in der psychiatrischen Praxis und in der menschlichen Gesellschaft prägt, besser umgreifen zu können. Umgang vollzieht sich vor allem in der Therapie, aber auch schon in der Diagnostik, und er wird mitbestimmt durch die Prognostik. Umgang ist darüber hinaus jedes Verhältnis einer jeden mit dem Kranken befaßten Person und Institution: Nicht nur Ärzte, Schwestern und Pfleger haben Umgang mit den Kranken, sondern auch die Verwalter, die verantwortlichen Aufsichtsbehörden, Richter, Pfleger und Vormünder, auch die Volksvertreter, die ein Einweisungs- und Unterbringungsgesetz formulieren oder die die Errichtung einer neuen Anstalt bewilligen, ablehnen, hemmen oder fördern.

Die Struktur des Umgangs ist nicht in festgelegten Rollen ein für allemal fixiert: Es ist dies nicht einfach der Umgang von bestimmten Medizinal-, Pflege- und Verwaltungspersonen auf der einen Seite mit dem Kranken als Gegenüber auf der anderen Seite. Sondern der Arzt und seine Mitarbeiter treten auch zusammen mit den Kranken und zusammen mit der ganzen psychiatrischen Institution den Behörden oder dem öffentlichen Recht und schließlich der Gesellschaft als Partner gegenüber.

Umgang ist also sowohl jene intensive und intime Beziehung, die etwa Viktor von Weizsäcker im Arzt-Patienten-Verhältnis als eine „solidarische“ Begegnung kennzeichnet [16]. Umgang ist aber zugleich der extensive und offene Bezug des Kranken, des Arztes und insgesamt der Medizin zur Gesellschaft. Weizsäcker bezeichnete gerade dieses Spannungsfeld zwischen Patient, Arzt und Gesellschaft als Problem und Aufgabenbereich der Medizin [17].

Die Frage, wie die Psychiatrie vor 150—200 Jahren mit Geisteskranken umgegangen ist, läßt sich nur unzureichend beantworten. Weiß man doch kaum, wie man heute in Krankenhäusern und Kliniken mit ihnen umgeht. Kaum die Ärzte auf den Abteilungen können immer genau orientiert sein über das, was „außerhalb der Visite“ geschieht. Nur die Kranken selbst und ihre Pfleger erfahren und erleiden, wie und womit heilender und heilloser Umgang stattfindet. Sie gehen miteinander um.

Unser Versuch, vom Umgang mit Geisteskranken in früherer Zeit zu berichten, ist also lückenhaft. Er ist einseitig, weil aus ärztlicher Sicht verfaßt: Es waren fast

[16] v. Weizsäcker 1926, 1946, 1948, 1956. In der Geschichte der Psychiatrie findet man erst bei Jacobi (1822) eine reflektierte Einstellung des Psychiaters zu seinem Patienten, die das Attribut „solidarisch“ verdient.

[17] v. Weizsäcker 1930 und 1955.

ausnahmslos die Ärzte, die sich, wenn überhaupt, über den Umgang mit Geisteskranken ausgelassen haben. Zeugnisse von Patienten gibt es wenige, sieht man von der „Querulantenliteratur" ab, die freilich neben mancher Entstellung auch viel Aufschlußreiches enthält [18]. Allenfalls vor 1800 gibt es einschlägige Berichte von Geistlichen, Verwaltern, Apothekern und Zuchtmeistern eines Workhouse, eines Hôpital général oder eines Zucht-, Waisen-, Siechen- und Tollhauses. Diese psychiatrie-historischen Quellen sind aber schwer zugänglich. Für die Öffentlichkeit wurde kaum etwas gedruckt — es sei denn in Gestalt jener Gattung von rührseliger Schauerroman-Literatur mit sozialhygienisch-philanthropischem Hintergrund, wie sie Chr. H. Spiess in seinen „Biographien der Wahnsinnigen" (1796) anbietet, oder in Gestalt der Oper vom „Leben eines Liederlichen", wie sie John Gay auf Anregung des Satirikers und Moralisten Alexander Pope unters Volk brachte (1728), wie sie William Hogarth mit der berühmten Irrenhaus-Szene aus dem Bedlam Hospital in Kupfer stechen ließ (1735) (s. Abb. 1, S. 183) und wie sie schließlich von Georg Christoph Lichtenberg satirisch-hintergründig kommentiert wurden (1795).

John Howard allerdings, der englische Philanthrop, reiste ganz im Interesse der Leidenden und Gefangenen und gab „Nachricht von den vorzüglichsten Krankenhäusern und Pesthäusern in Europa... dazu Beobachtungen in Gefängnissen und Hospitälern" (1789). Sein Bemühen war das unserer Marcotti und Fischer [19]. Und wenngleich er nur als Besucher die Verließe und Tobhöfe betrat, so waren seine Feststellungen doch eindrucksvoll genug.

Ein deutscher John Howard ist Heinrich Balthasar Wagnitz, Prediger zu Halle. Er publiziert „Nachrichten und Bemerkungen über die merkwürdigsten Zuchthäuser in Deutschland" und macht wirkungsvolle Vorschläge „über die zweckmässigste Einrichtung der Gefängnisse und Irrenanstalten" (1791, 1792 und 1794). Er kann manches zur Verbesserung der Irrenpflege beitragen — zumal in Halle, wo er lebt und wirkt und wo Reil sein Freund ist. Reil widmet ihm die „Rhapsodieen".

---

[18] Siehe dazu ein Beispiel bei Meyer, J. E. und R. Meyer: „Selbstzeugnis eines Schizophrenen um 1800" (1969).

[19] Seit Thomas Marcotti (1965) und Frank Fischer (1969) ihre Erfahrungen als Hilfspfleger publiziert haben, gibt es bei vorgesetzten und verantwortlichen Regierungsbehörden betroffene Geschäftigkeit, Dementis, Beschönigungen und jene ungenierte Art von Eigenlob, die man immer dann hören kann, wenn die Öffentlichkeit oder ein Länderparlament beschwichtigt werden müssen. Aber das ist nichts Neues. Schon Reil wünscht sich dringend, „die öffentlichen Behörden möchten endlich einmal zugeben", wie verbesserungsbedürftig die psychiatrischen Einrichtungen sind. Freilich weiß er auch, „daß es ihrer Eitelkeit nicht schmeicheln würde, diese Zustände zuzugeben" (1803). Jacobi in der Anstalt Siegburg um 1820/30 könnte reichlich derlei Erfahrungen berichten. Freilich konnte er auch hinzufügen, daß — zum Glück — sein unmittelbarer Vorgesetzter bei der preußischen Regierung der erfahrenste und umsichtigste Psychiater seiner Zeit war, Johann Gottfried Langermann.

In einer Stellungnahme von L. Thewaldt gegen Frank Fischer (Dtsch. Ärzteblatt 1970, H. 3, S. 152) heißt es: „Die Irrenhäuser des Herrn Fischer gibt es nicht. Vielleicht studiert Herr Fischer gelegentlich Medizin und verwendet anschließend einige Jahre darauf, psychiatrischer Facharzt zu werden." Sozialpsychiatrie, so wird erklärt, habe in deutschen psychiatrischen Krankenhäusern „längst ihren Platz", und was Fischers Schilderung englischer Krankenhäuser anbelangt, so lasse sich „das darin gesungene Loblied völlig unverändert auf die deutschen psychiatrischen Krankenhäuser übertragen"; nur der Arzt könne und dürfe sich ein Urteil bilden, wie Psychiatrie innen aussieht; Hilfspfleger brächten „keine medizinischen Erkenntnisse" mit — nur ein „soziologisches Gefasel" (Thewaldt).

Unser Versuch ist also nur ein Anfang, denn wir können uns nur so viel vom Umgang mit Geisteskranken vergegenwärtigen, wie verläßliche Chronisten dokumentiert haben. Aber nicht alle Chroniken, die uns unter die Augen gekommen sind, sind verläßlich, und bei weitem nicht alle, die verläßlich sind, haben wir kennengelernt.

Versuchen wir, uns ein Bild zu machen von dem, was im Laufe der geschichtlichen Entwicklung in der Psychiatrie praktiziert, nicht nur, was gedacht wurde, so ergeben sich sehr schwer überschaubare Sachverhalte. Denn die psychiatrischen Praktiken sind keinesfalls immer aus der jeweiligen psychopathologischen Theorie abgeleitet. Oft weichen sie von dieser ab, widersprechen ihr; oft wird — gerade am Ende des 18. Jahrhunderts — psychiatrische Praxis fernab von allen wissenschaftlichen, auch von den spekulativen Grundlagen, rein aus dem praktischen Umgang mit Menschen entwickelt — von Geistlichen, Pädagogen, „Zuchthaus"-Verwaltern. Es sind dann nicht selten weite und verworrene Wege, bis die Praktiken eines solchen „Psychiaters" mit seinen eigenen oder anderswo aufgenommenen psychopathologischen Theorien, Hypothesen, Spekulationen zusammenfinden.

Rolf Halemeyer hat die Akten des markgräflich- bzw. großherzoglich-badischen Waisen-, Zucht- und Tollhauses zu Pforzheim studiert und die „Pflege und Behandlung Geisteskranker... bis zur Gründung der Anstalt Illenau (1842)" in einer Dissertation dargestellt. Zu jener Zeit wurden nur sehr lückenhaft Kranken-Blätter geführt. So könnten gerade solche Berichte interessante Quellen für unser Thema sein. Bei der Sichtung des Materials aus dem Generallandesarchiv Karlsruhe konnten wir uns aber doch nicht hinlänglich überzeugen, daß das, was dort für die Regierung zu Protokoll gegeben wurde, genau dem entspricht, was hinter den Mauern von Pforzheim geschah [20]. Sicher wurde um 1780/1800/1820 in jenen Berichten gelegentlich ebenso beschönigt, wie heute bei hearings und Dienstaufsichtsbesuchen. Doch gab es damals wie heute auch Zeugnisse von rückhaltloser Offenheit. So z. B. als 1774 der badische Hofphysicus Jägerschmid in seinem unverblümten Inspektionsprotokoll die lange dementierten Übelstände in Pforzheim bei Hof zu Gehör bringen konnte [21].

Eine weitere Lücke, die eine vollständige Bearbeitung unseres Themas noch verhindert, klafft im Bereich der „Irrengesetze". Sowohl die Verordnungen, Erlasse usw. über Aufgaben, Struktur und Verwaltung der Anstalten, wie auch über die Bedingungen und den Modus der Einweisung von Geisteskranken („Irrenfürsorge- und Einweisungsgesetze") sind nicht gesammelt, verglichen und — im Hinblick auf den Umgang mit Geisteskranken — interpretiert. Esquirol (1838), Flemming (1850), Roller (1874) u. v. a. haben sich in der Zeit des Aufbaus und der ersten Reformen der Anstaltspsychiatrie intensiv um diesen Fragenkomplex bemüht. Aber für eine psychiatrie-historische Bearbeitung ist das einschlägige Quellenmaterial noch nicht erschlossen. (Und bis heute sind selbst innerhalb der Bundesrepublik noch sehr differente Landesgesetze für die Einweisung von Geisteskranken in Kraft.)

Wo also ein Autor — Reil zum Beispiel (1803) oder P. J. Schneider (1824) — die psychiatrische Therapie selbst zum Thema seiner gelehrten Abhandlung gemacht hat, ist ein solches Werk nicht mit Sicherheit eine genaue Dokumentation dessen, wie man in jener Psychiatrie wirklich mit den Geisteskranken umging. Daß die praktizierten „psychischen Curmethoden" mit den geschriebenen bei weitem nicht immer überein-

[20] Halemeyer (Diss. 1966).
[21] Siehe hierzu Stemmer (1913).

stimmten, war eine Unzulänglichkeit, wie sie jede praktizierte Praxis gegenüber einer monographierten an sich hat. Es war aber gewiß auch in mancher Hinsicht ein Segen für die Kranken, wenn ihnen die Torturen, die ihnen in edler psych-jatrischer [22] Absicht zugedacht waren, erspart blieben. Es wird überliefert, daß es auch damals nicht nur Pfleger gab, die eine verordnete Therapie in Sadismus verkehrten, sondern auch solche, die Gnade vor „Heil" ergehen ließen.

Aber was weiß man nun aufgrund der vielen verstreuten Angaben und Interpretationen über die Praktiken der Psychiatrie um 1800?

Die Drehstühle, Apparate für Zwangsstehen, kalte Duschen mit scharfem Wasserstrahl auf den Kopf bis zur Hämatombildung in der Kopfschwarte, Riesenzentrifugen, auf denen der Patient im Bett liegend traktiert wurde, bis die Konjunktiven dunkelrot injiziert waren — das alles ist schwer in Einklang zu bringen mit den Proklamationen von der Würde des Menschen, mit Humanitätsidealen, pädagogischem Eros und philanthropischen Regungen, wie sie im ausgehenden 18. Jahrhundert allenthalben aufblühten. Eine psychische — „moralische" — Therapie mittels Furcht und Schrecken und abgeschmackten Arrangements in Gruselkabinetten paßt schlecht zum Geist der Aufklärung.

Man möchte allenfalls fragen, ob die Psychiater um 1800 in ihrem Gemüt noch robuster waren als wir heute. Dagegen kann man einwenden, daß zwar viel frühere Epochen ein weniger empfindliches Verhältnis zum körperlichen Schmerz hatten; sie waren weniger angestrengt auf eine Anästhesie des Alltagslebens bedacht. Aber gerade um 1780—1800 hatten zumindest die höheren Stände in den Freuden und Schmerzen der „Empfindsamkeit" ihr Zartgefühl und ihre Rührung entdeckt, und man möchte annehmen, ihr aufquellendes Mitgefühl mit dem Armen, Schwachen und Kranken hätte auch dem Geisteskranken alle nur denkbare Milde angedeihen lassen müssen. Dem war auch mancherorts so, im Hospital der Quäker („Retreat") bei York, das 1796 eröffnet wurde [23], in mancher französischen, schweizerischen, italienischen, deutschen Institution. Aber doch konnten sich Angst, Schrecken, Härte, Schmerzen in der „Pharmakopoe" der Psychiatrie bis in das 19. Jahrhundert hinein — oder weiter — halten. Dieses 19. Jahrhundert aber ist das unmittelbare Vorfeld für die Formen des Umgangs mit dem Geisteskranken, die wir heute praktizieren und weiterzuentwickeln suchen.

Historiographischer Überblick

Wenn man versucht, Gegenwärtiges aus den geschichtlichen Entwicklungen zu verstehen, so kann man in der Weise vorgehen, daß man Punkt für Punkt die Beziehungen zwischen den historischen Vorgängen und heute herstellt. Eine andere Methode ist, die Dokumente selbst möglichst breit vorzulegen, zu referieren und — entgegen dem Usus — lieber zu viel als zu wenig wörtlich zu zitieren. Lassen wir die geschicht-

[22] Johann Christian Reil spricht zum ersten Mal von „Psychiatrie" oder „Psychiaterie" (1803, 1816). Kieser gibt seinem Lehrbuch 1855 den Titel „Psychiatrik". Siehe auch die Erörterungen von Kieser (1848) über „Psychiatrie oder Psychiaterie".

[23] Siehe De la Rive (1798) und S. Tuke (1813). Foucault (1961/69) findet hierfür allerdings eine ganz entgegengesetzte Interpretation: weiterer Fortschritt in der Taktik, den Wahnsinn aus der Gesellschaft „auszugrenzen".

lichen Zustände, Verhältnisse, Ereignisse erst einmal ungedeutet lebendig werden, so bleiben sie am ehesten vor voreiliger Einordnung bewahrt, und wir tun ihnen nicht mit zu viel eigener Interpretation Gewalt an. Freilich gerät auch auf diese Weise immer noch Subjektives in unsere Darstellungen. Aber es ist immerhin ein Versuch, die Geschichte so zur Gegenwart sprechen zu lassen, daß sie der Leser selbst zur Kenntnis nehmen und — wo es ihm notwendig erscheint — anders, besser deuten kann.

Es wurde wiederholt versucht, die Psychiater jener Zeit, zumal die auf Reil folgenden sog. „Psychiker" und „Somatiker", ideengeschichtlich zu orten. Leibbrand/Wettley jedoch verzichten in ihrem großen Übersichtswerk über die „Geschichte der abendländischen Psychopathologie" („Der Wahnsinn", 1961) auf eine allzu systematische geistesgeschichtliche Zuordnung der einzelnen Psychiater. Sie sprechen nicht, wie es in der psychiatriegeschichtlichen Literatur Konvention ist, von „Psychikern" und „Somatikern", sondern umgreifen alle die vielerlei Figuren und ihre Thesen mit der Bezeichnung „Spekulative Psychopathologie". Diese Auffassung wird vor allem den Verhältnissen in der deutschen Psychiatrie gerecht. Denn diese ist nicht „eine" Psychiatrie, wie man dies von der französischen Psychiatrie Pinels und Esquirols sagen könnte. Auch sind in der deutschen Romantik nicht zwei oder drei konkurrierende Schulen am Werk, sondern lauter Einzelne, die sich allenfalls einmal gruppieren zu einer gemeinsamen Aufgabe — wie Reil und Hoffbauer (um 1800—1810) oder wie die Herausgeber der „Zeitschrift für die Anthropologie" (um 1825), wo so verschiedenartige Geister versammelt sind wie Ennemoser, Grohmann, Fr. Groos, von Gruithuisen, Haindorfer, Hayner, Heinroth, Hoffbauer, Horn, M. Jacobi, Nasse, Romberg, Schelver, P. J. Schneider, Vering, Chr. Weiss und Windischmann. Die Zusammensetzung solcher Gruppen fluktuiert; so z. B. ist schon im zweiten Vierteljahresheft der „Anthropologie" M. Jacobi wieder ausgeschieden; und die Kollegen liefern sich die lebhaftesten literarischen Gefechte — so z. B. Windischmann, Weiss und Fr. Groos [24]. Erst gegen Ende dieser Ära werden die Gruppierungen stabiler, die frei flottierenden Individualisten schließen sich enger zusammen — z. B. zu einer „Section Anthropologie und Psychiatrie" im Rahmen der „Versammlung Deutscher Naturforscher und Ärzte" (Aachen 1847) oder schon 1844 zu dem Herausgeber-Kollegium der „Allgemeinen Zeitschrift für Psychiatrie" (Damerow, Flemming, Roller).

Wie in der Geschichte der Persönlichkeiten der romantisch-spekulativen Psychiatrie, so spiegeln sich auch in der Geschichte ihrer Zeitschriften die bunten und schillernden Bilder jener Geister — bis Wilhelm Griesinger 1845 den Protest gegen die Väter anzettelt: Jetzt konsolidiert sich die soeben neu gegründete Zeitschrift von Damerow, Flemming, Roller unter dem Druck von außen, nämlich Griesingers, L. Meyers, C. Westphals, zu einem prägnant profilierten Organ — und erlebt, mit und gegen Griesingers „Archiv" (ab 1868), bis in die jüngste Gegenwart herein mehr als 100 Jahrgänge [25].

Die psychiatrischen Zeitschriften des Anfangs waren so enthusiasmiert, so eigenbrödlerisch, so ewigkeitsversprechend und so kurzlebig wie die meisten Ideen jener Zeit: so das „Magazin für psychische Heilkunde" von Reil und Kayssler (1805), die „Beiträge zur Beförderung der Kurmethode auf psychischem Wege" von Reil und Hoffbauer (1807—1810), die „Zeitschrift für psychische Ärzte" von Friedrich Nasse

---

[24] Siehe Schrenk (1968, c).

[25] Siehe Bodamer (1948) und Schrenk (1968, b).

und seinen Freunden (1818—1822). 1837 versuchen es Friedreich und Blumenröder mit den „Blättern für Psychiatrie", 1838 Jacobi, Nasse, Flemming und Jesse mit einer „Zeitschrift für die Beurteilung und Heilung der krankhaften Seelenzustände".

Für die Psychiater dieser Ära gilt die etwas hochmütige Bemerkung von Jaspers, es bestehe „ein gewisses allgemeines Niveau geistiger Bildung ohne eigentliche Tiefe". Ideen und Begriffe der Philosophie und Psychologie gelangten „meist in unklarer Form" zur Anwendung. „Unklar bleibende, aber grosszügige Gesichtspunkte und ungeordnete aber grosse Erfahrung sind das Resultat." [26]

Jaspers pauschalisiert hier zwar in unzulässiger Weise. Die „eigentliche Tiefe" ist nicht bei allen gleichmäßig gering. Aber der Nachweis ihrer psychologischen und philosophischen Basis läßt sich oft nur unzureichend erbringen, weil sie sich in dieser Beziehung kaum ausweisen — so etwa Langermann und Reil — oder weil sie überhaupt geschwiegen haben — so Francis Willis [27].

Eine Darstellung der gesamten Geschichte der Psachiatrie kann hier — zur Einführung in unser spezielles Thema — nur in groben Strichen gegeben werden. Viele systematische Abhandlungen über Psychiatrie in der ersten Hälfte des 19. Jahrhunderts sind mit einem solchen historischen Kapitel eingeleitet: Heinroth (1818), Leupoldt (1823), Ennemoser (1824, 1825, 1848), Jessen (1838), Feuchtersleben (1845), Kieser (1855), Flemming (1859), Leidensdorf (1865).

Einen kurzen Überblick über die einschlägige Literatur gibt Peter Joseph Schneider in seiner „Heilmittellehre gegen psychische Krankheiten" (1824). Grundlegendes zur Frage der Psychiatrie-Geschichte entwickelt — angeregt von der Philosophie Schellings und Hegels — der junge Heinrich Damerow (1829). Sein Hauptanliegen ist die Entwicklung einer psychiatrischen Anthropologie; sein historisch-philosophisches Denken führt ihn jedoch eher zu einer „prophetisch-romantischen Eschatologie, in der er das neue Zeitalter der Psychiatrie vorauszuahnen glaubt" [28]. Dennoch erweist er sich in zahlreichen Beiträgen, besonders zu der von ihm, von Roller und Flemming gegründeten „Allgemeinen Zeitschrift für Psychiatrie" (ab 1844), als ein genauer Kenner der historischen Entwicklung in- und ausländischer Anstalten, ihrer Programme, Ideen und Praktiken [29]. (Eine seiner psychiatrie-historischen Einzelstudien befaßt sich ausführlich mit Paracelsus, 1834.)

Historiographisch wichtig sind aber vor allem die drei Werke von Johann Baptist Friedreich. Am berühmtesten wurde seine „Literärgeschichte" der Psychiatrie (1830). Drei Jahre später hat er noch einmal die Literatur der „ärztlichen und gerichtlichen Psychologie" systematisch zusammengestellt (1833). Seine „Historisch-kritische Darstellung der Theorien über das Wesen und den Sitz der psychischen Krankheiten" folgt 1836.

---

[26] Jaspers (1953), S. 705 f.; nach dieser Bemerkung über die Anstaltspsychiater geht Jaspers sogleich auch auf die Universitätspsychiater ein und widmet auch ihnen eine nicht eben schmeichelhafte Kritik.

[27] Dies wird von den damaligen Psychiatern in ihren Schriften immer wieder beklagt (Pinel, Reil, Hoffbauer, Friedreich u. a.).

[28] Vgl. Leibbrand (1959, b), S. 1.

[29] Damerow (1830, 1840, 1844). Vor allem verfolgt er die Verhältnisse in Frankreich sehr genau. Gegen die englische Psychiatrie mit ihrer Entwicklung des No-restraint-Prinzips (Hill 1838 in Lincoln, Conolly 1839 in Hanwell) hat er Vorbehalte.

Rudolph Leubuschers Verdienst um die damalige Psychiatrie-Geschichte ist es, das Werk Calmeils über den „Wahnsinn in den letzten vier Jahrhunderten" übersetzt und bearbeitet zu haben (1848) [30].

Die psychiatrische Fachliteratur am Ende des 19. Jahrhunderts hält an dem alten Brauch einer historischen Einführung fest, ja sie erneuert ihn in den neunziger Jahren ganz offensichtlich. Heinrich Laehr und dann Theodor Kirchhoff haben mit ihren großen Beiträgen zur Psychiatriegeschichte das Interesse der Psychiater um diese Zeit neu angeregt [31]: So erhält das Standard-Werk des psychiatrischen Unterrichts, Griesingers Lehrbuch „Pathologie und Therapie der psychischen Krankheiten" (1. Auflage 1845), in seiner 5. Auflage 1892 ein großes Kapitel über „Geschichte der Psychiatrie". Es ist von Levinstein-Schlegel, dem Herausgeber dieser Auflage, verfaßt und enthält die Abschnitte: Altertum, Mittelalter, Neuzeit. Dabei wird nicht nur die Geschichte der Psychopathologie, sondern auch die Unterbringung, Pflege und Behandlung der Geisteskranken erörtert [32]. Kraepelin hatte in der ersten und zweiten Auflage (1887) seines Lehrbuches nur auf einer knappen Seite auf die historische Entwicklung hingewiesen. Aber in der 5. Auflage 1896 geht er ausführlich auf die Geschichte der Irrenanstalten ein [33]. Weitere psychiatrie-historische Abschnitte finden sich im Lehrbuch von Richard von Krafft-Ebing [34] und noch in der „Allgemeinen Psychopathologie" von Karl Jaspers [35] (1913/1959). Ebenso wird die Geschichte der Psychiatrie in den beiden großen Handbüchern Aschaffenburgs (1912) und Bumkes (1928) von Kirchhoff [36] und von Birnbaum [37] abgehandelt.

Die beiden neuen deutschsprachigen Handbücher der Psychiatrie bzw. der Neurosenlehre und Psychotherapie verzichten auf eine Darstellung der Geschichte ihres Faches [38]. Ausführlich wird sie jedoch wieder von Friedrich Panse in seinem Gutachten über „Das psychiatrische Krankenhauswesen" (1964) dargelegt [39].

---

[30] Siehe auch Ennemoser (1824, b), Leupoldt (1833) und Damerow (1834).

[31] Laehr (1885, 1887). Vgl. hierzu auch Laehr (1852, 1868, 1875, 1900); ferner Leibbrand (1955). Heinrich Laehr (1820—1905) war Schüler von Heinrich Damerow, der sich selber immer wieder mit der Geschichte der Psychiatrie (und — aus diesem historischen Aspekt — mit ihrer zukünftigen Entwicklung) auseinandergesetzt hat. Laehr gründet 1853 das psychiatrische Privatsanatorium „Schweigerhof" bei Berlin-Zehlendorf. 1858 übernimmt er die Schriftleitung der Damerow'schen „Allgemeinen Zeitschrift für Psychiatrie". Bei zahlreichen Anstalts-Planungen ist er Berater. Die Reformpläne von Wilhelm Griesinger 1865—1868 (s. Schrenk 1967, 1968 a, b) bekämpft er, als treuer Anhänger Damerows, Rollers, Flemmings und der gesamten Anstalts-Psychiatrie, aufs heftigste. Siehe auch Kirchhoff (1886, 1888, 1890, 1912, 1924) und Kolle (1956—1963).

[32] Griesinger (1892), 10—38.

[33] Kraepelin (1896), 299—310. Griesingers Reformpläne von 1868 (s. Anm. 16) werden von Kraepelin nicht erwähnt; hingegen bespricht er das Prinzip des No-restraint (des absoluten Verzichts auf Zwangsmittel), so wie es Hill und Conolly um 1840 in England begründet haben.

[34] Krafft-Ebing (1883), 17—29.

[35] Jaspers (1913—1959).

[36] Kirchhoff (in Aschaffenburgs Handbuch 1912).

[37] Birnbaum (in Bumkes Handbuch 1928).

[38] Gruhle u. a. (1960—1967); Frankl u. a. (1959).

[39] Panse (1964), 5—69.

Aus der medizinisch-historischen Fachliteratur ist zunächst der große Handbuchartikel von S. Kornfeld über die Geschichte der Psychiatrie „seit dem Beginne der Neuzeit“ zu nennen [40]. Kornfeld gliedert in drei Abschnitte: 1. Die Übergangsperiode aus der „absoluten Herrschaft der Alten, insbesondere des Galen“ mit ihrer vielerlei „phantastischen und mystischen, einseitigen Erklärungsversuchen“ und der Beginn einer Heilkunde auf dem Boden der „selbständigen Beobachtung“ und der „Resultate von Leichenöffnungen“. 2. Die Erforschung des psychisch-physischen Wechselverhältnisses aufgrund physiologischer Forschungen (Hallers Irritabilitätslehre) und aufgrund der neuen Erkenntnisse in der (philosophischen) Psychologie: „Dadurch erst wurde die wissenschaftliche Analyse der psychischen Therapie möglich.“ Kornfeld folgert, daß „mit dem Ausbau letzterer“ — der psychischen Therapie — „humanere Anschauungen über Behandlung der Irren immer mehr die Oberhand“ gewannen, so daß gegen Ende des 18. Jahrhunderts beinahe gleichzeitig in England, Frankreich, Deutschland und Italien eine durchgreifende Reform des Irrenwesens sich Bahn bricht. 3. Psychiatrie „als ärztliches Spezialfach und klinischer Lehrgegenstand“ im 19. Jahrhundert sowie das „Irrenwesen“ in diesem Zeitabschnitt [41].

So ausführlich Kornfeld aber die Entwicklung der psychiatrischen Theorien, der Psychopathologie, insbesondere der Nosologie abhandelt, so kurz ist der Umgang mit dem Geisteskranken dargelegt. Auch auf Fragen der inneren und äußeren Struktur der psychiatrischen Institutionen, insbesondere auf die dort geübten Praktiken geht er kaum ein. Das für unsere Untersuchung zentrale Phänomen des „moral management“ („traitement moral“) ist im Register seines Beitrages nicht erwähnt. Der Vorbereiter des „moral management“, William Battie (1704—1776), wird als solcher nicht vorgestellt. Ebenso ist von dem eigentlichen Praktiker, der dieser Behandlung ihre große Bedeutung für die nächsten Psychiater-Generationen verschaffte, von Francis Willis, nicht die Rede. Die psychische Behandlung (traitement moral) wird erst im Zusammenhang mit Pinel [42] und dann, mit Überbewertung, bei François Leuret (1797—1851) [43] erwähnt. (Ackerknecht nennt die Leuretsche Version der psychischen Therapie „recht töricht“ und eine „Art Rückfall in die Zeit vor Pinel“ [44].) Griesingers und Ludwig Meyers Kampf um das No-Restraint-Prinzip und das Open-door-System und ihre tiefgreifenden Reformpläne, die schon um 1860 eine moderne Sozial-Psychiatrie in nuce enthalten, werden bei Kornfeld nicht berücksichtigt [45].

Diese Disproportion zwischen der wissenschaftsgeschichtlichen Erörterung der psychiatrischen Forschung und Lehre einerseits und der psychiatrischen Praxis (Therapie, „management“, Umgang) andererseits, kennzeichnet nicht nur das historische Interesse Kornfelds, sondern sie ist für die psychiatrie-historische Forschung um 1900 charakteristisch.

Sichtet man die Fülle auch der neueren Literatur zur Geschichte der Psychiatrie, so ergibt sich eine ähnliche Disproportion der Themenkreise: Gerade die deutsch-

---

[40] Kornfeld (1905), 602.
[41] l. c. S. 602.
[42] l. c. S. 645.
[43] l. c. S. 666, siehe auch Leuret (1840).
[44] Ackerknecht (1967), S. 50.
[45] Siehe Schrenk (1968, a).

sprachigen, vor allem die schweizerischen Psychiater haben ihre wertvollen Beiträge mehr im Bereich der Biographik und der Theoriengeschichte geliefert: M. Bleuler, E. Fischer-Homberger, Glaus, Grünthal, Heimann, Roland Kuhn, F. Meerwein, E. R. Müllener, Christian Müller, Spoerri, Walser, Wyrsch u. a.,[46] in Deutschland vor allem Bodamer, Flügel, Kolle, Lechler, Mechler, Gerhart Zeller u. a.

Der Umstand, daß eine ganze Reihe von Medizinhistorikern aus der Psychiatrie kommt, ist der Geschichtsschreibung dieses Faches sehr förderlich. Hier sei, was die deutschsprachige Literatur betrifft, vor allem auf die einschlägigen Arbeiten von Leibbrand, Schipperges, Walser und Wettley hingewiesen[47]. Aber das Thema der Therapie (des Umgangs) klingt in der neueren psychiatrie-historischen Literatur zumeist nur am Rande an. Es erscheint in allgemeinen Übersichten — so in der souverän gezeichneten „Kurzen Geschichte der Psychiatrie" von Erwin H. Ackerknecht (1957/1967) oder im Rahmen anderer Problemkreise — so etwa in der enzyklopädischen „Geschichte der Psychopathologie des Abendlandes" von Werner Leibbrand und Annemarie Wettley (1961) oder in den detaillierten Untersuchungen von Dieter Jetter über die Geschichte der psychiatrischen Institutionen.

Die englische und französische Medizingeschichte[48] scheint gegenüber der deutschen Psychiatrie am Anfang des 19. Jahrhunderts ganz besondere Schwierigkeiten des Verständnisses zu haben, die sich weitgehend aus der spezifisch deutschen Entwicklung der Geistesgeschichte im 18. und beginnenden 19. Jahrhundert erklären lassen: aus dem deutschen Idealismus und besonders der deutschen Romantik, zu welchen die französischen und die angloamerikanischen Medizinhistoriker offenbar nur schwer einen Zugang finden. So bleibt die Geschichte der deutschen Psychiatrie in den außerdeutschen Standard-Werken oft nur auf einige grob skizzierte Linien und auf einige allseits bekannte Namen beschränkt.

Von großem Wert für das Studium des Vor- und Umfeldes der deutschen Psychiatrie — und gerade ihrer Praktiken und ihres „Umgangs" — sind hier jedoch die Neuausgaben englischer und französischer Klassiker, die vor allem von Hunter und Macalpine und neuerdings von Ackerknecht besorgt wurden. Hier finden sich wichtige Quellen für unser Thema (Battie 1758, Monro 1758, Tuke 1813, Esquirol 1816/38)[49].

Michel Foucault: Wahnsinn und Gesellschaft

Im Bereich der medizinhistorischen Grenzgebiete gibt es ein für die Psychiatriegeschichte besonders interessantes Werk. Es enthält wertvolle Überlegungen zu der

[46] Hervorzuheben ist hier jedoch die für unser Thema wichtige Untersuchung von Morgenthaler über das „Bernische Irrenwesen" (1915).

[47] Siehe hierzu auch die Beiträge der mit der Psychiatrie eng verbundenen spanischen Medizinhistoriker P. Lain Entralgo, L. Granjel und J. M. Lopez Piñero.

[48] Semelaigne, Laigne-Lavastine, Vié, Baruk; Zilboorg, Lewis, Schneck, Hunter und Macalpine u. a.

[49] Hunter und Macalpine (1962, 1963, 1964 a, b); Ackerknecht (1968). Ackerknecht besorgt die vollständige Ausgabe der bereits 1822 von Jacobi auszugsweise übersetzten und kommentierten Schrift Esquirols „Des maladies mentales"; siehe Esquirol (1816 u. 1838) und Jacobi (1822).

Frage nach dem Umgang mit Geisteskranken: „Histoire de la Folie à l'Age Classique" von Michel Foucault (1961) [50].

Foucault verzeichnet in seinem Werk Fakten und Phänomene, die — als Bilder, Figuren und Strukturen gesehen — die Geschichte des Wahnsinns anschaulich machen: Die Strukturen des Wahnsinns lassen zugleich — in Gegenüberstellung — Strukturen der „Vernunft" erkennen. Sie dekouvrieren die Vernunft. Foucault untersucht das „Zeitalter der Vernunft". Für das Ende des 18. Jahrhunderts schöpft er vorwiegend aus französischen und — weniger hinreichend — aus englischen Quellen. Manche Phasen der Entwicklung in Großbritannien und im deutschsprachigen Gebiet bleiben fragmentarisch und pauschal, den französischen allenfalls analog. Das gilt etwa für die Frage, wie stark die Einflüsse sein mögen, die Pinel aus der englischen Moralphilosophie und aus dem englischen „moral management" empfangen hat [51]. Immerhin verlaufen die Entwicklungen in den verschiedenen Ländern Europas im 17. und 18. Jahrhundert in so vieler Hinsicht konform, daß man Foucaults Darstellung der französischen Verhältnisse, die er immer wieder mit englischen und deutschen vergleicht, unter Vorbehalten als pars pro toto nehmen darf. Für ihn ist das „wirkliche Erbe der Lepra, das sich anzueignen die Medizin noch sehr lange Zeit brauchen wird, der Wahnsinn" [52].

Die Gesellschaft erfindet also neue „magische Reinigungs- und Vertreibungsakte" und neue Opfer an Stelle der Leprösen. Dies geschieht im 17.—18. Jahrhundert: Aus der Leproserie wird das Hôpital général, das Workhouse, das Zucht-, Waisen-, Siechen-, Armen- und Irrenhaus [53].

Michel Foucault ist Historiker und Philosoph, ein Vertreter des anthropologischen Strukturalismus (im Gefolge von Lévi-Strauss und Lacan). Er hat sich bei Lacan mit Psychiatrie und Psychoanalyse befaßt. Daß er nicht Mediziner ist, sieht er nicht als ein Handicap an für seine Untersuchungen, sondern als den großen Vorteil, nicht durch (Psycho-)Pathologien belastet zu sein und die Strukturen unverfälscht erfassen zu können.

Foucault sieht jedoch vor allem soziologische, historische, ideologische Strukturen, nicht aber jene, welche außer diesen die Geschichte der Medizin bestimmen. Zwar ist die Geschichte der Psychiatrie nicht einfach aus den großen Leitlinien der Medizingeschichte — Naturbegriff, Diätetik, Begriff der Lebenskraft u. v. a. — zu verstehen. Doch muß gerade gegenüber Foucault erklärt werden, daß die Entwicklung der Psychiatrie — auch in ihrer Vor-Geschichte, also im 17.—18. Jahrhundert — ohne Be-

---

[50] Dieses Werk ist 1965 unter dem Titel „Madness and Civilization" in New York erschienen und inzwischen, d. h. nach der ersten Niederschrift der vorliegenden Arbeit, auch in deutscher Fassung: „Wahnsinn und Gesellschaft. Eine Geschichte des Wahns im Zeitalter der Vernunft" (Frankfurt 1969).

[51] Siehe hierzu den IV. Teil dieser Studie.

[52] Geht man in der Geschichte der Psychiatrie über die Zeitmarke des Foucault'schen Werks, d. h. über Pinel (1801) und die Quäker-„Retreat" (1796, Tuke 1813) hinaus und untersucht man außer den französischen (und englischen) auch die deutschen Verhältnisse, so rückt neben die Leproserie das — 1804 säkularisierte — Kloster. Der „Wahnsinn" wird hier, um in Foucaults Bild zu bleiben, nicht „Erbe der Lepra" und ihrer Isoliertheit, sondern der frommen Weltflucht (Anstalt Marsberg, Heidelberg, Siegburg, Zwiefalten u. v. a.; schon in der Reformationszeit installiert der Landgraf Philipp von Hessen psychiatrische Anstalten in aufgelassenen Klöstern: Haina, Hofheim, Merxhausen, Grunau).

[53] Foucault (1969), S. 24.

rücksichtigung der zeitgenössischen Medizin und Naturforschung nicht hinreichend erfaßt werden kann. Zwar wurde dieser Abschnitt mitgeprägt durch die „Empiriker" Fr. Willis, Fowler, Thouin, Pussin, Haslam, die nur allein durch „gesunde Urteilskraft" („jugement sain") „oder durch irgend eine dunkle Überlieferung geleitet, sich der Behandlung der Wahnsinnigen widmeten und eine große Anzahl derselben geheilt haben" (Pinel) [54]. Das ist Francis Willis, das ist Fowler, Thouin in Amsterdam, Pussin am Bicêtre zu Paris, Haslam am Bethlehem Hospital zu London u. a. Aber auch sie waren nicht unberührt von den medizinischen Strömungen ihrer Zeit oder sie holten, wie dies Fr. Willis tat, noch im Laufe ihrer weiteren praktischen Tätigkeit das Studium der Medizin nach.

Wir sind also durchaus mit Foucault der Meinung, daß sich die Geschichte der Psychiatrie nur unzureichend aus der Geschichte der Medizin ableiten läßt. Aber entgegen der Auffassung Foucaults und seiner Epigonen finden wir, daß die Geschichte der Psychiatrie in falscher Belichtung erscheinen muß, wenn man es unterläßt, z. B. jene zahlreichen Passagen zu zitieren, in denen sich Pinel mit der antiken Medizin, mit ihren hippokratisch-galenischen Grundprinzipien, mit Aretäus, mit Celsus und insbesondere mit Coelius Aurelianus befaßt. Gerade für die „moralische Behandlung" der Geisteskranken bezeugt Pinel, es sei Aurelianus, welcher das „Talent und die Geschicklichkeit" gehabt habe, die man aber jetzt „einigen Neueren zur Ehre anrechnen" wolle, auf deren eigentliche Quelle er aber „hiermit hingewiesen habe" [55].

Foucaults Werk — in seiner deutschen Ausgabe bei Suhrkamp 1969 erschienen — irritiert in mancherlei Hinsicht. Die Übersetzung transponiert den schon im Original komplizierten Text noch mehr ins Artistische und oft Unverständliche. Manche Ausdrücke werden — fahrlässig oder in modischer Tendenz — ungenau übersetzt. So ist z. B. bei Foucault Seite 335, 524, 525 und 529 in Pinel-Zitaten von „Repression" die Rede. Im Original-Text — z. B. Seite 66 — spricht Pinel aber an diesen Stellen nicht von „répression", sondern von „représailles" („Repressalien"). Wenn Pinel wörtlich „répression" sagt (z. B. Pinel S. 192), so meint er die körperliche „Bändigung" (Wagnersche Übersetzung von 1801, S. 204). — Es hätte die deutsche Ausgabe ausgezeichnet, hätte sie durchweg die Pinel-Zitate in der Wagnerschen Übersetzung von 1801 gebracht.

Bei Foucault sind die Literaturhinweise auf Pinels „Traité" (1801), soviel ich feststellen konnte, durchweg falsch angegeben. Es werden u. a. Seitenzahlen genannt, die es in dem Buch Pinels, das 304 Seiten umfaßt, gar nicht gibt (z. B. zitiert Foucault die Seite „312" und noch höhere Zahlen).

Auf S. 143 schildert Foucault die grausame Umgangsweise des „Dr. Gregory". Er übernimmt dies von Pinel — aber falsch: Pinel verweist (S. 62) auf Dr. Gregory, der nicht selbst die harten Maßnahmen ausübte, sondern der berichtet, daß ein schottischer Pächter so hart mit Geisteskranken umgeht. (In der deutschen Pinel-Ausgabe bringt Wagner [1801] diese Schilderung im Anhang S. 407.)

Bei Foucault scheint die englische Psychiatrie mit Tukes Gründung der „Retreat" 1796 zu beginnen. Von Batties „management" und vor allem von Francis Willis' „moral management" ist bei Foucault nicht die Rede, obwohl Pinel, der Gewährsmann Foucaults, immer wieder auf Fr. Willis verweist.

---

[54] Pinel (1801), S. XLIII f., 46, 229 (bzw. Pinel-Wagner (1801), XXXVIII, 49 f., 244).
[55] Pinel-Wagner (1801), S. IX.

Auf Seite 482 f. schildert und kritisiert Foucault die Quäker-Anstalt „Retreat" bei York. Er bedient sich dabei vor allem des kurzen Berichtes über diese Institution von de la Rive, 1798 [56]. Foucault zitiert: „Es (das Haus) ist von einem großen geschlossenen Garten umgeben; es gibt keine Gitter und keine Stäbe vor den Fenstern."

An der Stelle, wo Foucault ein Semikolon in den Satz von de la Rive einsetzt, hätte er zumindest drei Punkte (. . .) einfügen müssen. Besser wäre es aber gewesen, er hätte das Zitat vollständig gebracht und nicht verstümmelt. Ausgelassen hat er das Sätzchen: „Garten . . ., der mit einer Mauer von der Höhe einer Brustwehr mit einem darauf errichteten Gitter umzäunt ist." Erst dann heißt es im Original weiter, daß die Fenster unvergittert sind.

Zwischen dem Originalbericht von de la Rive und der Foucaultschen Verkürzung besteht also ein Unterschied, der zwar zunächst geringfügig erscheinen mag. Aber genau durch die Weglassung des Details über das ummauerte und vergitterte Areal bekommt der Bericht von 1798 erst jene Version, die ihm Foucault dann mit schlauer Interpretierkunst ankreidet — im Namen der historischen „Wahrheit" und der „wirklichen Operation" (wie es in der deutschen Übersetzung von 1969 heißt). Indem er sich auf den von ihm zitierten und in geeigneter Weise verstümmelten Satz bezieht, wirft Foucault dem Bericht vor, man bediene sich dort bestimmter „Bilder", die im wesentlichen auf „imaginäre Formen" zurückgreifen, die also nicht die dortigen realen Verhältnisse schildern und die anstelle der wirklichen Vorgänge in dieser Institution „nur eine symbolische Übersetzung geben". Er erklärt, man müsse derartige Berichte erst entziffern, da sie etwas „verschweigen". Er spricht von der „konkreten", in diesen Berichten aber „verborgenen Situation" und von gewissen „von ihnen als Wahrheit ausgegebenen . . . Werten".

Die Mauern und Gitter des Retreat werden im Originaltext keineswegs verborgen und verschwiegen. Aber an der Stelle, wo Foucault seinen Strichpunkt setzt, anstatt den Leser auf seine Auslassung aufmerksam zu machen, bringt der Originaltext in aller wünschenswerten Deutlichkeit die „Wahrheit" und „wirkliche Operation", die Foucault erst ausfindig gemacht zu haben für sich beansprucht.

Bei allen diesen Einwänden gegen das Buch Foucaults — sie mögen schulmeisterlich gescholten werden — bleibt unbestreitbar, daß Foucault der Psychiatrie-Geschichte neue, bisher dort vermißte Aspekte eröffnet. Wir werden im IV. Teil nocheinmal auf diesen Beitrag zurückkommen.

Gliederung des Themas

Erst nach 1800 beginnt die Psychiatrie als eine Einheit von systematischer Wissenschaft, wissenschaftlich-empirischer Praxis und medizinischer Institution. Ihre Entwicklung ab 1800 bis heute kann man in drei Phasen gliedern:

a) die beginnende Psychiatrie:
die Anstaltspsychiatrie in der ersten Hälfte des 19. Jahrhunderts (aufgeklärte oder spekulative, moraltherapeutische „Humanitäts-Psychiatrie");

---

[56] Ausführlicher und aus fünfzehnjähriger eigener Erfahrung berichtet S. Tuke 1813. (Siehe hierzu auch Jacobi 1822).

b) die klassische Psychiatrie:
die Klinikpsychiatrie, die sich in die wissenschaftliche und institutionalisierte Medizin eingliedert und die seit der Wende zur zweiten Hälfte des 19. Jahrhunderts bis heute die sog. Neuropsychiatrie entwickelt (naturwissenschaftlich-methodische und deskriptiv-systematisierende Psychiatrie);

c) die Psychiatrie der Gegenwart [57]:
eine erst im Anfang stehende Krankenhaus- und Klinikpsychiatrie mit psychologischer Vertiefung, soziologischer Erweiterung, psychopharmakologischer Unterstützung und mit einer „Öffnung" der bis dahin strengen zunftmäßigen und institutionellen Abgeschlossenheit (tiefenpsychologisch, sozialpsychologisch und naturwissenschaftlich fundierte Psychiatrie, in welcher auch die Kluft zwischen Klinik und Anstalt überbrückt werden kann).

Eine solche Einteilung erleichtert den Überblick über die vielerlei Anläufe und die Weiterentwicklungen mit jeweils neuen Ideen und revolutionierenden Impulsen in der neueren Psychiatrie-Geschichte. Doch sind auch Fehldarstellungen, die sich aus einer solchen Einteilung ergeben können, bei näherem Zusehen zu erkennen:

a) Trotz der spektakulären Befreiung der Geisteskranken von den Ketten (Pinel 1793) gab es bis in die ersten Jahrzehnte des 19. Jahrhunderts hinein — nun hinter Anstaltsmauern — angekettete Geisteskranke, und auch schon vor Pinel haben sich Einzelne und Institutionen um Humanität und Freiheit, Gleichheit und Brüderlichkeit für die Irren bemüht, so etwa Vincent von Paul (1576—1660) [58] oder die Bauern der Irrenkolonie in dem belgischen Dorf Gheel — dort schon seit dem Mittelalter.

b) Die Anstalts-Psychiatrie hat auch nach der Entfaltung der Klinik-Psychiatrie, also nach 1850—1900 und bis heute ihren weitaus größten Anteil an der Irrenfürsorge, -pflege und -behandlung nicht an die Klinik abgetreten — nicht abtreten können.

c) Schließlich gab es in der ersten, vorklassischen und ebenso in der zweiten, klassischen Phase bemerkenswerte Ansätze zu einer sozial-psychiatrischen „Öffnung" (z. B. der Kampf um die Einführung des „open-door"- und „no-restraint"-Prinzips: Hill und Conolly in England, Ludwig Meyer und Wilhelm Griesinger um 1860 in Berlin, Hamburg, Göttingen; Griesingers sozial-psychiatrische Reformpläne als Konsequenz aus seiner neuropsychiatrischen Theorie [59]).

Die folgenden Untersuchungen könnten die Fülle des Materials nicht bewältigen, wenn sie die ganze neuere Geschichte der Psychiatrie und die Entwicklung in allen Ländern darstellen wollten. Abgrenzungen sind daher notwendig. Sie sollen jedoch den weiteren Blick entlang der ideengeschichtlichen Leitlinien nicht durchkreuzen. Diese müssen ohne Unterbrechung weiterlaufen können bis herein in unsere Gegenwart.

Zeitliche Abgrenzung

Zeitlich umrissen und im einzelnen dargestellt werden soll vor allem die erste Phase der neueren Psychiatrie-Geschichte in Deutschland, also die Phase ab 1800. Kennzeichnet man diese mit historischen Persönlichkeiten, so muß man Francis Willis

[57] Siehe hierzu Müller, M. (1960/67), Bd. III: „Soziale Psychiatrie".
[58] Siehe Leibbrand (1941).
[59] Siehe Schrenk (1968, a).

(1718—1807) und J. G. Langermann (1768—1832) als Vorgeschichte, Christian Friedrich Wilhelm Roller (1802—1878), Heinrich Damerow (1798—1866) und ihre Freunde als Abschluß nennen. Im richtungsweisenden, die neue Epoche eröffnenden Umschlagpunkt stehen Pinels „Traité médico-philosophique" (1801) und Reils „Rhapsodieen über die Anwendung der psychischen Curmethode" (1803). Kritik und eigentliche wissenschaftliche wie praktische Effizienz gehen von Jacobi (ab 1822) aus. Am Ende dieser Entwicklung erfolgt Rollers Einzug in die neu errichtete Anstalt Illenau (1842), die Gründung der „Allgemeinen Zeitschrift für Psychiatrie" durch Damerow, Flemming und Roller (1844) und ihre entschiedene Frontbildung gegen das „No-restraint-Prinzip" Robert Hills und John Conollys, gegen seine Einführung in die deutsche Psychiatrie und gegen Griesingers Sozialpsychiatrie (um 1845 bis 1868).

Mit Griesingers „Pathologie und Therapie der psychischen Krankheiten" (1845), mit seinen institutionellen Reform-Plänen (ab 1860) und mit seiner Gründung des „Archivs für Psychiatrie und Nervenkrankheiten" (1868) setzt dann eine neue Phase — diejenige der klassischen Psychiatrie — ein [60].

Thematische Abgrenzung

Innerhalb des Gesamtgebiets der Psychiatrie soll — wie bereits dargelegt — der Bereich abgegrenzt und detailliert dargestellt werden, der dem Umgang mit dem kranken Menschen in der Psychiatrie gilt. Das andere große Gebiet, die Geschichte der psychopathologischen Thesen und Theorien ist ausführlich behandelt, ebenso die Geschichte der psychiatrischen Krankenhäuser [61].

Auch diese Abgrenzung kann aber nicht streng eingehalten werden: Wir werden gerade innerhalb unseres eigenen Themas immer wieder sowohl die Geschichte der Psychopathologie berühren müssen, wie auch die Bau-Geschichte jener psychiatrischen Institutionen, in denen sich der Umgang, der hier näher erörtert werden soll, abspielt. Denn schon Pinel und Reil, dann Esquirol, Jacobi, Roller erklären, für ihre psychiatrische Behandlung seien eigens strukturierte Anstalten nicht nur wünschenswert; ihre neuen Anstalten seien vielmehr selber ein entscheidendes Stück psychiatrischer Therapie. Das macht besonders deutlich, daß sich der hier zu untersuchende Bereich mit demjenigen, den vor allem Dieter Jetter in seinen Studien erschlossen hat, also mit der Geschichte des (psychiatrischen) Hospitals, immer wieder überdeckt. Beiden Nachbarbereichen — besonders den Bearbeitungen der Geschichte der Psychopathologie von Leibbrand und Wettley und der Hospitalgeschichte von Dieter Jetter — verdanke ich die wertvollsten Anregungen. Mein Beitrag soll ein Bindeglied sein zwischen der Geschichte der psychiatrischen Theorien und der psychiatrischen Institutionen. Meine Frage kann also auch so formuliert werden: Wie wollte man — mit jenen psychopathologischen Ideen — in jenen Institutionen — eine psychiatrische Heilkunde praktizieren?

Die Abgrenzungen des hier umrissenen psychiatrischen Bereichs sollen aber auch insofern durchlässig bleiben, als wir versuchen, die Funktionen der Psychiatrie nicht nur zu beschreiben und dann als eine Praxis innerhalb der Medizin zu verstehen. Wir müssen vielmehr auch nach jenen Impulsen fragen, die von nicht-medizinischen Be-

---

[60] Siehe Schrenk (1968, b).

[61] Siehe Leibbrand/Wettley (1961); Jetter (1962, a—b; 1966; 1971).

reichen aus auf die Psychiatrie eingewirkt haben. Denn, wie gesagt, die Geschichte dieses medizinischen Faches hat — neben einem relativ kleinen medizin-historischen — ein viel umfangreicheres Kapitel, welches der Geschichte der Weltanschauungen, der Philosophien, der Pädagogik, der Soziologie, der Politik, der Rechtskunde und zahlreicher anderer Disziplinen, kurz: der Geschichte der Kultur entliehen werden muß.

Mit unserem Thema gelangen wir also zwangsläufig auf Grenzgebiete. Die strenge Einhaltung der Fachkompetenzen würde zwar eine scheinbare Sauberkeit der Darstellung ergeben, nicht aber eine Annäherung an das Verständnis der Sinnzusammenhänge der oft vieldeutigen Phänomene.

Wie fragmentarisch, dilettantisch und essayistisch — hoffentlich in der Worte gutem Sinn — unser Versuch bleiben muß, wird man sich gerade in diesem Zusammenhang unschwer vorstellen können.

Regionale Abgrenzung

Die regionale Abgrenzung der deutschen Psychiatrie darf allenfalls mit Kreidestrichen am Boden erfolgen, nicht mit unüberschreitbaren Barrieren. Denn ein Manko der bisherigen psychiatrie-historischen Forschung beruht gerade darin, daß sie nicht selten versäumt, die Einflüsse über die National- und Sprachgrenzen hinweg darzustellen.

Aus diesem Grund versuchen wir nicht nur, Rück- und Vorblicke, sondern vor allem die Ausblicke auf die Umgebung offen zu halten.

Bei einer zu strengen regionalen Abgrenzung auf die Psychiatrie in Deutschland um 1800—1850 würde ein Phänomen nicht zum Vorschein kommen: die fatale Entwicklung einer „deutschen Psychiatrie". Sie präsentiert sich zwar erst in der ersten Hälfte unseres Jahrhunderts in vollem und ab 1933 in einem sehr verdüsterten Licht. Der deutsche Idealismus und die deutsche Romantik sind aber ihre Vorgeschichte. Diese „deutsche Psychiatrie" ist noch nicht in den Blickwinkel einer historischen Betrachtung und einer Beurteilung sine ira et studio gerückt. Doch ist die Euthanasie-Parole von Binding-Hoche (1923) und von Hitler (1939) unserer Gegenwart nicht mehr ganz so nahe, als daß jetzt nicht eine besonnene, kritische und selbstkritische Auseinandersetzung mit diesem jüngsten Stück deutscher Gesellschafts- und Wissenschaftsgeschichte einsetzen könnte. Aber immer noch scheint es für die Psychiatrie in Deutschland und für die Gesellschaft in Deutschland schwierig zu sein, sich von überkommenem Ballast zu befreien, neue Ideen für den Umgang mit Geisteskranken zu gewinnen und diese Ideen gegen die vielerlei bewußten und unbewußten Widerstände der Gesellschaft — zu welcher auch die Psychiatrie selber zählt — durchzusetzen.

Wenn es aber unerläßlich ist, zu einer fruchtbaren Auseinandersetzung mit dieser jüngsten, belasteten Geschichte zu gelangen, so wird es nützlich sein, zunächst einmal Distanz zu suchen und einen Schritt in die Vergangenheit zurückzugehen. Einem ferneren Abschnitt der Geschichte vermögen wir kühler, affektfreier zu begegnen. Eine solche zurückgreifende (historische) Betrachtung kann aber dann wieder hereinführen zu einem besseren Verständnis und zu einer sinnvolleren — historisch proportionierten — Lösung der bedrängenden heutigen Probleme. Und auch das schwere Geschäft der Zukunftsprojekte mag auf diese Weise gefördert werden.

I. Teil

Entwicklung der klinischen Irrenheilkunde bis 1800 (Pinel)

Die Analyse der Bildungsmittel für Moral und Vernunft eines ganzen Volkes wude mit großem Ruhme eingeleitet.

M. J. A. Condorcet 1793 [1]

Es ist, wie bereits erwähnt, im wesentlichen Reils Werk, das den wirksamen Anstoß für die Entwicklung einer Psychiatrie in Deutschland gibt. Dieses neue Fach erhält im Rahmen der Medizin eine eigene wissenschaftliche Systematik, eine — zunächst spekulative — Praxis und den Impuls zur Errichtung eigener Institutionen, sogenannter „Humanitätsanstalten". Wir kennzeichnen diese Phase als „beginnende Psychiatrie" (s.o .).

Um aber Reils Psychiatrie hinreichend zu erfassen, ist es notwendig, das historische Vorfeld, insbesondere die zweite Hälfte des 18. Jahrhunderts, auf solche Phänomene zu untersuchen, die seine Ideenwelt und sein Werk vorbereiten und ermöglichen. Dies ist gerade bei Reil notwendig, da er, wie gesagt, alles andere als der originäre Erfinder dieser neu beginnenden Psychiatrie, sondern viel eher ein Arrangeur und Interpret der sich allenthalben entfaltenden Ansätze ist.

Werfen wir aber zunächst einen Blick auf die Geschichte der Institutionen, in welchen sich — bis hin zu Reil und bis zur Gründung der psychiatrischen Anstalten des 19. Jahrhunderts — der Umgang mit dem Geisteskranken abspielt.

---

[1] Oeuvres de Condorcet, zit. nach Alff (1955), 411.

Psychiatrische Institutionen

... Irrenanstalten, die dem Aesculap Herzweh machen.

J. Chr. Reil, 1803

Die Geschichte der psychiatrischen Institutionen ist eben erst im Entstehen. Jetter spricht die Vermutung aus, daß Versuche einer zusammenfassenden Darstellung „bei den ungewöhnlichen heuristischen Schwierigkeiten“ kaum realisierbar seien [2]. Wo kurz gefaßte Überblicke über die Geschichte der psychiatrischen Anstalten „von den Anfängen ...“ gegeben werden, sind gewöhnlich mit mehr oder weniger Glück einzelne Daten zusammengetragen und durch standpunkt- und gegenwartbedingte Vorstellungen miteinander verknüpft. Die Schwierigkeiten wissenschaftlich akzeptabler Geschichtsschreibung auf diesem Gebiet sind so vielfältig, daß nicht einmal für bestimmte weiter zurückliegende Epochen oder für bestimmte Kultur- bzw. Sprach-Bereiche solche Untersuchungen vorliegen. Kritisch fundierte Arbeiten gibt es allenfalls für solche Anstalten, deren Geschichte erst im 19. Jahrhundert beginnt.

Die Geschichte einzelner Anstalten läßt aber noch keine Schlüsse auf die ganze Epoche oder den Kulturkreis zu. Zumal in einem so zersplitterten Gebilde, wie es Deutschland bis über die Mitte des 19. Jahrhunderts hinaus war, hat jede einzelne Anstalt ihre Eigentümlichkeit, die ganz von der Landes-Verwaltung oder der Stadt-Politik oder auch von der Persönlichkeit eines Vorstehers, eines Verwalters, Oberpflegers, Pfarrers geprägt ist.

Nach Jetters Beurteilung muß aber positiv gesagt werden, daß die Monographien über einzelne Anstalten, die oft von den Gründern selbst verfaßt wurden, ein großes Spektrum des Anstaltswesens — besonders ab 1800 in England, Frankreich und Deutschland — ergeben und daß die Gründung psychiatrischer Fachzeitschriften ein hohes Maß an Information und Kommunikation ermöglichte [3]: So wird z. B. die „Allgemeine Zeitschrift für Psychiatrie“ 1844 von Damerow mit einem historischen Überblick eröffnet, und sie enthält gerade in den ersten Jahrgängen zahlreiche Rückblicke auf die Gründungsgeschichte der neu entstandenen Anstalten im In- und Ausland [4].

Vorformen der psychiatrischen Anstalten

Nur als Hinweis kann hier vermerkt werden, daß die Geschichte der psychiatrischen Spezialkrankenhäuser in die Epoche der byzantinischen Medizin Vorderasiens bzw. der anschließend sich entfaltenden arabischen Medizin zurückreicht. Wir treffen

[2] Jetter (1966, b), S. 8.

[3] Jetter l. c., S. 9.

[4] Damerow (1844), I—XLVIII; siehe hierzu auch Wagnitz (1791—1794), Tuke (1813), Esquirol (1816, 1838), Nostitz und Jänkendorf (1829), Jacobi (1835, 1838, 1841), Laehr (1852, 1868, 1875, 1885, 1887, 1900), Stemmer (1913, 1914), Herting (1930, 1931), Halemeyer (1966).

hier auf die Vorläufer einer öffentlich-staatlichen Irrenfürsorge und eines psychiatrischen Anstaltswesens. Die Gesellschaft fühlte sich beteiligt und mitverantwortlich. So berichtet zum Beispiel Leo Africanus — darauf weist noch Esquirol (1838) hin — von arabischen Spitälern für Geisteskranke. In Fez gab es ein solches um 700 n. Chr., in Bagdad 705, also bereits innerhalb des 1. Jahrhunderts der arabischen Zivilisation. Wie weit es sich dabei um Spezialabteilungen in den großen Spitälern gehandelt hat, ist nicht sicher. Bald folgten Gründungen von Sonder-Spitälern in Damaskus und Kairo um 800, dann in Persien, Syrien, in Nordafrika und Spanien (Sevilla, Valencia, später Toledo, Saragossa u. a.). Quitzmann berichtet in seinen „Deutschen Briefen aus dem Orient" (1848): der Geisteskranke sei nicht selten als Heiliger verehrt worden. Das „Fluidum der Menschlichkeit", so findet Schipperges [5], habe in der Sorge um die Geisteskranken „nie wieder so leuchtende Züge erhalten wie in jener arabischen Hochkultur". Wie weitreichend die Auswirkungen waren, geht aus Quitzmanns Schilderung von „neun Irrenspitälern" allein in Konstantinopel hervor, die zur Zeit seiner Studienreise „gut eingerichtet" gewesen seien: man tue „viel für die Irren", weil sie als von Gott begünstigt gälten; allerdings sei es auch aus diesem Grunde manchem Simulanten möglich, dort einen angenehmen Unterschlupf zu finden.

Schipperges entnimmt den Berichten des arabischen Mittelalters, daß Unterbringung und Verpflegung in diesen Anstalten „üppig", die Therapie „differenziert" gewesen sein muß. Es habe eine staatliche Überwachung und Bemühungen um eine „Resozialisierung" gegeben. Der Geisteskranke habe besonderes Ansehen im Volk genossen [6].

Wir überspringen hier die Einzelheiten der Entwicklung im Mittelalter, also der ersten Irrenspitäler des 11.—14. Jahrhunderts (Metz, Zürich, Upsala, Elbing, „Bedlam" in London), der Narrentürme und Spitalzellen und des Tollhauses im 15. und 16. Jahrhundert (Braunschweig, Hamburg, Nürnberg u. a.) und der bei zurückgehender Pest frei werdenden Leprosorien im 16. und 17. Jahrhundert (Lüneburg, Stuttgart, Hamburg u. v. a.). Ebenso soll die Installierung von Zellen für Geisteskranke in Spitälern im 15.—18. Jahrhundert (München, Frankfurt a. M., Esslingen, Würzburg u. a.) und die Errichtung von sog. Tollhäusern in derselben Zeit (Frankfurt a. M., Lübeck, Ludwigsburg, Düsseldorf) nicht ausführlicher dargestellt werden, weil dieser Abschnitt der Geschichte der psychiatrischen Institutionen unser Thema nicht unmittelbar berührt [7].

Eine besondere Bedeutung hat eine Gruppe psychiatrischer Institutionen, deren Geschichte relativ frühzeitig beginnt, sich abseits von Spitälern und anderen städti-

---

[5] Schipperges, Vortrags-Ms.

[6] Schipperges, l. c.

[7] Faßt man die Entwicklung bis dahin zusammen, so findet man in Deutschland (nach Jetter, 1966, a und 1966, b) eine Irrenfürsorge der Klöster und Städte, die in folgenden Institutionen stattfinden: Alexianerklöster: Aachen (1396), Köln (14. Jahrhundert), Neuß (1780, aber wahrscheinlich auf das 14. Jahrhundert zurückgehend); Narrenkäfige: Braunschweig (1390), Lübeck (1471), Düsseldorf (1550); Türme in Stadtmauern und Toren: Aachen (1373), Hamburg (1376 und 1500), Lübeck (1471), Nürnberg (1481); Narrenhäuschen: Nürnberg (1460), Augsburg (1475); Leproserien und Pesthäuser: Lüneburg (1576), Stuttgart (1589), Hamburg (1683); ergänzt sei — nach Faber — das „Pestilenzhaus am Klapperfeld zu Frankfurt a. M." Vgl. hierzu auch Laehr (1852, 1885, 1900), Kirchhoff (1886, 1888, 1870, 1912), insbesondere Jetter (1961 a, b; 1962 a, b; 1966 a, b; Habil. Schr., 1967). Zur Entwicklung des Frankfurter Tollhauses vgl. Lersner (1734), Faber (1788), Knigge (1788), Griesinger (1892), 15—17; Laehr (1885), Moebius (1903), 23—29; Sioli (1910).

schen Einrichtungen und auch abseits von den großen staatlichen Zucht- und Tollhäusern entwickelt und ihre Kontinuität in fast allen Fällen bis in die Gegenwart herein erhält: In Hessen gründet Landgraf Philipp der Großmütige „Landeshospitäler“: 1535 werden vier Klöster, die in der Reformation aufgelöst worden waren, für Alte, Kranke, Sieche und Irre eingerichtet. Die Fürsorge des Fürsten gilt also nicht nur den Bürgern einzelner Städte oder nur der Residenz, sondern allen Landeskindern. Philipp läßt sich auf der Gründungstafel seines Landeshospitals Haina, einem ehemaligen Zisterzienser-Kloster, zusammen mit der hl. Elisabeth von Thüringen abbilden, um die Kontinuität der alten christlichen Caritas in seinem neuen protestantischen Glauben zu dokumentieren [8]. Jetter hält es für möglich, daß diese Präsentation der hessischen Gründungen für den benachbarten Würzburger Bischof ein Anreiz war, um seinem Julius-Hospital eine entsprechende Bestimmung zu geben.

Die hessischen Gründungen Philipps sind Haina, Hofheim, Merxhausen und Grunau, alle 1533 säkularisiert und 1535 als Landeshospitäler bestätigt. Nur Grunau ist im Dreißigjährigen Krieg wieder aufgelöst worden. Haina, Hofheim und Merxhausen bilden dann im 19. Jahrhundert den Stamm der hessischen Anstaltspsychiatrie [9].

Von Haina ist eine Hausordnung und eine Beschreibung (von einem Johannes Lezner, 1588) überliefert. Es gab dort sechs verschiedene Arten von „Stuben“: 1. für arbeitsfähige Leichtkranke, 2. für Pflegebedürftige, die aufstehen können, für Epileptiker und Blinde, 3. für Bettlägrige, 4. für „Wahn- und Mondsüchtige“, für Leute, die „angeschlagen“ (angekettet) werden müssen, für Taube und Stumme, 5. für unsaubere, unruhige Irre, die in Käfigen, wahrscheinlich nackt, über einer offenen Wasserrinne gehalten wurden, so daß Unrat und Kot weggespült wurden; 6. gab es ein abgesondertes Leprosenhaus [10].

Allein schon diese Differenzierung der Kranken nach der Schwere ihrer Verhaltensstörung läßt erkennen, daß man in diesen Anstalten zwar die schwer Gestörten nach den seinerzeit üblichen groben Methoden verwahrte, daß man aber mittels der geschilderten institutionellen Differenzierung der „Stuben“ die Möglichkeit schuf, jeden Kranken nur so hart zu behandeln als es unumgänglich schien, d. h. aber: jedem Kranken eine differenzierte und damit optimale Unterbringung und Behandlung angedeihen zu lassen. Dieses System der Differenzierung hat sich bis heute in den Krankenhäusern bewährt. Es kann im heilsamen Sinne genutzt werden, wenn es einer „Binnenrehabilitation“ (innerhalb der Anstalt) [11] dienstbar gemacht wird, es kann freilich auch korrumpiert werden und die Kranken dem heillosen Sog nach „unten“ und nach „hinten“, in die hinteren „Stuben“ und Abteilungen preisgeben.

Das Zucht- und Tollhaus des 17. und 18. Jahrhunderts

Seit jeher gab es für die Asylierung von Geisteskranken zwei Gründe: 1. Verwahrung, Pflege und Behandlung, 2. Wahrung der öffentlichen Sicherheit. Der erste Grund ist ein sozialer oder schon medizinischer. Der zweite Grund ist ein sozialpolitischer, polizeilicher: er stellt den Geisteskranken den Störern der „öffentlichen Ordnung und

[8] Abbildung bei Jetter (1966 a).
[9] Vgl. hierzu Kirchhoff (1890), R. Mayer (1909), Lindenborn (1935).
[10] ref. n. Jetter (1966, a), S. 117.
[11] siehe Schrenk (1967, b).

Sicherheit" gleich. Der Irre wird der Kategorie von Rechtsbrechern, Randalierern, Landstreichern, Alkoholikern, Prostituierten und anderen Asozialen zugeordnet. Eine Untergruppe dieser Kategorie bildet die Gruppe der sozial Schwachen, die aber unter dem Aspekt der öffentlichen Sicherheitsbehörden und Ordnungsämter in ähnlicher Weise für die Gesellschaft belastend sind wie die Störer.

Es entspricht den aufgeklärt-absolutistischen Regierungs- und Verwaltungsmethoden des 17. und 18. Jahrhunderts, daß die bisher nur unzureichend bewältigten sozialen Probleme, welche durch die sozial Schwachen und Störer für jedes Gemeinwesen entstehen, nun durchgreifend angepackt und rigoros gelöst werden: Wer die Gesellschaft in asozialer oder antisozialer Weise belastet, bedroht oder gefährdet — sei es durch Armut, Schwäche, Krankheit, Amoralität oder Kriminalität, wird aus dieser Gesellschaft entfernt und unter Versorgung, Kontrolle und Zucht gebracht. Dabei wird der Armut, Schwäche, Krankheit auf möglichst rationelle, d. h. auf staatlich organisierte Weise abgeholfen, so daß die weniger rationelle Hilfsbereitschaft des einzelnen Staatsbürgers gar nicht mehr direkt in Anspruch genommen zu werden braucht (sondern nur indirekt über die Steuern). Ferner wird nicht nur einzelnen, sondern allen geholfen — wenn auch minimal, so doch in möglichst gleichmäßiger Verteilung. Zugleich wird in ein und denselben Institutionen sowohl der Amoralität wie auch der Kriminalität (soweit es sich nicht um schwerere Verbrechen handelt) begegnet — und zwar durch Mittel der in der Aufklärung neu entdeckten „Erziehung" zu besseren Menschen. Was hier „Zucht"-Haus heißt, meint nicht die strengste Strafvollzugsanstalt für Schwerverbrecher, sondern ein „Erzieh"-Haus zu besserer Sitte, Anstand und Zucht für sozial und moralisch Haltlose.

Wenn sich unter ihnen eine große Gruppe solcher Personen findet, die wir nach neuerer psychiatrischer Auffassung als psychopathische Persönlichkeiten klassifizieren würden, so mag es für die Ordnungs- und Sicherheitsbehörden kein großer Schritt mehr gewesen sein, auch die Geisteskranken pauschal in solche allgemeinen Internierungsanstalten einzubringen.

Unter solchen Gesichtspunkten entstanden im 17. Jahrhundert in Frankreich das Hôpital général, auf das wir noch näher eingehen werden, in den deutschen Staaten das „Zucht- und Tollhaus", oft auch „Zucht-, Armen-, Waisen-, Siechen-, Toll- und Arbeits-Häuser" genannt [12]. Diese Institutionen dienten — ähnlich wie die Anstalten Philipps von Hessen — nicht den sozial- und kriminalpolitischen Aufgaben einzelner Städte, sondern größerer oder kleinerer fürstlicher Herrschaftsgebiete. Der gesamte Staat, die gesamte Öffentlichkeit sollte durch diese Institutionen ameliorisiert und in ihrem humanitär-aufgeklärten Fortschritt gefördert werden — auch die Insassen dieser Anstalten. Daß diese Ideen oft nur unzureichend verwirklicht, ja oft korrumpiert wurden, wird in zahlreichen Zeugnissen belegt. So hat z. B. 1729 die sächsische Regierung erwogen, ob sie nicht, um der katastrophalen Überfüllung des Zucht- und Tollhauses Waldheim abzuhelfen, einen Teil der Züchtlinge auf venezianische Galeeren oder in die Internierungslager englischer und holländischer Kolonien abschieben solle. Eine Differenzierung zwischen Geisteskranken und Gesunden wurde dabei nicht erörtert.

Da also nicht die Medizin, sondern die öffentliche Ordnungs- und Sicherheitspolitik für die Errichtung solcher Anstalten maßgeblich war, findet man auch entspre-

[12] Zum folgenden siehe vor allem Foucault (1961/69) und Jetter (1966, b), S. 13—52 und 134—144; ferner Jetter (1966 a).

chende bauliche und organisatorische Strukturen: Der Geisteskranke galt als gefährlich. Oberstes Prinzip war also die strenge Verwahrung. Auch der Geisteskranke mußte am Ausbruch und an der Flucht gehindert werden. Schwere Schlösser und Tore, Gitter und Mauern waren die architektonischen Strukturelemente. Mit geeigneten Vorkehrungen konnte man Aufsichtspersonal einsparen. Soweit sich in solchen Anstalten Werkstätten und Arbeitssäle finden, bilden diese nicht die Keimzellen für die arbeitstherapeutischen Einrichtungen der Anstalten des 19. Jahrhunderts, sondern sie sind, wie Foucault und Jetter betonten, Erfordernisse der merkantilistischen Wirtschaftspolitik dieses Jahrhunderts, also Ableger der „staatlichen Manufakturen" und Vollzugsstätten für die „Schatzbildungspolitik der Landesfürsten" [13].

Das berühmteste Zucht- und Tollhaus auf deutschem Boden war das sächsische Waldheim. Es wurde 1716 von August dem Starken in einem ehemaligen Schloß eingerichtet und in den folgenden Jahrzehnten durch zahlreiche Gebäude erweitert. Es galt als Modell für viele ähnliche Einrichtungen und wurde immer wieder von Planungskommissionen als Vorbild studiert: schon 1721 von einer sachsen-gothaschen, 1726 von einer oberrheinischen (Frankfurt), 1754 von einer königlich-dänischen.

Älter als das sächsische ist das hannoveranische Zucht- und Tollhaus Celle. Es wurde 1710 eröffnet. Bemerkenswert für diese Planung ist, daß durch die bauliche Gliederung eine Trennung zwischen Zucht- und Tollhaus — in zwei verschiedenen Gebäuden — ermöglicht wurde und daß auch Männer und Frauen getrennt untergebracht waren. Das „mustergültige" Waldheim hatte diese Differenzierungen nicht.

Ähnlich wie Celle hatte auch das markgräflich-badische Pforzheim in einem „Waisen-, Toll-, Kranken-, Zucht- und Arbeitshaus", gegründet 1714, eine Trennung zwischen Irren und übrigen Insassen. Der Vater des Illenauer Anstaltsdirektors Roller, Christian Friedrich Wilhelm Roller (der Ältere) war dort bis zu seinem Tode 1814 Anstalts-Arzt; sein Helfer und späterer Nachfolger Friedrich Groos (1768—1852) zählt zu den führenden Köpfen der ersten Psychiater- und „Anthropologen"-Generation in Deutschland. Groos treibt in Pforzheim bereits regelrechte Psychiatrie und kann 1826 den Umzug der Geisteskranken in eine bessere (freilich bald schon zu enge) Anstalt in Heidelberg bewerkstelligen. Dort ist Christian Friedrich Wilhelm Roller (der Jüngere, 1802—1878), der später die Anstalt Illenau eröffnet (1842), sein Assistent [14].

Jetter nennt in seiner „Geschichte des Hospitals" noch neun weitere Zucht- und Tollhäuser: Neumünster (1728), Ludwigsburg (1746), Flensburg (erwähnt 1748), Braunschweig (1748), Mannheim (1749), Glückstadt (1755), Schwabach (1763), Bayreuth (1791) und das erst 1815 eröffnete Haus in Eberbach [15].

Die verschiedenen Entwicklungslinien kirchlicher, städtischer und staatlicher Institutionen, wie sie für das deutsche Gebiet aufgezeigt wurden, finden sich, entsprechend der jeweiligen politischen Verhältnisse, in abgewandelter Form in den anderen europäischen Ländern und in Ansätzen auch in Nordamerika wieder [16].

Was gab es außerhalb Deutschland an entsprechenden Institutionen — in Österreich bzw. Italien, Frankreich und England?

---

[13] Jetter (1966, a), S. 121; siehe auch Eckert („Merkantilismus", 1949).
[14] Siehe Fischer (1876, 1877); Stemmer (1913); Halemeyer (1966).
[15] Jetter (1966, a), S. 130.
[16] Siehe Mora (1959).

Der Wiener Narrenturm, S. Bonifacio in Florenz

Auf Befehl Kaiser Josephs II. und nach den Empfehlungen des großen Medizin-Reformers in Wien, Johann Peter Frank, wurde in Wien ein „Haupthospital" (s. Abb. 2, S. 184) gebaut. Gleichzeitig und im Verband mit diesem „Allgemeinen Krankenhaus", wenn auch nicht unter dem selben Dach, ließ der Kaiser eine Irrenabteilung einrichten. Sie ist wegen ihrer architektonischen Form, die der Arzt Baron Quarin entworfen hatte, überall bekannt geworden: der Wiener Narrenturm (1784). In dem mächtigen Rundbau waren in fünf Stockwerken übereinander 139 Zellen in die Außenwände eingelassen. Wenn auch die Unterbringung eher ein Gefängnis als eine Krankenabteilung war, so war die Idee doch ganz von der Konzeption des Gesamtkrankenhauses getragen. Der Narrenturm war ärztlich geführt, seine Insassen gehörten zum Allgemeinen Krankenhaus. Bis zum Jahre 1866 wurde hier Krankenhaus-Psychiatrie praktiziert [17].

In Florenz wurde im Jahre 1789 Vincenzo Chiarugi (1759—1820) als Professor der Medizin zum Leiter des neu errichteten Bonifacius-Hospitals ernannt. Auch in diesem allgemeinen Krankenhaus wurden — auf seine Initiative — Geisteskranke aufgenommen, eine Konzeption, die durch die herzoglich-toskanische (habsburgische) Regierung in Florenz, durch die österreichische Medizinalreform und durch das Vorbild des Wiener Allgemeinen Krankenhauses lebhaft gefördert wurde. Noch vor Pinels „Befreiung der Irren" konnte Chiarugi in Florenz ein vorbildliches Reformwerk der Irrenfürsorge und Irrenbehandlung einleiten.

Das Hôpital général

Die Verhältnisse in Frankreich sind für unsere Untersuchung besonders wichtig, weil sie mit der Entwicklung in Deutschland immer wieder aufs engste verflochten sind [18].

Jetter erklärt, die katholischen Pflegeorden in Frankreich „haben sich leicht bereit gefunden, neben ihrer karitativen Hingabebereitschaft Kerkermeisterfunktionen des Absolutismus im Hôpital général zu übernehmen". Die wichtigste Institution, in welcher in Frankreich vor der Revolution von 1789 Geisteskranke behandelt wurden, war das Hôtel Dieu auf der Seine-Insel von Paris. Krünitz veröffentlicht 1789 eine Zusammenfassung von Reiseberichten, in der geschildert wird, daß im ersten Stockwerk des Hôtel Dieu die Rasenden männlichen Geschlechts, im zweiten Stockwerk die rasenden Frauen untergebracht seien — jeweils Wand an Wand mit den Verwundeten und Fieberkranken des Hospitals. Es gab 26 Betten, aber viel mehr Geisteskranke, so daß mehrere in einem Bett liegen mußten. Oft gingen sie aufeinander los und fügten sich Schaden zu. Es gab einen weiteren Saal „für die Unklugen von allem Alter und Stande". Ketten und käfigartige Zellen gab es nach der Schilderung von Krünitz nirgends. Mechanische Zwangsmittel werden nicht erwähnt. Somit darf man annehmen, daß es sich um eine für das ausgehende 18. Jahrhundert relativ passable Form der Unterbringung gehandelt haben muß. Darüber hinaus wurden dort aber auch schon Kuren für die Geisteskranken verordnet. Eine reine Unterbringung ohne Therapie

[17] Siehe Maresch (1866); Viszanik (1845), seine Darstellung der Verhältnisse in Deutschland hat Roller (1845) scharf zurückgewiesen.

[18] Wir folgen hier weiter der Darstellung Jetters (1966, b).

gab es, nach Pandy (1908), im Hôtel Dieu wahrscheinlich schon seit dem 17. Jahrhundert. Die Kuren waren auf 6 Wochen bemessen und wurden, wenn sie ohne Erfolg blieben, nach einer Pause wiederholt. Erwiesen sich die Kranken dann als „unheilbar", so wurden die Männer in die Irrenabteilung des Hôpital Bicêtre und die Frauen in die Salpêtrière verlegt. Somit präsentiert sich dieses Hôtel Dieu als eine klinisch-therapeutische Abteilung.

Auch das Bicêtre schildert Krünitz ausführlich: Es sind etwa 200 bis 300 unruhige Geisteskranke in einem gesonderten Hof untergebracht. Ringsum sind ihre Unterkünfte, kleine Einzelzellen, aufgereiht. Die Erregten sind in den Zellen mit Ketten angeschlossen und liegen auf Matratzen: die ruhigeren können sich frei im Hof bewegen. „Einige, die nur eine einzige Idee, wenn sie ihnen vorkommt, verwirrt macht, beschäftigen sich, Kästen mit buntem Stroh auszulegen, welche sie den Fremden verkaufen." Es wird dann geschildert, daß sich in den Sälen des hl. Rochus die „mauvais sujets" aufhalten. „Hier ist ein unaufhörliches Toben, Schreien, Singen, Pfeifen durcheinander, und man kann keinen Schritt thun, ohne von einer Wache mit bloßem Degen begleitet zu werden." [19]. Schließlich gibt es unterirdische Verließe, in denen jene Schwerverbrecher untergebracht sind, die in der Bastille keinen Platz haben.

Die Geisteskranken sind im Bicêtre, wenn auch unter einem Dach mit Schwerverbrechern, doch wesentlich humaner untergebracht als viele ihrer Leidensgenossen in den deutschen Zucht- und Tollhäusern.

Den Verhältnissen des Bicêtre, das für Männer eingerichtet war, entsprachen weitgehend diejenigen des Frauen-Hospitals in der Salpêtrière. Dort hatten etwa 400 bis 500 „närrische Weibsleute" Platz. Ihr Anblick war für Krünitz „sehr traurig und schreckhaft". Auch dort waren Kranke an Ketten angeschlossen und lagen halbnackt in Lumpen am Boden. Die meisten hatten aber „die Freyheit herum zu gehen" [20].

Jetter macht schließlich darauf aufmerksam, daß es noch einen weiteren Platz in Paris gab, wo besonders aggressive Geisteskranke verwahrt wurden: im „Asile de sûreté" in der Bastille.

Ferner ist für Paris das Hôpital des Petites Maisons zu erwähnen. Es wurde im Mittelalter als Leproserie gestiftet. Am Ende des 15. Jahrhunderts wurden hier obdachlose Syphilitiker aufgenommen, in der Mitte des 16. Jahrhunderts werden unter den Insassen Irre, Epileptiker, Alte und Kinder erwähnt. Esquirol nennt das Jahr 1657, in welchem 44 unheilbare Geisteskranke untergebracht gewesen seien [21]. Ende des 18. Jahrhunderts sind 22 männliche und 22 weibliche Irre als Dauerinsassen nachgewiesen. Auch der englische Philanthrop John Howard erwähnt diese Irrenabteilung [22]. 1801 wurden die Geisteskranken von dort ins Bicêtre und in die Salpêtrière verlegt.

Außer diesen öffentlichen Anstalten gab es im Paris des Ancien Régime noch mehrere kleinere Institutionen, die vielfach als Privat-Anstalten bezeichnet werden — eine Charakterisierung, die aber irreführend ist, weil diese Häuser nicht so sehr den Charakter einer Krankenanstalt, als viel eher einer Privatpension hatten. Sie spielten aber für die Betreuung von Geisteskranken, deren Verhalten einigermaßen geordnet war, eine wichtige Rolle. Besonders bekannt wurde die „Maison Belhomme". Das

[19] Krünitz (1789), S. 348 f.
[20] l. c. S. 346.
[21] Esquirol (1838), S. 153.
[22] Howard (1789, dtsch. 1791).

Haus wurde von einem Tischler gleichen Namens im Jahre 1785 für 40 Geisteskranke eröffnet. Für das Jahr 1788 sind dort 16 Damen und 17 Herren verzeichnet. In diesem Haus sammelte Philippe Pinel in den Jahren 1785—1790 seine ersten psychiatrischen Erfahrungen. Man ginge fehl, wenn man Pinel als „Chefarzt" von Belhomme bezeichnet: er war eine Art Konsilarius, der die Kranken nicht nur psychiatrisch, sondern allgemein medizinisch betreute [23].

Ein „Hôpital pour les fous curables"

In der Darstellung der vorrevolutionären Psychiatrie in Frankreich muß noch auf eine Institution hingewiesen werden, die nie realisiert wurde, deren Projekt aber ein wichtiges historisches Dokument darstellt. Es ist der Plan eines „Hôpital pour les fous curables" von Jaques René Tenon. Tenon legt einen Bauplan vor (1788), der ein besonders geeignetes Beispiel ist für die „Anatomie" einer psychiatrischen Institution, an deren Struktur die „Funktion" dieser Psychiatrie unmittelbar abgelesen werden kann: So sind hier z. B. Räume vorgesehen, in denen die Kranken während des „Anfalls" untergebracht werden, daneben „moyens de liberté" für den „temps de remission". Weitere Einzelheiten dieses Projekts sollen hier nicht geschildert werden. Von Bedeutung ist, daß es sich hier nicht um einen Vorläufer der Anstalten, sondern des Stadt- bzw. Universitäts-Krankenhauses handelt, in welchem sich erst in der zweiten Hälfte des 19. Jahrhunderts die Psychiatrie als voll integriertes medizinisches Fach entfalten kann: in Deutschland unter Ludwig Meyer an der Göttinger Psychiatrischen Klinik und wenige Jahre später, ab 1865, unter Wilhelm Griesinger an der Charité in Berlin. Tenons „Hôpital pour les fous curables" war geplant als eine Abteilung des neu zu errichtenden Hôtel Dieu. Es gehört, seiner Struktur nach, in eine Reihe mit dem Wiener Narrenturm und mit der psychiatrischen Abteilung Chiarugis am Bonifacius-Spital in Florenz.

Englische Institutionen

Wie Tenon vermerkt (1788), bezog er seine wichtigsten Anregungen — und das ist für eine Gesamtübersicht des Anstaltswesens wichtig — aus der englischen Psychiatrie. Er erwähnt das „Bethlem Hospital" und das „St. Luke-Hospital" in London, die er beide auf seinen Studienreisen genau inspiziert hatte.

Diese englischen Einflüsse auf die Baustruktur in Frankreich finden ihre Entsprechung in dem großen Einfluß, den Pinel in den selben vorrevolutionären Jahren aus England für seine ärztliche Psychiatrie empfing — nämlich von dem sog. „moral management" (Fr. Willis).

Dort hat, angeregt von Francis Willis, William Tuke mit Hilfe seiner Quäker-Gemeinde, der „Society of Friends", 1792 die Errichtung einer Irrenanstalt für seine Glaubensgenossen begonnen und diese 1796 eröffnet: die „Retreat" bei York [24]. Es gibt im beginnenden 19. Jahrhundert wohl keine Diskussion über die Struktur und innere Führung von Irrenanstalten, die nicht dieses frühe Modell als Vorbild erwäh-

[23] Siehe hierzu Lechler (1959).

[24] Siehe hierzu De la Rive (1798), S. Tuke (1813).

nen würde. Ketten gab es in dieser Anstalt nicht. In der Therapie spielten weniger die Medikamente als vielmehr die religiöse Besinnung eine Rolle. Jacobi (1838) berichtet von seinem Besuch, es herrsche dort „der Geist der Ordnung, Gesetzlichkeit und Nüchternheit". Auch Pinel war, so weiß Jacobi zu berichten, beeindruckt und verglich die Anstalt mit einer „gut geführten Meierei" [25].

Erst von der Anstalt Tukes, von dem schon im Mittelalter gegründeten Bethlem Hospital und von St. Luke's Hospital aus führt die Entwicklung nach Frankreich zu Pinel und zu dem Plan Tenons, schließlich zu Jean Etienne Dominique Esquirol, also zu der Entwicklungslinie Salpêtrière - Charenton.

[25] Jacobi (1838), 311.

Diätetik — Regimen sanitatis — Moral management (Fr. Willis)

. . . durch richtige Erziehung (institutio) gute Menschen machen.

Johann Amos Comenius (1592—1672), unter Berufung auf Plutarch

Umgang und Milieu

Die Auffassung, daß die Chronifizierung von Psychosen nicht unbedingt nur Folge des Morbus selbst sein muß, sondern oft viel eher durch heilungswidrige Unterbringungsverhältnisse zustande kommt [26], ist keine Neuentdeckung unserer modernen und reformwilligen Psychiatrie, sondern eine Wiederentdeckung:

Von dem Privatsanatorium, das Francis Willis zu Greatford leitete, wird über die Krankenbehandlung um 1770—1800 berichtet: das familiäre Milieu, z. B. gemeinsame Mahlzeiten in der Familie Willis, war ein Therapeuticum [27].

Aus dem ausgehenden 18. Jahrhundert gibt es ferner den bereits erwähnten Bericht über das Tollhaus zu Frankfurt am Main und über die dort erzielten guten Erfolge und verhinderten Chronifizierungen: In der „Beschreibung der Stadt Frankfurt am Mayn" von J. H. Faber (1788) heißt es: „Ferner gibt es auch allhier ein sogen. Pestilenzhaus, am Klapperfeld gelegen, welches im Jahre 1669 erbauet worden, . . . das Tollhaus, worinnen die Wahnsinnigen versorgt werden. Schon im Jahre 1728 hatte man bey einer hohen Kaiserlichen Komission ein Decret ausgewirkt, daß das sehr baufällige Tollhaus zu wohlverwahrlichem Aufenthalt und besserer Wohnung der Tollen und Wahnsinnigen erbauet werden solle. Eine Collecte brachte wenig Geld ein, das Kastenamt konnte nichts beisteuern: der Neubau konnte nicht gebaut werden." Faber schildert dann, wie man „das immer steigende Elend dieser Leute nicht länger ansehen" konnte und wie schließlich im Jahre 1775 „die damaligen Herren Deputierten und Pfleger die Erbauung eines Gebäudes in den Garten" beschlossen: Das neue Gebäude wurde in 14 „wohlverwahrte Stuben für einzelne Personen" eingeteilt, wovon die 7 untersten „dergestalt verwahrt" wurden, „daß man auch wirklich Rasende darinnen logieren konnte ohne Gefahr, daß sie durchbrechen könnten". Es heißt dann, daß dabei aber „alle nur möglichen Rücksichten auf die Gesundheit dieser Leute genommen wurde". Ein anderes Haus (das Völkersche) wurde „einstweilen so gut als möglich zum Gebrauch der bloß Blödsinnigen zurecht gemacht".

Faber fährt dann fort: „Zu gleicher Zeit suchte man selbst denjenigen, die bisher als rasend eingesperrt waren, nach und nach mehr Freyheit zu geben. Der Höchste segnete diese Vorkehrungen dergestalt, daß von 30—40 Personen, so sich mehrenteils zugleich in diesem Hause befinden, oft kein einziger des Tags über eingekerkert ist,

---

[26] Siehe Punell (1967, 1968).

[27] Siehe Wagner (1801), Anhang.

auch durch ordentliche Diät, Gebrauch von Medikamenten, Zuspruch des Herrn Geistlichen und sonstige schickliche Behandlung im Hause, verhältnismäßig viele in den Stand gesetzt worden sind, das Kastenhospital zu verlassen, wiederum bey ihren Familien oder an anderen Orten zu wohnen ..."

Faber beschließt dieses Kapitel über eine Milieu-Therapie und über den Umgang mit Geisteskranken: „Mit leichter, ihren Leibs- und Seelenkräften angemessener Arbeit sucht man die Blödsinnigen zu beschäftigen ... Der Herr Candidat Keil kommt täglich zwo Stunden in das Haus, um Betstunde zu halten und denjenigen, wo es angewandt ist, Trost zuzusprechen ... Die Instruktion aller (bediensteten) Personen ist so eingerichtet, daß alle (Kranken) auf das menschlichste behandelt werden ... Einem jeden steht es frey, sich insgeheim an einen der Herren Deputirten oder Pfleger zu wenden, wenn er wüßte, daß die Officianten ihre Schuldigkeit nicht thäten ... Alle Zimmer sind auf die gesundeste Art eingerichtet, haben eine schöne Aussicht, welche zur Aufmunterung am Gemüth kranker Personen vieles beiträgt ..." (Faber 1788).

Über das damalige Frankfurter Tollhaus liegt aber noch ein zweites Dokument vor. Es stammt ebenfalls aus dem Jahre 1788 und ist von einer zu seiner Zeit weitbekannten Persönlichkeit verfaßt: „Endlich habe ich bemerkt, daß das Einsperren und jede harte Verfahrensart fast immer das Übel ärger macht. Ich muß bei dieser Gelegenheit mit wahrem, aufrichtigem Lobe der Einrichtung Erwähnung tun, welche im Tollhaus in Frankfurt am Mayn herrscht, und welche ich vielfältig zu beobachten Gelegenheit gefunden habe: Man läßt dort die Wahnsinnigen, wenn es nur irgend ohne Gefahr geschehen kann, ... unter unmerklicher Beobachtung, frey im Hause und Garten herumgehen, und der Zuchtmeister verfährt so sanft und liebreich mit ihnen, daß viele derselben nach einigen Jahren völlig geheilt wieder herauskommen, und eine größere Anzahl wenigstens nur melancholisch bleibt, allerley Handarbeiten zu verrichten im Stande ist, indess diese Menschen in manchen anderen Hospitälern durch Einsperren und Härte vielleicht im höchsten Grade wütend geworden seyn würden."

Was hier zitiert ist, findet sich in „Über den Umgang mit Menschen" von Adolph Freiherr von Knigge. Knigge, 1745 geboren, im selben Jahre wie Pinel, hatte in Hessen-Kassel und in Weimar mancherlei Hofämter inne. In einem adeligen Zirkel nannte er sich „Philo", was nicht so sehr auf Philosophie als viel eher auf Philanthropie hinweisen soll. Sein berühmtes Buch erscheint in erster Auflage 1788, im selben Jahr, in dem Fr. Willis in dramatischer Weise den englischen König behandelt und in dem Chiarugi seine Reformideen in Florenz zu verwirklichen beginnt. Zur selben Zeit — 1786—1790 — übersetzt Knigge aber auch die „Confessions" von Jean Jacques Rousseau.

Ein weiteres Dokument, das die Einsicht der damaligen Ärzte in die Zusammenhänge zwischen dem Milieu und dem Schweregrad bzw. der vermeintlichen Unheilbarkeit der Krankheit („Defekt" nach dem klassischen, „Anstalts-Artefakt" nach zutreffenderem Sprachgebrauch) belegt, haben wir bereits erwähnt. Es findet sich in den Akten des Badischen Generallandesarchivs Karlsruhe [28]. 1772 verlangt der Markgraf von Baden über das Waisen-, Toll-, Zucht- und Arbeitshaus zu Pforzheim einen Bericht. Er will vor allem über den psychiatrischen Anteil dieser Einrichtungen infor-

---

[28] Siehe Stemmer (1913 u. 1914), Halemeyer (1966).

miert werden und zeigt hier ein ganz persönlich begründetes Interesse [29]. Zunächst hatte der Physikus Dr. Georgi die Pforzheimer Institution zu inspizieren. Er schilderte denn auch die dortigen Verhältnisse „in ihrer ganzen Erbärmlichkeit". Es blieb aber zunächst alles beim alten. 1774 folgt ein zweiter Bericht, jetzt von dem Karlsruher Hofrat und Physikus Dr. Jägerschmid. Er erklärt, bei den Geisteskranken des Pforzheimer Tollhauses sei jeder Versuch einer Behandlung, auch wenn er im medizinischen Sinne durchaus indiziert wäre, völlig illusorisch, da die Kranken so schlecht untergebracht seien und da „dergleichen Nebenumstände öfters ein nicht geringes Hindernis an der Genesung solcher Leute bilden; ja sogar können sie (diese Nebenumstände der schlechten Unterbringung) in vielen Fällen und oft ganz allein die Ursache an der Unheilbarkeit solcher Krankheiten sein" [30].

Um nun die Formen des Umgangs mit Geisteskranken kennen zu lernen, müssen wir historisch etwas weiter in die Geschichte der Psychotherapie ausholen.

Psychotherapie

Psychotherapie ist — in der weitergefaßten Definition, die auch für die medizingeschichtlichen Epochen vor Sigmund Freud gilt — therapeutische Beeinflussung krankhafter Zustände (der Seele wie auch des Körpers) mittels seelisch wirksamer Methoden. Bis zum Beginn des 19. Jahrhunderts heißt sie zumeist „moralische" Therapie (regimen, management, traitement).

Nicht zu allen Zeiten hat aber die Psychiatrie ihre vornehmste Aufgabe in der Psychotherapie gesehen. Und nicht selten hat sich Psychotherapie außerhalb, ja weit abseits der Psychiatrie entwickelt. Auch ist die Psychiatrie — spekulativ verbohrt oder ideologisch pervertiert — oft kaum bis ins Vorfeld jenes Umgangs gelangt, der sich unter gesitteten Menschen von selber verstehen sollte, also auch unter jenen, die in einer psychiatrischen Institution miteinander zu tun haben.

Wir müssen hier von der Antike ausgehen, in welcher das Bildungs- und Gesundheitsideal der Lebensharmonie wurzeln. Das rechte Maß der „Lebens-Mittel", wie es die Diätetik lehrt, hält den Menschen seelisch und körperlich gesund. In der Lehre von den Säften bedeutet die „beste Mischung" soviel wie Gesundheit — insbesondere auch seelische Gesundheit. Bis in unsere moderne Psychopathologie herein reichen die Bezeichnungen der Vier-Säfte-Lehre und benennen den „Melancholiker", den „Choleriker", den „Sanguiniker" und den „Phlegmatiker".

Die Diätetik geht von dem dialektischen Verhältnis von Physis und Nomos aus, von Natur, angeborener Anlage auf der einen, Kultivierung, Kultur, Kunst, Sitte, Erziehung, Brauch auf der anderen Seite. In der hippokratischen Schrift „Über die Lebensordnung" heißt es: „Der Brauch und die Natur, womit wir alles vollbringen,

---

[29] Die Mutter des Markgrafen war schon seit Jahren chronisch geisteskrank. — Gelegentlich kann man beobachten, wie eine Regierung oder Behörde sich mit auffallender Bereitwilligkeit in den Reformen der Psychiatrie engagiert. Bei näherem Zusehen findet man nicht selten, daß eine der verantwortlichen Persönlichkeiten — selbst oder in der Familie — von einer Geisteskrankheit betroffen ist. Das gilt für die Entwicklung der Psychiatrie in Baden und in England vor 1800 ebenso wie für die Reform und Gesetzgebung in den USA in den letzten vier Jahren (Kongreß-Botschaft Kennedys); vgl. hierzu Schrenk (1966). — Siehe auch S. 166.

[30] Zit. nach Stemmer (1913), S. 458.

stimmen nicht miteinander überein und sind doch übereinstimmend. Den Brauch nämlich haben die Menschen selber für sich gesetzt, ohne zu erkennen, worüber sie ihn setzten, die Natur aller Dinge aber haben die Götter geordnet. Was nun die Menschen gesetzt haben, bleibt sich niemals gleich, weder richtig noch unrichtig. Alles aber, was die Götter gesetzt haben, verhält sich immer richtig, das Richtige wie das Unrichtige. So unterscheidet sich Göttliches und Menschliches." [31]

Die diätetische Therapeutik, die aus dieser sich ständig neu konstellierenden Polarität resultiert, bestimmt weitgehend die Psychotherapie der antiken Medizin. Sie wird in der großen hippokratisch-galenischen Tradition weitergereicht über die Spätantike ins arabische und ins lateinische Mittelalter und dann bis in den Anfang des 19. Jahrhunderts. In der „moralischen Therapie" der beginnenden Psychiatrie um 1800 werden gerade die diätetischen Prinzipien neu belebt. Psychotherapie ist aber nur ein Sektor aus dem Wirkungsbereich der Diätetik. Die gesamte Therapeutik ist von diätetischen Prinzipien mitbestimmt; sie verlangt keine Trennung zwischen psychischer und somatischer Therapie, ja sie verbietet eine solche Trennung. Unter dem Aspekt der Diätetik werden vielmehr bestimmte Formen der psychischen mit Formen der somatischen Therapie integriert.

Wir werden diesen für unser Thema wichtigen Komplex im folgenden gesondert abhandeln und zunächst die Entwicklungslinien der Psychotherapie weiter verfolgen.

In den hippokratischen Schriften ist wenig zu einer speziellen Psychotherapie enthalten. Freilich, die dort entwickelte Diätetik muß in einem weiteren Sinne als Psychotherapie bezeichnet werden. Erst Celsus (etwa 30 n. Chr.) hat psychiatrische Fragen detaillierter abgehandelt und u. a. auch eine Art Arbeits-Psychotherapie und die Anregung und Lenkung der Aufmerksamkeit auf bestimmte Gegenstände vorgeschlagen. Soranos von Ephesus (etwa 100 n. Chr.) erörtert dann die Fragen der Psychiatrie in aller Gründlichkeit.

Celus, Soranus und auch Aretäus von Kappadokien (um 150 n. Chr.) sind Somatiker: Geisteskrankheiten sind körperliche Erkrankungen. Das schließt nicht aus, daß neben Medikamenten, Aderlaß, Diät auch solche Methoden angewandt werden, die man „psychotherapeutisch" nennen kann: Ruhe oder Anregung, Isolierung in hellen oder dunklen Räumen (je nach Art der Erkrankung), Geräusch von Wassertropfen als Einschlafmittel, Spaziergänge, Reisen, Schachspielen, Lektüre, Theaterspielen. Dauerndes Fesseln, Auspeitschen, Musik und „Liebe" lehnt Soranus bei der Behandlung der Manie ab. Bei Celsus findet man als „psychotherapeutische" Methoden nicht nur die freundliche Zuwendung, sondern auch erschreckende Drohungen, Auspeitschen und andere Quälereien, plötzliche Wassergüsse und Untertauchen. Sie kehren in der Psychiatrie um 1800 wieder — allerdings mit einer anderen — nicht mehr somatologischen, sondern psychologischen („moralischen") Begründung.

---

[31] Siehe hierzu Schipperges (1962). Eines der bedeutendsten frühen Dokumente findet sich bei Platon (Charmides). Dort erörtert Kritias mit Sokrates die rechte Behandlung von Krankheiten. — Eine eher dualistische Auffassung über Krankheitsbehandlung findet sich in der apokryphen Schrift des Jesus Sirach, 38. Kapitel: „... wenn du krank bist, ... so reinige dein Herz von aller Missetat, ... gib ein fettes Opfer ... Darnach", so empfiehlt Sirach, „laß den Arzt zu dir kommen, denn der Herr hat ihn geschaffen ..." Erst wenn also die „Reinigung" des Herzens erfolgt und das Opfer dargebracht ist, soll der Arzt mit der Arznei, die „aus der Erde wächst", helfen. — Vom Ursprung der Krankheit sagt Sirach: „Wer vor seinem Schöpfer sündigt, der müsse dem Arzt in die Hände kommen" (s. Schrenk 1967 c).

Von Pinel wird der lateinische Schriftsteller und Arzt Caelius Aurelianus (5. Jh. n. Chr.) ganz besonders gepriesen. Doch beruht sein Verdienst hauptsächlich in der von ihm kommentierten Übersetzung des Soranus, der von Pinel nicht genannt wird [32].

Bis zur Aufklärung

Die Geschichte der Psychotherapie im Mittelalter und im Beginn der Neuzeit ist nur in Bruchstücken zu überschauen. Sie hält sich hauptsächlich an die Tradition der hippokratisch-galenischen Medizin. Wie weit aber die Varianten reichen, wo eigene Wege gegangen werden, läßt sich noch kaum überblicken. Völlig offen ist insbesondere die Frage, ob nicht etwa die Araber bereits seit dem 8.—9. Jahrhundert in ihren Spezialkrankenhäusern für Geisteskranke eine differenzierte Psychotherapie praktiziert haben.

Wir können aber die historischen Abschnitte des Mittelalters und der beginnenden Neuzeit überspringen, weil sie auf die Psychiater um 1800 keinen merklichen Einfluß hatten. Pinel macht es schon dem Galen ausdrücklich zum Vorwurf, daß dieser für alle anderen Fächer, nicht aber für die Psychiatrie eine Tradition begründet habe, an die man (um 1800) anknüpfen könne. Langermann, Pinel, Reil und ihre Zeitgenossen berufen sich zwar allenthalben auf „die Alten", vom Mittelalter und von der beginnenden Neuzeit ist bei ihnen aber kaum die Rede — außer in der Version, dies sei eine „dunkle Zeit" (Heinroth, 1818) gewesen [33].

Wir überspringen hier auch die — vor allem psychopathologisch und neurophysiologisch interessante — Entwicklung von Thomas Willis (1621—1675), Thomas Sydenham (1621—1689), von Georg Ernst Stahl (1660—1734, „Animismus") bis Albrecht von Haller (1708—1777, „Irritabilität" und „Sensibilität"). Auf William Cullen (1712—1790, „Neurose", „Nervenkraft") und John Brown (1735—1788, „Sthenie — Asthenie") werden wir zurückkommen [34].

„Erfahrungsseelenkunde"

Wertvolle Impulse erhält die Psychotherapie im 18. Jahrhundert aus den Beobachtungen und Erfahrungen, die nicht medizinischer Herkunft sind, sondern ihren Ursprung oft ganz in den philosophisch-aufgeklärten, humanitären, philanthropischen, pädagogischen, auch pietistischen Ideen der Zeit haben. So sind es nicht nur die Mediziner, die behandeln, weil sie anfangen, an die Therapierbarkeit der Geisteskrankheiten zu glauben, sondern Geistliche und edelgesinnte Leute wie die Quäker zu York nehmen Geistes- und Gemütskranke in ihren Häusern auf oder errichten ihnen Heime und Anstalten. Der englische Geistliche Francis Willis wird mit seiner unorthodoxen und für die damalige Zeit gewagt freiheitlichen Behandlungsweise schon um

---

[32] Soranos wird hauptsächlich in der Übersetzung des lat. Schriftstellers Caelius (Coelius) Aurelianus überliefert. — Pinel bezieht sich immer wieder auf Celsus, Aretäus und auf Caelius, nicht aber auf Soranus, den er aber inhaltlich meint, wo er den weniger bedeutenden Soranus-Übersetzer Caelius erwähnt.

[33] Langermann (1797), Pinel (1800), Reil (1803), Heinroth (1818). Vgl. hierzu auch die Untersuchungen der einschlägigen Fragen von Wettley (1965) und Leibbrand-Wettley (1967) über Paracelsus und J. Weyer und von Schipperges über die arabische Medizin (1957, 1962, 1964).

[34] Siehe hierzu Lopez Piñero (1963).

1780/90 in ganz Europa bekannt. In diesen Häusern wurde zuerst das „moral management" praktiziert. Pinel und Esquirol berufen sich ausdrücklich auf Francis Willis, wie dann W. Tuke seinerseits wieder den „traitement moral" der Franzosen zum Vorbild seines therapeutischen Umgangs mit Geisteskranken nimmt. Pinel verweist auch immer wieder auf die „Empiriker", die, unbekannt mit den Grundsätzen der Arzneiwissenschaft, nur allein durch gesunden Menschenverstand „se sont consacrés au traitement des aliénés"; er erwähnt Willis, Fowler, Haslam, Pussin u. a., nicht allerdings den Pfarrer Wagnitz in Halle [35].

Wie unsystematisch und unmedizinisch, aber wie originell und oft wirksam in dieser Zeit „psychotherapiert" wurde, zeigt das Beispiel des schwäbischen Dichterarztes und „Geistersehers" Justinus Kerner (1786—1862). Er war als Junge in kaufmännischer Lehre in der herzoglichen Tuchfabrik zu Ludwigsburg. Im selben Gebäudetrakt war das Zucht- und Tollhaus untergebracht. Justinus durfte die Kranken besuchen, weil er es verstand, beruhigend auf sie einzuwirken. Er machte ihnen auf der „Maultrommel" Musik und wurde ihnen, wie er schreibt, auf diese Weise „bald bekannt und freundlich... Und ich vermochte oft Tobende durch Worte und Anschauen zu besänftigen". Die bemerkenswerteste Probe seiner Begabung, die wir heute psychotherapeutisch nennen würden, gab er, als ein Geisteskranker im Vergiftungswahn jegliche Nahrung verweigerte und in Gefahr war zu verhungern. Man holte den jungen Kerner, weil man wußte, daß er noch helfen konnte, wenn andere Praktiken versagen: „Ich brachte ihn dadurch zum Speisen, daß ich ihm den Vorschlag machte: wir wollten abwechslungsweise zuerst ich einen Schub, dann er einen Schub seiner Suppe mit dem gleichen Löffel zu uns nehmen, bis das Schüsselchen geleert sei." Später, als Arzt, hat Kerner in Weinsberg Geistes- und Gemütskranke in seinem Haus aufgenommen und ihnen alle erdenkliche menschliche und ärztliche Zuwendung angedeihen lassen. Wie weit er an den Leiden seiner Kranken partizipierte, ist in seinem damals weltberühmten Buch über die Patientin Friederike Hauffe, seine „Seherin von Prevorst", dokumentiert [36].

Ein anderes aus zahllosen Beispielen gibt der Sturm- und Drang-Dichter F. M. Klinger. Anno 1776 besucht er seinen geisteskranken Dichterfreund Lenz in Emmendingen und greift zu einer damals viel geübten Methode: er läßt ihn von Kopf bis Fuß in eine Decke einpacken, von zwei Männern an einen Bach tragen, ins kalte Wasser werfen und dann nach Hause ins Bett bringen [37].

Goethe gibt, wie Gottfried Diener nachweist, in seinem Spiel „Lila" (1777/78/88) ein Beispiel für eine — nach Goethes eigenen Worten — „psychische Kur... bei Wahnsinn" [38]. Schon von seinem „Werther" bezeugt er, es sei eine Sache, die nicht nur den „Moralisten", sondern auch den Arzt angehe; er habe hier „das Innere eines kranken jugendlichen Wahns" dargestellt und diese Seite der Leiden „wollen wir dem Arzt überlassen" [39].

Dies ist die Epoche der „Erfahrungsseelenkunde" eines Karl Philipp Moritz und Salomon Maimon, die 1783 bis 1793 ihr „Magazin" herausgeben. 1785 schreibt Moritz seinen „Anton Reiser. Ein psychologischer Roman". Im 10. Band seines „Maga-

[35] Pinel (1801), XLIV f.
[36] Kerner (1824, a—b; 1829).
[37] Beuthner (Diss. 1968), S. 49 f.
[38] Siehe Diener (1971).
[39] Dichtung und Wahrheit, 13. Buch.

zins" druckt er 1793 anonyme „Fragmente aus dem Tagebuch Weilers" ab. Goethes „Werther" und Rousseaus „Confessions" haben diese Literatur eingeleitet. Christian Heinrich Spiess verfaßt 1796 seine „Biographien der Wahnsinnigen" und tobt sich bald darauf selber in einer Irrenzelle zu Tode.

Die neuen therapeutischen Ideen regen aber auch zu ganz abstrusen und antitherapeutischen Praktiken an, und diese werden oft gerade von den damals namhaften Psychiatern geübt: Maßgeblich sind Leitideen wie Vernunft, Wille, Autorität, Gehorsam, also auch Strafe und Furcht, — Furcht als Psychotherapeuticum. Soweit hier heilsame Schockwirkungen gemeint sind, befindet sich diese Psychotherapie in einer Linie mit den furcht- und schmerzerregenden Reifungsriten der Primitiven und mit den Schreckensvisionen und Selbstkasteiungen im christlichen Mittelalter: So war die schockartige Wasseranwendung nicht ein Einfall des Dichters Klinger. Sie wurde z. B. 1725 in einem medizinischen Werk über die Methoden des „fall of water" oder „cataractic treatment" von Patrick Blair abgehandelt und dann um 1800 von Reil systematisch bei Geistes- und Gemütskranken angewandt [40].

Therapeutische Skepsis und neue Ansätze vor 1800

Die medizinische Therapeutik gerät gegen Ende des 18. Jahrhunderts bereits in jene Unsicherheit und Skepsis, die dann im 19. Jahrhundert sowohl in Frankreich, wie auch in England und Deutschland, insbesondere aber in der Wiener medizinischen Schule um 1830/40 zu einem ausgesprochenen Nihilismus führen [41]. Die Skepsis resultiert aus den Ideen der Aufklärung. Zunehmende Kritik an der immer noch herrschenden hippokratisch-galenischen Tradition vor allem in der Therapie kommt von Seiten der naturwissenschaftlichen Forschung, der kasuistisch umfangreicher werdenden klinischen Matrizen und der autoptischen Kontrolle aller klinischen Befunde. Jean-George Cabanis (1757—1808) bringt dies in seiner aufsehenerregenden Schrift „Du degé de certitude de la médicine" 1798 zum Ausdruck. Das Buch erscheint ein Jahr später auch in deutscher Übersetzung [42]. Wenn also die überkommene, autoritäre Lehre unsicher geworden ist, so kann nur eine neue Bemühung um die Phänomene, eine unvoreingenommene Beobachtung weiterhelfen. In England entwickelt sich die „medicine of observation". William Heberdens Beschreibung der Angina pectoris (1768) und seine entschiedene Abkehr von der dogmatisierten hippokratisch-galenischen Medizin charakterisieren diese neue Medizin [43]. Die französische Schule wird durch Jean Nicolas Corvisart (1755—1821), Bichat, Louis, Philippe Pinel repräsentiert. Wird auf diese Weise die medizinische Diagnostik neu und verläßlicher fundiert, so verschlimmert sich die Unsicherheit in der Therapeutik nur noch mehr, weil man jetzt auch manche empirisch bewährte, aber dogmatisch interpretierte Praktik verwirft. Man zieht sich

[40] Desgleichen — worauf Pinel, Reil u. a. hinweisen — schon bei Boerhaave und van Swieten. — Was um 1800—1820 an Grusel- und Quälkammern ausgedacht wurde, setzt sich in mancher Spielart von „Suggestions-Therapie" bis in die Gegenwart fort: Im Ersten Weltkrieg erfährt die „suggestive Kommandotherapie" von Ottomar Rosenbach (1851—1907) eine sichtliche Erneuerung im „Gewaltexerzieren mit faradischem Elektrisieren" und im „Elektrisieren mit starken Strömen".

[41] Siehe hierzu Buess (1957), E. Lesky (1960).

[42] Vgl. hierzu Ender (1966), S. 17.

[43] Siehe hierzu Schrenk (1967, d).

auf eine abwartende Position zurück, will möglichst die natürlichen Heilkräfte zur Wirkung kommen lassen und sie nicht mit künstlichen Mitteln stören. Man nennt dies etwas euphemistisch die „exspektative Methode".

Diätetik

So liegt es nahe, sich auf jenes Prinzip der Alten zu besinnen, das sich auf die natürlichen Kräfte einzustellen und im rechten Umgang mit ihnen die Heilwirkung zu erlangen sucht: auf die Diätetik. Schipperges nennt die Diätetik „eine der drei Säulen der Medizin" und „das erste und edelste Anliegen des Arztes"[44]. Sie ist Lebenskunst und besteht in der produktiven Gestaltung der Spannung zwischen den physischen Kräften der Natur und dem ordnenden und bildenden Geist des Menschen. Entscheidend für diese Diätetik sind die „sechs nicht natürlichen Dinge" — „sex res non naturales".

Dieses altehrwürdige Prinzip ist begründet in der antiken Medizin der Ärzteschulen von Kós, Knidos und Sizilien und in jenem Werk niedergelegt, das gewöhnlich dem Hippokrates (um 460—377 v. Chr.) als einzigem Autor zugeschrieben wird, das aber — als „Corpus Hippokraticum" — erst etwa 100 Jahre nach dessen Tode an der Schule von Alexandria aus zahlreichen Schriften verschiedener Autoren zusammengestellt wurde.

„Diaita" ist Lebensordnung, rechte Lebensweise und — wie man es später nannte — „regimen sanitatis". Sie ist auch das Hauptthema der salernitanischen Lehrgedichte im frühen und hohen Mittelalter ebenso wie der lateinischen Abhandlungen des 17. und 18. Jahrhunderts — etwa eines Georg Ernst Stahl, dessen Schrift „De regimine" (1740) dann in der deutschen Übersetzung den Ausdruck „Verhalten" benützt. Im Englischen wird aus dem „regimen" das „management", vor allem bei William Battie (1704—1776). Weiter entwickelt sich daraus in der Psychiatrie das „moral management" und — vor allem bei Pinel — der „traitement moral". Ist nach 1800 bei deutschen Psychiatern davon die Rede, daß eine „Beherrschung" des Kranken zur Behandlung gehöre, so meint dies zwar zumeist ein mehr oder minder autoritäres Prinzip, aber das alte diätetische Prinzip der Hinführung zu einer geregelten Lebensordnung klingt fast immer noch mit an.

Folgende „Dinge" soll sich die ärztliche Diätetik angelegen sein lassen:

1. Licht und Luft
2. Speise und Trank
3. Arbeit und Ruhe
4. Schlaf und Wachen
5. Ausscheidungen und Absonderungen
6. Anregung und Ausgleich des Gemüts

Diese Gruppe von „sechs nicht-natürlichen Dingen" bildet einen Kanon des ärztlichen Tuns, der umfassender ist als die Therapie im engeren Sinne und der einen höheren Rang inne hat als die zweite Gruppe von Mitteln, die Medikamente, und die dritte Gruppe, die chirurgischen Mittel.

Die Theorie der Diätetik besagt, daß auf der einen Seite neben den „sex res non naturales" die „res naturales", auf der anderen Seite die „res contra naturam" stehen,

[44] Schipperges (1962), S. 252—257.

also hier die natürlichen Elemente, Qualitäten, Temperatmente, die vier Säfte, dort die „Dinge" und „Kräfte" des pathologischen und pathogenen Bereichs.

Der Arzt kann der Natur dienen und ihren heilsamen Kräften helfen, sich gegen die Krankheit durchzusetzen, wenn er es versteht, jene „Dinge" zu „regeln", die die Beziehung zwischen dem (kranken) Menschen und seiner Umwelt ausmachen.

Es ist naheliegend, daß in einer Zeit der therapeutischen Unsicherheit gerade das medizinische Fach der Psychiatrie auf diese Formen der Heilkunde zurückgreift. Denn der Katalog physikalischer und medikamentöser Anwendungen reicht dort am wenigsten aus, wo man die Krankheit entstehen sieht — nicht nur aus schlechter Mischung der Säfte oder aus einem Befall eines Organs (so in der inneren Medizin), sondern auch aus „Beruf und Lebensart" und aus den „Leidenschaften" (Pinel, Esquirol), aus den „Verbindungen", wie es in Goethes „Werther" — unter Vorwegnahme des Vergleichs sozialer Ordnungen mit chemischen Verbindungen („Wahlverwandtschaften") — heißt. Esquirol schildert unter den psychischen Ursachen der Geisteskrankheit: „häuslicher Kummer, unglückliche Liebe, politische Ereignisse, ... Elend, Unglücksfälle, beleidigte Eigenliebe, getäuschter Ehrgeiz, Exzesse im Studium" u. a. m. [45]. Eine wohlgeordnete Diätetik möchte diesen Verursachungen vorbeugen. Die Wiederherstellung der Ordnung in den „res non naturales" muß also ein entscheidendes Therapeuticum sein. Und wenn gar der Geist der Epoche ein aufgeklärter Geist sein will, wenn Aufklärung durch eine „Erziehung des Menschengeschlechts" (Lessing) erfolgen kann, so muß Diätetik zum Gebot der Stunde werden. Es war Goethe, der den Ausdruck „Lebenskunst" geprägt hat. Locke und Rousseau, Lessing und Herder, Campe, Sulzer, Kant, Pestalozzi sind die Erzieher der Gesunden. Battie, Fr. Willis, W. Tuke, Pinel, Reil, Jacobi, Heinroth, Ideler, Feuchtersleben, Roller, Kieser tragen das pädagogische Prinzip in die psychiatrische Therapeutik hinein: Reil bezieht sich ausdrücklich auf die „res non naturales" [46]. Sie beherrschen schon die Lehre John Browns, auf die sich die spekulative Medizin und Naturphilosophie mit ihrer Polaritäts-Idee stützt: Krankheit beruht auf falschem Umgang mit den „res non naturales". Dies führt entweder zu sthenischen oder zu asthenischen Störungen. So die Einteilung Browns für die gesamte Krankheitslehre. Browns Vorstellungen stehen aber in unmittelbarem Zusammenhang mit dem Prinzip der „Lebenskraft" („vis vitalis").

Vitalismus

Auf der Suche nach einem allgemeinen Lebensprinzip entwickelte sich gegen Ende des 18. Jahrhunderts eine Vorstellung, die für die gesamte Naturforschung und Medizin, besonders aber für die Neurologie und Psychiatrie außerordentliche Bedeutung gewann: die Vorstellung von einer „Lebenskraft". Ein solches Prinzip mußte gefordert werden — zumindest seit A. v. Haller Lebensäußerungen nachwies, die der Struktur immanent, aber weder rein physikalisch-chemisch, noch rein psychologisch erklärbar erschienen. Auch aus dem Streit um den „Animismus" (E. G. Stahl um 1700) konnte die vitalistische Konzeption herausführen, weil sie zwischen einseitigem Animismus und purem Mechanismus (Chemismus) eine Zwischenstellung einnahm.

[45] Esquirol (1838), S. 33—77; siehe auch Esquirol (1968).
[46] Reil (1816), S. 169.

Philipp Pinel und dann ganz besonders J. Chr. Reil waren von diesem Vitalismus stark beeinflußt — wenn auch, wie wir gesehen haben, in sehr unterschiedlicher Weise [47].

Zunächst war es die altehrwürdige hippokratische Ärzteschule von Montpellier, wo Theophile de Bordeu (1722—1776), vom Stahlschen Animismus ausgehend, die Idee des Vitalismus entwickelte: überall im Körper waltet eine „vita propria". Sie bestimmt alle Funktionen in Form von Sensibilität und Motilität. Paul Joseph Barthez (1734—1806) ging noch einen Schritt weiter und beschrieb die Fähigkeit der Natur, vorhandene Zustände zu erhalten und Veränderungen auszugleichen. Krankheit wird jetzt verstanden als Störung der „vita propria", des „principe vital", der „Lebenskraft".

Philipp Pinel, Schüler von Barthez, gehört zu den französischen Ärzten, die zugleich den Vitalismus fördern, aber auch in seinem Geltungsbereich kritisch begrenzen. Er macht sich die Erkenntnislehre von Condillac (1715—1780) zu eigen: die Methode der medizinischen Forschung kann keine andere sein als die Analyse. So lassen Pinel und seine Freunde, besonders P. J. G. Cabanis, die „Lebenskraft" nicht zu jenem blauen Blumenwunder gelangen, das in der deutschen Romantik erblüht.

In England spezifiziert der Neuropathologe William Cullen (1712—1790) die Idee der „Lebenskraft": er sieht in der „Nervenkraft" die Grundlage von Sensibilität und Irritabilität (Haller), also auch die Ursache für die beiden Abnormitäten des Tonus: Spasmus und Atonie. Er empfiehlt daher zur Therapie auch bei Geisteskrankheiten Chinarinde, Kampfer, Wein u. ä., wenn das Leiden durch „Atonie" bedingt ist, und Opium, wenn es sich um „spastische" Zustände handelt.

Doch sind es nicht nur bestimmte Medikamente, die den Tonus heben oder herabsetzen sollen oder — wie es dann in noch monomanerer Form bei Cullens Schüler John Brown (1735—1788) heißt — die mit starken Reizen gegen zu schwache Erregung (Asthenie) und mit Reizmilderung gegen zu starke Erregung (Sthenie) wirken sollen. Sondern auch die hippokratisch-galenische Diätetik mit ihrem „regimen" der „res non naturales" wird hier als Therapeuticum eingesetzt — dazu das ganze ideen- und phantasiereiche, oft abstruse Arsenal der „psychischen Curmethoden", wie es dann von Reil und seiner Generation deutscher Psychiatriker aufgegriffen oder erfunden, beschrieben und — womöglich — eingesetzt wird.

„Regimen", „management", „moral management"

Die Entwicklung des „Vitalismus" und „Brownianismus" ist eine der ideengeschichtlichen Leitlinien, die zu unserem Thema hinführt. Eine andere, aus unserer Sicht die interessantere, ist die Entwicklung des „moral management" in England

---

[47] Noch in der ganz neu orientierten, nämlich naturwissenschaftlich fundierten Neuropsychiatrie W. Griesingers (ab 1845) scheinen uns Elemente des Vitalismus bzw. des aus diesem sich ableitenden Brownianismus enthalten zu sein. Eine solche Interpretation widerspricht zwar dem, was Griesinger wollte, nämlich Überwindung von Naturphilosophie und Vitalismus. Aber betrachtet man z. B. die Geschichte des Energie-Begriffs, so entdeckt man Griesinger gleichsam am Umschlagplatz alter Ideen in neue: z. B. des Stahlschen Animismus, der Cullenschen „Nervenkraft" und der Brownschen „Stenie — Asthenie" in die „psychische Energie" — sowohl der Freudschen Psychoanalyse wie der Elektrenkephalogrammforschung Hans Bergers am Anfang unseres Jahrhunderts (Vgl. Schrenk, 1970).

(Battie, Monro, Fr. Willis), dem dann der „traitement moral" in Frankreich (Pinel) und das „Seelenregimen" („psychische Curmethode") bei Reil folgen [48].

1758 erscheint „A Treatise on Madness" von William Battie (1704—1776), Arzt am St. Luke's Hospital zu London. Dieser Traktat enthält ein Kapitel Psychopathologie, ein Kapitel über den Sitz der „natürlichen Empfindung" und über deren Ursache (die er physiologisch belegt); er beschreibt deren „salutery effects" und kommt nach Erörterung der „anxiety" und der „insensibility" (zwei Arten von „sensation disordered") auf die Ursache der Geisteskrankheit zu sprechen, auf ihre Diagnostik und Prognostik. Dann folgen drei Kapitel über „The regimen and cure of madness" [49]. Battie erklärt dazu, die „Führung" in der Lebensweise, also die Diätetik, sei bei der Geisteskrankheit wichtiger als bei jeder anderen Krankheit: das „management" nütze mehr als jede Medizin. Aufgrund seiner Erfahrungen ist er „überzeugt, daß diese Behandlung in vielen Fällen allein genügt, jedenfalls aber so notwendig ist, daß jede andere bisher übliche Behandlungsart wirkungslos bleiben muß" [50].

Als erstes Mittel des management nennt Battie die Isolation des Kranken von allen schädlichen seelischen Einflüssen: „The visits therefore of affecting friends as well as enemies . . . ought strictly to be forbidden." Aber nicht nur die Freunde und selbstverständlich die Feinde sollen vom Kranken fern bleiben. Auch die gewohnte Dienerschaft darf nicht um ihn sein. Am besten, er wird in eine völlig fremde Umgebung versetzt. Dafür eignet sich das Hospital am besten. Sodann ist auf geordnete und saubere Kleidung und Wohnung zu achten. Die Luft soll frisch und rein sein, die Nahrung leicht verdaulich und einfach. Vergnügungen sollen ihn nicht zu sehr fesseln und nicht zu lange dauern, sondern abwechslungsreich sein. Er soll sich mit Dingen beschäftigen, die „rather indifferent" sind und die ihn an einen „intermediate state" zwischen freudiger und ängstlicher Stimmung heranführen [51]. Dies ist — in groben Zügen — Batties Rahmenprogramm für sein „regimen" oder „management", das ganz deutlich die diätetischen Ideen der „res non naturales" enthält.

Wichtig für das Verständnis der Umgangs-(Behandlungs-)Formen bis weit in das 19. Jahrhundert hinein ist die Gleichbedeutung des „management" — auch der Ausdruck „government" taucht gelegentlich auf (Pargeter 1792) — mit „regimen". Von „regimen sanitatis", auch „regulalae sanitatis" handelt die Diätetik der Antike. Die mittelalterlichen Medizinschulen verfassen Lehrgedichte über das „regimen", das bekannteste ist ein „Regimen sanitatis salernitanum", das wahrscheinlich Arnaldus von Villanova (1235—1315) verfaßt hat und dessen Spruchweisheit bis heute lebendig ist („Nach dem Essen sollst du . . ."). Eine späte Schrift von Georg Ernst Stahl (1660 bis 1734), der in Halle Arzneimittellehre, Physiologie, Botanik und Diätetik lehrt, trägt den Titel „De regimine"; sie wird ins Deutsche übertragen und ist überschrieben: „Theoretische und praktische Abhandlung von dem Verhalten" (1740). Ebenso übersetzt Michael Wagner 1801 den Begriff „régime" in Pinels „Traité" an einigen Stellen mit dem Ausdruck „Verhalten". In anderem Zusammenhang übersetzt Wagner den allgemeinen Begriff „régime" mit der speziellen Bezeichnung „Diät".

---

[48] Wiederholt benützt Reil den Begriff des „regimen" oder auch „Seelenregimen" (bes. 1803, S. 41).

[49] Battie (1758), S. 68—99.

[50] l. c., S. 68.

[51] l. c., S. 69.

Der Begriff des „regimen" hat also eine breitgefächerte Bedeutung: von der Regulierung („regulae") der „Lebensmittel" für Körper und Geist, von der Ordnung der „res non naturales" und der Besorgung der Harmonie im Verhältnis der Säfte und Temperamente bis zum „management", „government" und „traitement", das sich am Ende des aufgeklärten 18. Jahrhunderts „moralisch" versteht.

Zu der Zeit, als Battie sein „management" erläutert (1758), tauchen auch schon an verschiedenen Orten Ideen auf, welche das „moral management" konzipieren oder dann ausdrücklich proklamieren.

1751 verfaßt J. Chr. Bolten ein Werk mit dem Titel: „Gedanken von psychischen Kuren." Dieser Titel formuliert schon genau die Weiterentwicklung vom „moral management" („traitement moral") der Engländer und Franzosen zur „psychischen Curmethode" Reils. Denn bis in den Anfang des 19. Jahrhunderts hinein ist der Ausdruck „moralisch" weitgehend gleichbedeutend mit „psychisch" — vor allem, wenn er in anthropologischen und medizinischen Texten gebraucht und dem Ausdruck „physisch" gegenübergestellt wird.

So zählt Bolten u. a. „die philosophische Pathologie" und die „Moral" zu den „Wissenschaften, welche zusammengenommen eine vollständige Wissenschaft aller Regeln ausmachen, welche man zu beachten hat, um alle Kräfte der Seele durchgängig zu verbessern" [52].

Fast 50 Jahre später ist es J. G. Langermann, der auf dieses Werk von Bolten ausdrücklich hinweist [53]. Auf Langermanns Dissertation „De methodo ... curandi ..." (1797) stützt sich dann wiederum Reil mit seiner „Cur-Methode". Schon der Titel seines Buches spricht von der „psychischen Cur" [54].

Zu dem diätetisch-leitenden Prinzip der Erziehung (zur Lebensordnung) kommt aber — innerhalb des „moralischen Regimes" — noch ein anderes hinzu, nämlich das autoritär-pädagogische Prinzip der Disziplinierung, des Gehorsams, der „Unterwerfung", von der später Reil gerne spricht. Dies geschieht durch Strenge, durch „Intimidation", wie man es nannte, später nicht selten durch massive Einschüchterung, Verängstigung, ja Terrorisierung. Schon bei Battie klingt dies an, wenn er den oben erwähnten Gemütszustand zwischen „pleasure" und „anxiety" anstrebt. Hier bekommt der Begriff des „Moralischen" bereits die Färbung von Lohn- und Strafmoral. Der Schritt zur Arbeitsmoral in der Psychiatrie ist nicht mehr groß. Das ora et labora ist säkularisiert zu einem medizinischen „management".

Was unter der Bezeichnung „moralisch" in der Psychiatrie praktiziert wurde — von Willis über Chiarugi, Langermann, Pinel bis Reil und bis zu dem Konvulut „psychischer Curmethoden" — läßt sich begrifflich kaum abgrenzen und ordnen. Wir werden daher zunächst die Ausdrücke „moral" („management", „traitement") und „psychisch" („Cur") weitgehend synonym verwenden.

Interessante Verlautbarungen über „moral" — nun wieder aus dem engeren Bereich der damaligen Psychiatrie — kommen nach Pinel und Reil von Joseph Mason Cox, dem Erfinder der somatisch- und moralisch-therapeutischen Drehmaschine: Er spricht von „a moral and medical mean in the treatment of maniacs" (1804) und schildert recht ungeniert, wie in seinem „herculean remedy" die Kranken zentrifugiert

[52] Bolten (1751), S. 63.

[53] Langermann (1797), S. 16—17.

[54] Der Ausdruck „Psychotherapie" tauchte erst vor 100 Jahren auf (D. H. Tuke, 1872).

werden — bis zum Schwindel, Kollaps und bis zum Blutaustritt in den Conjunctiven. Aber Cox erklärt, die Anwendung der „rotatory machine" beruhige den manisch Kranken — und zwar nicht nur seinen Körper, sondern auch seinen Geist [55].

Einer der namhaftesten Forscher und Autoren jener Zeit konnte jedoch den „Moral"-Ideen offenbar wenig abgewinnen: William Cullen behandelt in seinen „Anfangsgründe der praktischen Arzneywissenschaft" [56] im vierten Teil die „Gemütskrankheiten und Cachexien". Er geht dort auch auf die Behandlung mittels Isolierung, Einschränkung, Milieuwechsel, Arbeit, Furcht-Strafe-Belohnung ein. Aber der Ausdrücke „regimen", „management" oder gar „moral management" bedient er sich nicht, obgleich es die Zeit ist, in der Francis Willis seine spektakulären Erfolge mit genau den selben „moralischen" Methoden erzielt.

Francis Willis

Mit Francis Willis (1718—1807), dem Geistlichen und Sanatoriumsleiter von Greatford in der Lincolnshire, kommt das Moral management erst voll zum Zuge. So jedenfalls wird es von Hoffbauer (1802) bezeugt [57]. Verläßlichere Zeugnisse sind nicht verfügbar. Auch von Langermann, Pinel, Reil, Esquirol und Friedreich gibt es nur verstreute Äußerungen [58]. Im deutschen Sprachgebiet stützen sie sich hauptsächlich auf einen Artikel des Pinel-Übersetzers Michael Wagner, den dieser wiederum „aus der Bibliotheque Britannique Vol. I. 1796, S. 759" übernommen und seiner Pinel-Übersetzung (1801) angefügt hat. Diese „Nachricht von der Anstalt des Doct. Willis" ist von einem ehemaligen Patienten aus Greatford verfaßt [59].

In den „Allgemeinen Medicinischen Annalen des 19. Jahrhunderts" wird 1802 nocheinmal berichtet [60]: „Der Dr. Willis, ein achtungswürdiger Seelsorger, jetzt ungefähr 80 Jahre alt, hat sich seit 30 Jahren mit der Behandlung der Wahnsinnigen beschäftigt und bereits viele Beweise seiner Geschicklichkeit abgelegt. Seine Anstalt befindet sich zu Greatford in der Lincolnshire, 90 englische Meilen von London. Die Kranken, die er dort behandelt, wohnen theils bei ihm (wovon er aber nur eine kleine Anzahl aufnehmen kann), theils bei den Pächtern in dem Marktflecken selbst, theils bei anderen Pächtern im Umkreis von 4—5 engl. Meilen, und werden nur 1—2 in ein Haus aufgenommen." Es heißt dann weiter: „Obgleich dieser Theil der Grafschaft vornehmlich von Wahnsinnigen bewohnt wird . . ., so sind die Polizeimaßregeln so trefflich, daß nie eine Gefahr daraus entspringt." — Aus dem Bericht geht hervor, daß Willis ursprünglich nur etwa 30 Kranke in Betreuung hatte, daß die Zahl aber in den letzten Jahren auf 200 angestiegen sei. Die ganze Familie Willis widmet sich der Arbeit an den Kranken: „Seine Familie besteht aus fünf Söhnen, drei davon, nebst ihrer Mutter, sind stets um ihn, der zweite und der jüngste haben die nämliche Laufbahn wie der Vater betreten und besorgen die Kranken mit vielem Eifer und vieler Einsicht." Über das Haus der „Dr." Willis wird berichtet, es könne 20—25 Kranke beherbergen, „wovon einige an seinem Tisch speisen, wobei er sehr munter und auf-

[55] Cox (1804), S. 137 f.
[56] Cullen (1778/1789); frz. Übersetzung von Pinel 1781 ff.
[57] Hoffbauer (1802, 1808 f.).
[58] Siehe hierzu Friedreich (1830), S. 459 f.
[59] Abgedruckt in Pinel-Wagner (1801), Anhang.
[60] wie in Pinel-Wagner (1801).

geräumt ist". Abschließend heißt es: „Der Preis in dieser Anstalt richtet sich gewöhnlich nach den Vermögensständen des Kranken und nach der Dauer der Kur." Dabei ist die Relation zwischen den einzelnen Posten im Vergleich zu den heutigen Krankenhauskosten interessant: „Der gewöhnliche Preis für die Arzneien und die Visiten des Dr. Willis ist eine Guinee, für die Kost beim Pächter eine Guinee, für die Wärter eine..."

In der erwähnten „Nachricht von der Anstalt des Dr. Willis für Wahnsinnige" (1802) ist zunächst von einem Moment der moralischen Therapie die Rede, das in der Folgezeit eine wichtige und merkwürdige, oft groteske Rolle spielt und das bis heute in mancherlei Abschattierungen in Kliniken und Krankenhäusern — und nicht nur in der Psychiatrie —anzutreffen ist: das respekt-heischende Auftreten des Arztes vor seinen Kranken (und Untergebenen). Von Francis Willis heißt es: „Seine Gesichtsbildung, welche gewöhnlich freundlich und leutselig ist, ändert ihren Karakter, wenn er einen von seinen Kranken das erste mal ansichtig wird. Sie gestaltet sich in einem Augenblick um, und gebietet dem Wahnsinnigen Achtung und Ehrerbietung. Sein durchdringender Blick scheint in ihrem Herzen zu lesen, um ihre Gedanken gleich bei ihrem Entstehen zu errathen. Er bereitet sich auf diese Art eine Herrschaft über sie, die in der Folge eines seiner Heilmittel wird, und welches den milderen Mitteln keineswegs entgegen ist. Denn am Ende gewinnt man ihn doch lieb, welche Furcht er immer während der Behandlung eingeflößt haben mag."

Der Chronist kommt dann auf jenes Problem zu sprechen, das — nach landläufigen Vorstellungen — in der Zeit vor Pinels Befreiung der Geisteskranken von den Ketten kaum in Angriff genommen war, mit Ausnahme allenfalls bei St. Vincenz von Paul (im 17. Jahrhundert) und in der Irrenbetreuung durch die Bauern von Gheel: Willis gewährt seinen Kranken so viel Freiheit als irgend möglich. Es heißt, man begegne in diesem Teil der Lincolnshire immer wieder auf der „öffentlichen Straße" den Kranken des Dr. Willis. Es wird dann weiter vermerkt, die Kranken „genießen alle Freiheit, die sich mit ihrem Zustand verträgt". Nur im „Anfall von Delirium, welches sowohl dem Kranken selbst, als den Personen, die sich um ihn befinden, gefährlich seyn könnte, ziehet man ihm ein Zwangswestchen an". Dieses später sogenannte Kamisol, das dann auch Pinel seinen „befreiten" Kranken anlegen läßt, ist von festem (Segel-) Tuch genäht, wird vorn zugeknöpft und hat so lange Ärmel, daß diese kreuzweise über den Rücken und wieder nach vorne geführt und dort an den Enden verknotet werden können. Es heißt dann — „moralisch-therapeutisch" — weiter, man gibt dem Kranken „wie kleinen Kindern" zu essen; „und diese für ihn in jeder Hinsicht unangenehme Lage flößt ihm eine sehr heilsame Furcht ein, so zwar, daß, wenn er sich einigemal in derselben befand, das bloße Drohen mit dem Zwangswestchen hinreicht, ihn im Zaum zu halten". Ganz selten muß Willis zu „strengeren Mitteln" greifen, „z. B. das Binden mit Stricken". Dann heißt es kurz und bündig: „Wenn der Kranke den Wärter schlägt: so erwidert es dieser ohne Bedenken."

Hier folgt in dem Bericht ein Exkurs über das therapeutische Prinzip Furcht. Es heißt in diesem Passus: „Es wird desto mehr Kunst erfordert, bei den Wahnsinnigen Furcht... ohne gewaltige Mittel zu erwecken, da in dem Zustande der Exaltation, von der sie so oft befallen werden, ihre physischen und moralischen Kräfte eine außerordentliche Energie erlangen; von der sie auch ein lebhaftes Gefühl haben, und welches in ihnen den Wahn zu veranlassen pflegt, daß ihnen nichts widerstehen kann." Es ist also anzunehmen, daß es bei Willis im Notfall, aber doch offenbar nur dann, recht rigorose Maßnahmen gab. Aber aus dem Bericht wird auch klar, daß man nur so streng als irgend nötig und so milde als irgend möglich war.

Schließlich ist von der ärztlichen Autorität als einem wirksamen Therapeuticum die Rede: „Ein anderes Gefühl, welches außer der Furcht einen mächtigen Einfluß auf das Gemüth der Verrückten zu haben scheint, ist das Gefühl der Nothwendigkeit." Dies besteht darin, daß die Kranken einsehen lernen, „daß sie unausbleiblich dem, was man von ihnen verlangt, sich unterwerfen müssen" und daß — ein bemerkenswertes Dokument für die ärztliche Selbstwertung — „der Wille des Arztes für sie ein festes und unabänderliches Gesetz sei". Um dies zu erreichen, bedient man sich verschiedener Mittel (auf die wir später, vor allem bei Reil, näher eingehen werden). Wenn man ihnen „diese Idee tief und oft eingeprägt hat, so fällt es ihnen ebenso wenig ein, sich diesem Willen zu widersetzen, als gegen die Gesetze der Natur zu kämpfen".

Wie schon Battie empfohlen hatte, so besteht auch Willis auf einer „gänzlichen Unterbrechung der Kommunikation mit Personen, mit denen sie ehedem auch nur in der mindesten Verbindung standen". Aber in manchen Fällen benutzt er doch, die „sparsam ertheilte Erlaubnis, ... diejenigen Personen zu sehen, die sie interessieren". Wo er von diesem Mittel Gebrauch macht, geschieht es „mit großem Vortheil". Er hält aber doch das Prinzip der Isolation für unerläßlich. „Er machte die Beobachtung, daß unter gleichen Umständen ein Ausländer leichter hergestellt wird, als ein Engländer; ohne Zweifel aus dem Grund, weil seine Isolirung vollkommen ist, indem er nicht einmal die Sprache derjenigen versteht, die ihn umgeben."

Willis gelangte nicht nur in England, sondern in ganz Europa zu großer Berühmtheit, als er 1788/89 den geisteskranken König George III. behandelte. Zwar begegnete er zunächst Widerständen und Anfeindungen. Man zweifelte nicht nur die Wirksamkeit seines Moral management an, sondern man hielt dieses geradezu für gefährlich: Man fürchtete, die freizügige Behandlung der Kranken mit einem Minimum von Zwangsmitteln (nur so oft und so lange als nötig) und mit einem Maximum an „open door" berge die ständige Gefahr der Selbstgefährdung und der Gefährdung anderer. Daß Willis dem kranken König zur Morgentoilette sogar die Rasierklinge überließ, galt als der Gipfel von Verantwortungslosigkeit, ja — da es sich um den König handelte — als ein Politicum: Die Sache wurde im Unterhaus verhandelt. Da aber der Erfolg der Willisschen Behandlung außer Zweifel stand, überließ man den König weiter dieser Behandlung [61]. — Eine bessere Propaganda für Willis, aber auch für das Moral management hätte es nicht geben können; aus allen Ländern drängten Kranke zu ihm oder riefen ihn zu sich. Zu den prominentesten seiner Patienten zählt die Königin von Portugal, die an einer schweren Wahnkrankheit mit religiösen Inhalten litt.

Immer wieder bedauern die Zeitgenossen, daß Francis Willis seine Behandlungsverfahren nicht publiziert hat. So schreibt Johann Gottfried Langermann 1797 in seiner „Dissertatio inauguralis medica de methodo cognoscendi curandique animi morbus stabilienda", jener Schrift, die zu den weniger beachteten, aber wichtigen Dokumentationen der beginnenden Psychiatrie gehört: „Magnam quoque Willis nomine claritatem, praesertim ao. 1788 regis Britannorum restitutione, consecutus est; sed numquam, quantum ego scio, qualis sit eius medendi methodus, declaravit."

---

[61] Siehe Lefevre (1827), S. 595.

Auch Friedreich vermerkt noch 1830 in seiner „Literärgeschichte der psychischen Krankheiten", daß es „unglücklicherweise dieser hellsehende Mann nicht für gut befunden" habe, „seine Ansichten mit zutheilen"; und er fährt fort: „Wir würden sonst einen Schatz von Bemerkungen besitzen, die, wenn sie auch an sich kein Ganzes ausmachten, sich doch wohl leicht von einem systematischen Kopf zu einem Ganzen gestalten ließen." Friedreich erklärt, „schon aus der Einrichtung seiner Anstalt selbst... läßt sich schließen, daß dieser Mann die Bedingungen zu einer psychischen Kur sehr wohl kannte und ausübte". Es wird hervorgehoben, wie dieser „ehrwürdige Greis" seinen Kranken „Freiheit und Thätigkeit, soweit sie dafür empfänglich sind, verstattet", wie er sie „lange beobachtet, ehe er sie einer Behandlung unterwirft", und wie es ihm gelingt, sie „wie Kinder durch das Gefühl der Furcht und Nothwendigkeit zu beherrschen". Schließlich bestätigt Friedreich den „glücklichen Erfolg der meisten Kuren" [62].

Was die Entstehungsgeschichte des Moral management bzw. der psychischen Behandlungsmethode anbelangt, so bestätigt Friedreich, dieser wohl beste Kenner und Systematiker der damaligen psychiatrischen Entwicklung: „Derjenige unter den englischen Ärzten (wiewohl nicht Arzt von Profession), in welchem die Idee einer psychischen Medicin vor allen zuerst aufdämmert, ist der sehr verdiente Willis."

Von den weiteren zeitgenössischen Autoren, die auf Willis hinweisen, ist vor allem Hoffbauer, Reils Mitherausgeber der „Beyträge zur Beförderung einer Curmethode auf psychischem Wege" (1808—1812), zu erwähnen. Im 3. Band seines Werkes über „Untersuchungen über die Krankheiten der Seele" („nebst Ideen über die psychische Heilung derselben") bezieht er sich ausdrücklich auf Willis.

Auch Pinel spricht schon 1789 von einem „régime moral" [63], und wenn er in seinem Hauptwerk 1801 („Traité médico-philosophique") den „traitement moral" abhandelt, so beruft er sich ausdrücklich auf Willis.

Weitere Beiträge vor 1800

Bevor wir das grundlegende Werk Pinels (1801) näher erörtern, müssen wir auf jene Ärzte und Laien hinweisen, die vor 1800 zur weiteren Entwicklung der Psychiatrie beigetragen haben.

Es gibt einen Prioritätsstreit, in welchem Chiarugi vor Pinel gestellt wird. Karcher erwähnt außerdem noch Abraham Jolly in Genf, der dort 1787 die Geisteskranken von Ketten und anderen Zwangsmitteln befreite [64]. Man muß ferner bedenken, daß Pinel 1793 seinen Versuch zunächst nur einer ausgelesenen Gruppe von Kranken des Bicêtre und später der Salpêtrière angedeihen lassen konnte, daß er diesen auch keinesfalls die völlige Befreiung von jeglichen Zwangsmitteln (im Sinne des späteren „No restraint") gewähren konnte, sondern sie in die — freilich viel freieren und schonenderen — „Zwangskamisole" steckte. Jedoch 20 Jahre später, bei dem großen Nachfolger und Vollender der Pinelschen Ideen, bei Esquirol, findet man noch Kranke in Ketten. So relativiert sich also der „gèste de Pinel" — zumindest im Hinblick auf das, was Pinel tatsächlich verwirklichen konnte. Seine Tat war seinerzeit bei den Ver-

[62] Friedreich (1830), 459 f.

[63] Pinel (1789), 13. — Diese Schrift Pinels aus dem Jahre 1789 wird häufig übersehen; man hält seinen Traité (1801) oft für seinen ersten Beitrag zur Psychiatrie.

[64] Siehe Karcher (1947) und Ackerknecht (1967), S. 34.

Unternehmen, das ihm großen persönlichen Mut abverlangte. Aber er selber hat sie hältnissen, wie sie im Bicêtre und entsprechenden Häusern herrschten, zweifellos ein nie als etwas Erstmaliges und Einzigartiges glorifiziert [65].

Es ist ein Verdienst des Sohnes, daß er diese aller Welt vor Augen geführt, vielleicht ein wenig hochgespielt, aber doch deutlich als ein Zeichen aufgestellt hat. Denn auch in der Psychiatrie der zwanziger und dreißiger Jahre, als Scipio Pinel die Tat des Vaters propagierte, bedurfte es noch durchaus dieses Fanals: die Befreiuung der Geisteskranken war auch um diese Zeit bei weitem nicht überall selbstverständlich. Zwar gab es um 1830 keine Ketten mehr — soviel wir wissen. Aber die Pinelsche Idee durfte ja auch nicht bei dem ersten Schritt stehenbleiben: die Befreiung sollte Zug um Zug fortschreiten. Gerade in dieser Hinsicht gab es jedoch in der ersten Hälfte des 19. Jahrhunderts eine „Restauration", die sich um 1840/50 gegen das englische Prinzip des „No restraint" wehrte, so daß es in Deutschland erst in den sechziger Jahren allmählich verwirklicht werden konnte (Ludwig Meyer, Griesingern, Westphal).

Andererseits wurden aber zur Zeit Pinels, also vor 1800, die Ideen der freieren Behandlung vielerorts erörtert und versucht:

Wir haben bereits den Bericht des Hofmedicus Jägerschmidt aus dem Zucht- und Tollhaus Pforzheim vom Jahre 1774 und die Bemühungen im Frankfurter Tollhaus in der selben Zeit (Faber, Lersner, Knigge) erwähnt. Schon in den Jahren 1750 hatten der Pforzheimer Anstaltspfarrer Schlotterbeck und der Verwalter Schavermann eine merkliche Besserung der Verhältnisse in der Anstalt bewirken können [66]. Später gingen laufend Berichte an die Großherzoglich-Badische Regierung. Diese zeugen von den Plänen und Versuchen einer humaneren und freieren Behandlung in Pforzheim: Roller (der Ältere), der Verwalter Eisenlohr und der Pfarrer Knörr können unter großen institutionellen Schwierigkeiten die Verhältnisse in Pforzheim so weitgehend bessern, daß R. Halemeyer diesen Vorgängen in Pforzheim einen, wenn auch weniger spektakulären, so doch gleichrangigen Wert beimißt wie denen im Bicêtre 1793 [67].

Verstreut tauchen vor 1800 immer wieder Beiträge zur Therapeutik auf, die dann bei Pinel und schließlich bei Reil zum „traitement moral" bzw. zur „psychischen Curmethode" zusammengefaßt sind [68]. So ist aus der Therapie-Anleitung von William Perfect (1737—1809) zu entnehmen, daß er vor allem medikamentöse und physikalische Kuren anwandte (entsprechend der neuropathologischen Auffassung Cullens), daß er aber auf das „moralische" Prinzip einer strengen Isolation großen Wert legte und dabei immer eine möglichst freie und gewaltlose Behandlung versuchte. Friedreich rühmt an Perfect, daß er — anders als viele andere Engländer — aus seinen Heilmethoden kein Geheimnis mache [69]. In einer Publikation des englischen Seelsorgers Benjamin Fawcett (1780), der sich auf die zeitgenössische Literatur und auf seine eigenen Beobachtungen stützt, werden folgende Grundprinzipien empfohlen: herzliche Teilnahme am Unglück des Kranken; Belehrung des Kranken, sein Leiden habe

---

[65] Scipio Pinel (1823 und 1836).

[66] Siehe Halemeyer (1966), S. 11.

[67] l. c., S. 27, 29—32.

[68] Traktate wie der des Bostoner Arztes und Botanikers Patrick Blair (1725) über ein „cataractic treatment" („cure by the fall of water") stehen in der langen Tradition der hippokratisch-galenischen Praktiken.

[69] Friedreich (1830), S. 486.

eine körperliche Ursache; Belehrung über irrige religiöse Vorstellungen; Anweisung für eine heilsamere Lebensweise (Diätetik); Hinweise auf andere, die schlimmer krank sind [70].

William Pargeter (1760—1810), Arzt in Oxford, dann in London, der sich ganz auf die Probleme der Geisteskrankheiten spezialisiert hat, folgt — wie Perfect — der Cullenschen Theorie von der Erregbarkeitssteigerung und -minderung im Gehirn. Aber die psychische Behandlung erhält bei ihm den Vorrang. Er nennt sie „management" (wie Battie und Monro) oder auch „government". Genaue Kenntnis des Kranken ist erforderlich. Der Arzt muß durch gütiges und respektgebietendes Verhalten den Kranken führen. Eine besondere Rolle spielt dabei für Pargeter der unausweichliche Blick des Arztes, der geradezu magnetisch wirken muß. (So verlangt es später auch Pinel.) Pargeter setzt sich leidenschaftlich für die korrekte Führung der Anstalten ein und prangert die korrupten Verhältnisse vieler Privatsanatorien an [71].

Schließlich ist Alexander Crichton (1763—1856) zu nennen. Er war Arzt am Westminster Hospital in London, lehrte Physik und Chemie und ging später als Leibarzt Alexanders I. nach Rußland, wo er die Medizinal-Abteilung der Regierung übertragen bekam. Sein Werk „Über Natur und Ursprung der Geisteskrankheiten" (1798) wird in der Übersetzung von Hoffbauer in Deutschland rasch bekannt und schon 1803 von Reil in seinem Werk über die „psychischen Curmethoden" immer wieder zitiert [72]. Auch Crichton stützt sich auf die Lehre Cullens, aber auch auf die Philosophie Lockes und Condillacs, schließlich auf Karl Philipp Moritz und Salomon Maimon, die beiden poetisch-philosophischen Repräsentanten der deutschen „Erfahrungsseelenkunde", aus deren „Magazin" er zahlreiche kasuistische Belege für seine Thesen — vor allem für seine Lehre von den Leidenschaften — bezieht [73]. Crichton legt zwar Wert auf die „Physiologie des menschlichen Geistes"; aber er wird, wie er bezeugt, mehr und mehr auf Grund seiner Erkenntnisse zu einer „medizinischen Psychologie" hingezogen und somit auch zu einer psychologischen Behandlungsmethode. Wenn auch sein Werk vorwiegend auf theoretische, auf physiologische und psycho-pathologische Probleme angelegt ist, so enthält es doch weitreichende Konsequenzen, auf die sich auch die Praktiker der Folgezeit immer berufen. Bei seinen sog. idiopathischen Krankheiten spielen vor allem die Albernheit oder der Blödsinn (fatuity or idiotism) und der Schwindel eine Rolle. Letzteren faßt er im Sinne von Marcus Herz (1747—1803) auf, der in seiner Studie „Versuch über den Schwindel" (1786) eine Art spekulativer Phänomenologie liefert, auf die sich dann wieder bestimmte Praktiken der moralisch-psychischen Therapie — so etwa die Anwendung der Drehmaschine — stützen.

Am Ende dieser Reihe englischer Autoren steht der „Apotheker" des altehrwürdigen Bethlem Hospitals in London, John Haslam (1764—1844) mit seinen „Observations on insanity" (1798) und weiteren Beiträgen 1809 und 1817. Unter der Kapitelüberschrift „Restraint" empfiehlt er u. a.: „the patient should be kept alone in a dark and quiet room, so that he may not be affected by the stimuli of light or sound ..." Die Kontamination alter diätetischer Ideen (res non naturales) mit den neuen Thesen von der Erregbarkeit (Cullen) wird hier deutlich. Haslam beschreibt für

---

[70] Fawcett (1780).

[71] Pargeter (1792, 1793).

[72] Crichtons Werk wird von Pinel (1801) immer wieder rühmend erwähnt (s. u.); von da gelangt es dann zu Reil; s. hierzu IV. Teil.

[73] Siehe hierzu Moritz (1783—1793); vgl. hierzu auch Leibbrand (1941).

die Geisteskrankheiten (Manie und Melancholie) „psychische und moralische Ursachen"; im letzteren Falle spielen Erziehungsfehler eine entscheidende Rolle. Dementsprechend betont er in seiner moralischen Therapie, welche er allen physikalischen und medikamentösen Methoden vorzieht, das pädagogische Moment ganz besonders. Zwangs- und Strafmittel verwirft er so weit als möglich. Aber Respekt und Gehorsam bilden die Grundlage seiner Behandlung. Diese muß sich jedoch in einem Vertrauensverhältnis zwischen Patienten und Arzt abspielen.

Wie schwierig es ist, sich von dem, was unter dem „regimen" der einzelnen Autoren wirklich geschah, ein Bild zu machen, mag daraus hervorgehen, daß einerseits Pinel das segensreiche Wirken Haslams am Bethlem Hospital ebenso rühmt wie dasjenige seines eigenen Oberpflegers Pussin, des „Directeur de police intérieure" am Bicêtre, daß aber andererseits derselbe Haslam im Jahre 1816 wegen der Mißstände an seinem Hospital entlassen werden mußte [74].

In Florenz erhält Vincenzo Chiarugi 1788/89 am Hospital S. Bonifacio weitgehende Freiheit, nach eigenen Vorstellungen zu arbeiten: Er kann für die Geisteskranken dieses Krankenhauses die „Cura morale" einführen. So heißt es beispielsweise im V. Kapitel des Ersten Buches („Della pazzia", 1793/94) über die Heilung der Melancholie, es sei nötig, „mit Rücksicht auf die herrschenden Leidenschaften andere, möglichst entgegengerichtete Leidenschaften zu erregen" [75]. Auf diese Weise könne man die Seele auch „von der festen und anhaltenden Betrachtung eines Gegenstandes des Wahnsinns abziehen". Bei der „wütenden Melancholie" ist Zerstreuung nötig; man muß den Kranken „vom Gegenstand seines Hasses abbringen". Bei der „falschen Melancholie" sind Überredung, „Vernunftsgründe" und auch List angezeigt. Bei alledem ist aber eine unterstützende somatische Behandlung nicht zu vernachlässigen. Die Therapie der Manie wird im VI. Kapitel des Zweiten Buches besprochen. Zuerst ist auf die Sicherheit des Tobenden zu achten. Chiarugi zieht eine schonende Fesselung des Kranken auf seinem Bett den „englischen Westen" vor. Schläge sind absolut verboten. „Den größten Nutzen stiftet das Opium bei der Manie aus moralischen Ursachen": der Kranke kommt zur Ruhe [76].

„Methodus curandi" (Langermann)

Zu unserem eigentlichen Thema, den Verhältnissen in der deutschen Psychiatrie, leitet das Werk Johann Gottfried Langermanns (1768—1832) über. Von ihm gingen in Deutschland, wie bereits erwähnt, die ersten wirksamen Impulse für die Begründung einer medizinisch institutionalisierten Psychiatrie aus [77]. Zwar erfährt er manchen Widerstand — so etwa bei den Aufsichtsbehörden der Berliner Charité, wo er — schon 50 Jahre vor Griesinger — eine humanere Behandlung der Geisteskranken einzuführen versucht. An Schwierigkeiten ist er freilich oft nicht ganz unschuldig, denn er kann auch gegenüber Gleichgesinnten aggressiv und verletzend werden. Aber das Urteil über seine Pionierleistung ist einstimmig. Nasse bezeugt (1818), sowohl „die

[74] Siehe Ackerknecht (1967), 39.

[75] Das sind Grundthesen der Schottischen Moralphilosophie, die dann auch bei Pinel eine wichtige Rolle spielen (siehe hierzu IV. Teil).

[76] Chiarugi (1793/94), S. 103 und 487.

[77] Siehe hierzu auch die Abschnitte über Jacobi im III. Teil.

tiefere eindringende Kenntnis in die Natur des psychischen Krankseyns, als auch die fortschreitende Vervollkommnung des Verfahrens bei der Behandlung und Heilung jener Unglücklichen" sei Langermann zu verdanken. Es heißt dort weiter, mit seinem „Funkeln" habe er „andere Geister von deutscher Tiefe zu einem lebendigen Forschen entzündet" [78]. Aber auch weniger „tiefe" Geister von nicht minderem Rang, wenn auch anderer Nationalität, muß er beeindruckt haben. Das bestätigen Pinel und Esquirol, Hill und Conolly.

Friedrich Groos, der Heidelberger Psychiater, stellt Langermann an die Seite Pinels: Die Geisteskranken waren „in unterirdische Höhlen gebannt und aus der Oberwelt verstoßen ..., bis in neuester Zeit Langermann ... und Pinel ... auftraten und zum Erstaunen aller Welt nachgewiesen haben, wie sich ihre Wildheit und wahnsinniger Trotz vor dem menschenfreundlichen milden Ernste der, wenn auch oft schmerzvollen, doch stets väterlich gemeinten psychisch-ärztlichen Behandlung beugen, und sie selbst dadurch am sichersten gezähmt, oft selbst glücklich geheilt werden". Dabei hebt Groos hervor, Pinel habe durch Belehrung und eigenes Handeln, Langermann vor allem durch seine Funktion als Ratgeber und Organisator gewirkt. Ideler, sein Schüler, nennt ihn — zusammen mit Stahl — den „Begründer der Seelenheilkunde" [79].

Langermann hatte zunächst in Jena Jura studiert, dann Philosophie und Philosophiegeschichte. Er hörte Vorlesungen bei Fichte, Loder und Hufeland, unterrichtete eine Zeitlang den jungen Hardenberg (Novalis), kam mit Schiller und Goethe in Kontakt und wurde auf Grund seiner Dissertation von 1797 vom Chef der Preußischen Regierung in Franken als Assessor in das dortige Medizinalkollegium berufen.

Diese Dissertation — „De methodo cognoscendi curandique animi morbos stabilienda", Jena 1797 — gibt einen wichtigen Anstoß für die Entwicklung der Psychiatrie in Deutschland; sie holt geschichtlich weit aus: Hippokrates und Galen werden kritisch erwähnt, ebenso die Stoiker, besonders Seneca. In der mittelalterlichen Medizin findet er nichts von Bedeutung. Aber von den Ärzten der beginnenden Neuzeit (Platner, Schenck, Bonet, Horstius) empfängt er wertvolle nosologische Belehrung, ebenso von Montaigne, Descartes, Hobbes, Thomasius, Leibniz [80]. Dann geht er ausführlicher auf Stahl [81], schließlich auf Tissot, Weickard u. a. [82] ein. Von den Engländern zitiert er Harper [83] und erwähnt die Behandlung des englischen Königs durch Fr. Willis [84]. Ausführlich erörtert er die Erfahrungsseelenkunde von Moritz und Maimon [85] und setzt sich mit dem „Versuch über den Schwindel" von Herz auseinan-

---

[78] Nasse (1818), S. 7.

[79] Groos (1829), S. 147; Ideler (1838), S. 87.

[80] Langermann erörtert in seiner Schrift von 1797 (S. 8, 12—13) die Psychologie bei Hobbes, bei Thomasius, Locke und Leibniz; der Philosophie Descartes' steht er eher ablehnend gegenüber. Er steht in seinem Denken der Stoa nahe und stellt damit eine Verbindung her, die für die Rechtsphilosophie und für die forensische Psychiatrie aus der Stoa und über Thomasius in die Psychiatrie zu Friedrich Groos (1768—1852) und J. C. A. Grohmann (1769—1847) führt. Eine ausdrückliche Anknüpfung bei der Schottischen Moralphilosophie ist bei Langermann nicht zu erkennen.

[81] Langermann (1797), 13.

[82] l. c., 18.

[83] l. c., 19.

[84] l. c., 21.

[85] l. c., 21—23; vgl. hierzu Moritz (1783—93).

der [86]. In einer „Beylage“ bringt er kasuistische Beispiele für seine Behandlungsmethoden [87]: Eine Patientin, die nicht essen wollte, „zwang ich mit Schelten und Drohungen“. Ein andermal deutet er ihr „die schreckliche Marter des glühenden Eisens“ an [88].

Aber ausdrücklich verwahrte er sich gegen eine therapeutische Anwendung von Grausamkeiten: „Schläge muß man nicht brauchen, außer wo man zugleich Bosheit, Tücke, Betrug und Sucht ... bemerkt“; denn manche Kranke werden dadurch erst „heimtückisch und boshaft“ oder doch „mißtrauisch und furchtsam“. Er erklärt: „Oft wirken Schläge nicht einmal als Reizmittel, wenn das Gefühl sehr stumpf ist.“ Und er fährt — ganz im Sinne „moralischer“ Praktiken — fort: „Weit sicherer ist es, durch die Phantasie zu schrecken: denn es ist eine gemeine Bemerkung, daß man sich Martern und Schmerzen gewöhnlich weit ärger vorstellt, als sie wirklich sind“ [89].

Mit einer solchen Äußerung sind wir aber wieder bei dem schwer verständlichen Widerspruch zwischen einer humanitären Behandlungs-Idee und einer Praxis, die dem Kranken doch de facto heftig zusetzt — nämlich wenn nicht mit körperlicher, so mit „ärgerer, vorgestellter“ Qual.

Damit gelangen wir zur Hauptfigur der beginnenden Psychiatrie um 1800, zu Philipp Pinel.

---

[86] l. c., 23; vgl. hierzu Herz (1786).
[87] l. c., 55—68.
[88] l. c., 62 u. 63.
[89] l. c., S. 63.

Traitement moral (Pinel)

Daher darf man die Philosophen, welche über die Gesundheit sprechen, nicht einer Überschreitung der Grenzen beschuldigen; eher wären sie zu tadeln, wenn sie nicht daran dächten, diese Grenzen gänzlich aufzuheben und gleichsam auf *ein* Feld gemeinsam mit den Ärzten sich zu wagen und ihre Bestrebungen eben sowohl auf das Angenehme wie auf das Notwendige zu wenden.

Plutarch, Gesundheitsvorschriften (aus den Moralischen Schriften)

„Das Verdienst, das sich Pinel als Reformer, die Irren zu behandeln, erworben, ist viel größer, als das um die Theorie der psychischen Krankheiten selbst." So eröffnet Friedreich in seiner „Literärgeschichte der psychischen Krankheiten" 1830 sein Kapitel über Pinel [90]. Begeistert fährt er fort: „Man kann ihn unter den Neuern als den Gründer einer zweckmäßigen psychischen Behandlung der Irren ansehen, denn ob schon die Deutschen früher darüber geschrieben haben [91], so hat er sie doch früher in Ausübung gebracht. Er zerbrach die Ketten und Kerker der Irren, behandelte sie menschlich, väterlich, und durch ihn kam es so weit, daß man sich in ganz Europa der unmenschlichen Behandlung der Irren schämte." [92]

Schon 1789 publiziert Pinel einen Artikel über „le regime moral" [93]. Die wichtigste Dokumentation für den Traitement moral ist aber sein zusammenfassendes Werk von 1801: Traité médico-philosophique sur l'aliénation mental, ou la manie. Irreführend an diesem Titel könnte das „philosophique" sein. Pinel will keine „Philosophie" — etwa nach dem Muster der in Deutschland aufblühenden spekulativen, naturphilosophischen Psychologie und Psychopathologie. Er warnt in seinem Buch die Ärzte ausdrücklich vor dieser verkehrten Auffassung der Medizin. Für ihn, den Wissenschaftler aus der Schule der französischen Aufklärung, bedeutet „philosophisch" eine Methode, die streng von der Empirie ausgeht, die sich aber auch nicht einfach dieser Erfahrung blindlings hingibt, sondern die kritisch prüft. Friedreich nennt Pinels medicophilosophische Methode eine „geläuterte Empirie und eine Therapie, welche auf Welt- und Menschenkenntnis sich stützt" [94]. Dabei kann der Ausdruck „Welt- und Men-

---

[90] Friedreich (1830), S. 442.

[91] Gemeint ist hier vor allem Langermann (1797). Die englischen Autoren vor 1800 (Perfect 1787, 1789, 1794, Fawcett 1780, Pargeter 1792 und 1793, Crichton 1798 u. a.) werden von Friedreich nicht berücksichtigt; lediglich auf Fr. Willis weist er in einer Anmerkung (S. 459 f.) hin. Auch Chiarugi (1793/94) wird nicht erwähnt.

[92] Einen wichtigen Beitrag zu Pinels Biographie hat Lechler (1960) geliefert. Lechler korrigiert u. a. die Version, Pinel sei in den achtziger Jahren „Chefarzt" der „Privatklinik Belhomme" gewesen (siehe z. B. Saussure, 1950): Jaques Belhomme war Tischlermeister und hatte in seinem Haus eine Pflegestätte für wohlhabende Geisteskranke; diese wurden von Pinel (nicht hauptamtlich, sondern eher hausärztlich oder konsiliarisch) betreut.

[93] Pinel (1789) „Observation sur le régime moral ...".

[94] Friedreich (1830), S. 443.

schenkenntnis" in der damaligen Verwendung mit „Moralistik" im Sinne von Montaigne und im Sinne der Enzyklopädisten übersetzt werden [95].

Pinels Traitement moral soll hier wegen seiner weitreichenden Bedeutung ausführlich beschrieben werden. Nur von Pinel aus lassen sich die folgenden „Curmethoden" in eine historische Relation bringen und verstehen [96].

„Der Gang, den ich befolge, dehnt noch weit mehr das Gebiet dieser Wissenschaft aus und zeigt, wie sehr das Verschreiben von Arzneimitteln eingeschränkt sein muss, indem oft die wartende Methode (methode expectante) — durch moralisches und physisches Regime unterstützt (secondé par le régime moral ou physique) — hinreichen kann" (229/244). Um aber von der bisherigen „äusserst überladenen Polypharmacie" (244) weg und zu einem wirksameren moralischen Regime hinzugelangen, muß der Arzt bei jedem einzelnen Kranken einige wichtige Vorarbeit leisten. Darin unterscheidet sich der Analytiker und Methodiker Pinel von den „reinen Empirikern", z. B. Fr. Willis: Zunächst muß man „der Geschichte der Geistesverwirrung (histoire de l'aliénation mental) die größte Wichtigkeit beylegen"; dann muß man einen genauen Unterschied zwischen ihren verschiedenen Arten festsetzen, „um nicht unnütze Versuche zu machen oder auf Gerathewohl (au hasard) die Behandlung zu leiten". Ferner muß „die Leitung und innere Polizey (la direction et la police intérieure) in den Pensionsanstalten und Irrenhäusern auf bestimmte Regeln (règles précises) zurückgeführt werden" (244 f./230).

Unter „police intérieure" ist der gesamte Umgang mit den Kranken, die Pflege, der Tageslauf zu verstehen; sie liegt in der Hand des Oberaufsehers und spielt für den Traitement moral eine ebenso große Rolle wie die rein ärztlichen Maßnahmen. Pinel konnte die „police intérieure" besonders intensiv einsetzen und gute Erfahrungen sammeln, weil er in Pussin, dem „Directeur de police intérieure", einen besonders geschickten Mann zur Seite hatte. Auch Pussins Ehefrau zeigte in ihrem couragierten Umgang mit den Geisteskranken — oft in dramatischen Situationen — ein ganz besonderes Verständnis für die Prinzipien des Traitement moral. Wiederholt rühmt Pinel dies in seinem Buch (XXXIX/XLIV, 60/65, 189/202, 197/210 u. a.). In einer späteren Schilderung des Traitement moral hebt Ideler (1838) diese Zusammenarbeit zwischen Pinel und den beiden Pussin besonders hervor und nimmt an, sie habe Reil dazu bewogen, dem Irrenarzt einen Psychologen (bei Reil war es Hoffbauer) beizuordnen.

Zur „inneren Polizei" gehört vor allem der Dienst des Pflegepersonals. Gerade deshalb muß der Arzt „den ersten Platz" innerhalb des régime moral „der einsichtsvollen und menschlichen Fürsorge der Oberaufsicht ... einräumen (les soins éclairés et

---

[95] Schon das Früh- und Hochmittelalter sah die Philosophie in diesem Zusammenhang mit der Medizin. So wird bei Isidor von Sevilla der Prozeß, in welchem die artes liberales für die Medizin dienstbar gemacht werden, „Philosophie" genannt. Er nennt die Medizin auch eine „zweite Philosophie". Vgl. zum Begriff der Philosophie in der Medizin des Mittelalters Schipperges (1957), 129: „Philosophia est assimilatio hominis operibus creatoris secundum virtutem humanitatis" (Gundissalinus); siehe auch Schipperges (1964) und Seidler (1967), XIV. — Zu „Moralistik" siehe den Abschnitt über „moral" im IV. Teil; hierzu auch Hugo Friedrich 1967.

[96] In dem folgenden ausführlichen Referat des Traité von Pinel (1801) weisen wir — um Fußnoten einzusparen — die Stellen mittels Angabe der Seitenzahlen im fortlaufenden Text nach. (Wo zwei Zahlen, getrennt durch Schrägstrich notiert sind, bedeutet die erste die Seite im franz. Original, die zweite in Wagners deutscher Übersetzung, 1801.)

philantropiques...)", und er muß auf „strengste Aufrechterhaltung der Ordnung im Dienste" achten (245/230). Pinel redet also viel weniger von der Disziplin, welche — mancherorts bis heute — den Insassen auferlegt wird; sondern er stellt seine Forderungen vor allem und immer wieder an die „Dienstleute, ... um jeder Misshandlung, jeder Gewaltthätigkeit vorzubeugen" (52/56); sie dürfen „unter keinem Vorwand, selbst nicht als Repressalien (reprèssailles) Hand an die Kranken legen" (66/71). Wie vom Arzt, so verlangt er auch von allen Angehörigen der police intérieure zwar eine „muthige und ehrfurchtgebietende Entschlossenheit", aber diese muß sich „jeder Beleidigung enthalten und, frey von jeder Äusserung der Bitterkeit und des Zorns, die heiligen Gesetze der Menschlichkeit (les droits sacrés de l'humanité)" achten (61/66). Pinel übt hier auch an den Prinzipien der von ihm sonst hochgeschätzten „Alten", besonders an Celsus, Kritik: ihr System von Heilmethoden sei „eine Art Zwischenmethode ... gegründet auf strenge Bestrafung durch Hunger, Schläge, Ketten" (61 f./66 f.).

Wenn Pinel davon spricht, daß „die Dienstleute... durch thätigste und strengste Aufsicht im Zaum gehalten werden müssen" (61/66), so ist zu bedenken, daß diese oft aus den Insassen des Hôpital général selbst — in Deutschland aus dem Zucht- und Tollhaus selbst — rekrutiert wurden und keinesfalls die Gesinnung und Bildung für ihren Dienst mitbrachten, die man heute von Schwestern und Pflegern erwarten darf. Doch stellt sich Pinel die Einstellung des Arztes zu seinem Pflegepersonal nicht einfach als ein lückenloses und strenges Befehls-Gehorsams-Verhältnis vor, sondern er erwartet in der police intérieure ein möglichst hohes Maß an menschlicher Zuwendung, die aus Einsicht, Verständnis, Kenntnis erfolgt. Dies ist gemeint, wenn er von „reinster und aufgeklärtester Menschenliebe (philantropie la plus pure et la plus éclairée)" spricht (189/201 u. a.). „Freundlichkeit", „Gelindigkeit" heißt im Originaltext bei Pinel an verschiedenen Stellen „la douceur" (48, 80 u. a.).

Pinel berichtet, wie es ihm — zusammen mit Pussin — allmählich gelang, die Prinzipien dieser aufgeklärten „douceur" zu verwirklichen und wie allmählich zwischen ihm und seinen Mitarbeitern eine „Vertraulichkeit (intimité)", entstand, „die sich niemals mehr verlor" (53/57). Gelingt es nicht, zu dieser gemeinsamen Verwirklichung einer aufgeklärten Menschenliebe gegenüber den Kranken zu gelangen, so kann man freilich auch „in den Irrenhäusern, wie in den despotischen Staaten, einen Anschein von Ordnung einhalten" — und zwar durch willkürhafte und unbegrenzte Zwangsmaßnahmen (par une reclusion arbitraire et illimitée). „Aber", so heißt es bei Pinel, „ist das nicht die Ruhe der Gräber und des Todes? — le calme des tombaux et de la mort?" (93 f./86).

Doch nicht nur an das Personal stellt Pinel seine hohen Forderungen, sondern zuerst an den Arzt selbst: Um wissenschaftlich (analytisch) sauber und praktisch erfolgreich arbeiten zu können, muß er sich ständig mit schonungsloser Redlichkeit über sein Tun Rechenschaft geben — nicht nur in dem was ihm gelingt, sondern vor allem in dem, was ihm mißlingt. Dazu ist es freilich notwendig, die traditionelle distanzierte Haltung des Arztes nicht länger zu kultivieren: „Der dogmatische Ton des Doctors wurde aufgegeben: öftere Besuche, die manchmal durch mehrere Stunden des Tages fortgesetzt wurden, halfen mir dazu", mit dem Verhalten, „mit den Ausbrüchen der Wahnsinnigen vertraut zu werden" (XLI f./XLVIII).

So gelangt Pinel zu seinem kritischen „Empirismus": Er ergänzt die „gesunde Urtheilskraft (jugement sain)" des Empirikers (XXXVII ff./XLII ff., 2/1) durch die systematische „Analyse der menschlichen Handlungen" (XXIII). Locke, die schottischen Moralphilosophen und die französischen „Ideologisten", Condorcet vor allem, sind seine Vorbilder, wobei der „jugement sain" vor allem dem schottischen „common sense" und „moral sense" entstammt, der „ésprit de la recherche" („Analyse") vor allem von den französischen Freunden ausgeht.

Dem systematischen Bedürfnis entspricht auch das sorgfältige Studium der Ursachen der verschiedenen Geistesstörungen. Auch hier beruft sich Pinel immer wieder auf die Schottische Moralphilosophie [97]. Montaigne und Locke werden zitiert (180/192, 45/48), aber auch die Vorbilder der Antike — Platon, Plutarch, Seneca, Tacitus, Cicero — mit ihren „moralischen Maximen" (36/38). So gelangt der Arzt im Studium dieser „Welt- und Menschenkenntnis" und in der kritischen Anwendung derselben zu der „medico-philosophischen" Einstellung.

Unter den Ursachen der Geisteskrankheiten nennt Pinel das gestörte Gefühlsleben, die verkehrte Erziehung und die ungeregelte Lebensweise, die „spasmodischen" Passionen (Zorn und Schrecken) und die schwächenden Passionen (Kummer und Furcht) — hier entwickelt er vor allem Cullensche und vitalistische Vorstellungen (36/39, 40/43) — ferner die „heiteren Passionen" und die „melancholische Konstitution". Aber auch die Vererbung körperlicher Störungen und Krankheiten spielen als Ursache für Geisteskrankheiten eine Rolle. Er distanziert sich also einerseits von den Theorien einer rein oder vorwiegend somatischen Genese, andererseits von extrem animistischen Ideen und zugleich von den immer noch bestehenden Besessenheits-Thesen [98].

Die Differenzierung der Ursachen führt zur Differenzierung der Diagnosen und der Nosologie — und diese zur Differenzierung der Therapie, insbesondere des „moralischen" Regims. Daraus aber folgt weiter die Differenzierung der architektonischen Anstaltsstruktur.

So fährt Pinel in der programmatischen Zusammenfassung seiner Prinzipien fort: man müsse einleuchtend machen, wie notwendig es sei, die „Local-Einrichtung in Beziehung auf die methodische Einteilung" der verschiedenen Geisteskrankheiten anzuordnen (230/245). Er hat die Idee von einer neu zu errichtenden Institution, deren möglichst zahlreiche Abteilungen gegliedert sind entsprechend einer möglichst differenzierten psychiatrischen Nosologie. Er selbst konnte diese Idee nicht mehr verwirklichen. Erst 1838 konnte sein Nachfolger Esquirol eine solche Anstalt in Charenton errichten. Aber Pinel gibt mit seinem Werk den entscheidenden Impuls. Der Schlußsatz des Buches lautet: „Die wesentliche Grundlage, welche in dieser Abhandlung gelegt wurde, wird hinführo hinreichen, eine Anstalt darnach zu errichten, die weit das übertreffen kann, was in dieser Art die aufgeklärtesten Nationen besitzen."

Vierzig Jahre später wird das Bauwerk von Charenton das Ideal, ja den Anspruch der aufgeklärtesten Nation in Sachen Psychiatrie symbolisieren.

Noch ein weiteres Prinzip spielt für Pinel eine tragende Rolle: die Diätetik. Schon in seiner Erörterung der Ursachen, nennt er die Störung des Gefühlslebens und die un-

---

[97] Er verweist S. XXVII auf Adam Smith; jedoch fehlt dieser Hinweis in Wagners deutscher Ausgabe. Weitere Anknüpfungen an die (Schottische) Moralphilosophie: Pinel (1801), S. 7/7, 80 f./87, 104/113, 237/252. — Siehe dazu IV. Teil!

[98] Auch der Begriff der „passion" weist vor allem auf die Schottische Moralphilosophie hin (siehe dazu das spezielle Kapitel im IV. Teil dieser Arbeit).

geregelte Lebensweise als wichtigste Faktoren. Folglich muß sich auch die Behandlung um die Regelung der Lebens-Mittel, der Lebensordnung im physischen wie im Gemütsleben bemühen (60/65, 185/197, 188/200, 198 ff./211 ff., 200/214, 233/248). Ausführlich beruft sich Pinel schon in der Einleitung auf die (oben bereits dargelegten) „res" der aus der hippokratischen Medizin tradierten Diätetik (Pinel referiert hier den von ihm sehr gerühmten Crichton, 1798): Die Natur fordert uns auf, „unsere Existenz zu erhalten" durch Mittel „als da sind verschiedenartige Nahrung...; die Wollust beim Einathmen reiner Luft und bei milder Temperatur derselben; das angenehme Gefühl, welches entsteht, wenn man sich derjenigen Stoffe entledigt hat, die hinweggeschafft werden sollen; ein allgemeines Wohlbehagen nach einer mäßigen Bewegung; ein Wonnegefühl, welches die Ruhe nach einer äußersten Ermüdung gewährt...; Vergnügen und Schmerz der Fortpflanzung, besonders wenn (der Mensch) sich hütet, seine Begierden zu schärfen, sondern bloß dem Antriebe der Natur gehorcht" (XXIII f/XX f).

Im Traitement moral ist die „Isolierung" des Kranken, d. h. seine Entfernung aus der krankmachenden Umgebung, von größter Bedeutung. Hierbei betont Pinel (wie auch später Esquirol u. a.), das Willissche Isolierungsprinzip habe sich besonders bewährt (220/235). Diese Maßnahme muß „einer der wichtigsten Punkte... sein, um Rückfälle zu verhüten und eine feste und dauerhafte Heilung zu bewirken" (179/192); denn es ist „durch Erfahrung bestätigt, daß die Wahnsinnigen fast nie in dem Schooße ihrer Familie geheilt werden" (220/235).

Wie Willis und vor allem wie Tuke und später die deutschen Anstaltspsychiater (Jacobi, Roller u. v. a.) wünscht sich auch Pinel für seine Kranken eine naturnahe Idylle. Aber eine Verwirklichung derselben ist für die Verhältnisse des Bicêtre und der Salpêtrière auf absehbare Zeit nicht möglich; auch findet Pinel nicht so leicht zu den empathisch-romantischen Tönen wie die Engländer und die Deutschen.

Bei aller Philanthropie, Humanität und „douceur" gibt es in Pinels Traitement moral durchaus die Methoden einer „kraftvollen Bezähmung", „Bändigung", „Unterwerfung" und „Unterdrückung" (61 f./66 f., 100/108, 192/204, 194/207). Auch das Prinzip der Belohnung und Bestrafung, das er schon bei van Helmont rühmt, das aber nach seiner Meinung bei Celsus viel zu ausschließlich und hart gebraucht wird, hat einen angemessenen Platz in seinem régime (XIV/XVII, 63/67 u. a.). Doch dürfen alle Zwangsmittel nur im äußersten Notfall, nur für kurze Zeit und nur unter sorgfältigster Oberaufsicht angewandt werden (66/71, 78/86, 192/204 u. a.). Andernfalls macht sich der Arzt zusätzlicher schwerer Schädigungen schuldig. „Réprimer les furieux" ist gelegentlich erlaubt, aber nur „sans aucun traitement dur et unhumain" (78). Wo aber die Unterdrückung und Bändigung mit allen ihren Entwürdigungen im Schwange ist, da hat man „eine einfache, aber dazu ganz geeignete Methode befolgt, die Kranken unheilbar zu machen": man begnügt sich damit, daß man „den Wahnsinnigen in den Hintergrund seiner Kammer als ein unbändiges Wesen verbannt, ihn mit Ketten belastet oder mit äußerster Härte behandelt, als wenn da nichts weiter zu tun wäre, als die Gesellschaft von ihm zu befreyen" (79/86).

Einen „tobsüchtigen" Mann ließ Pinel mehrere Tage lang in „stärksten Banden seine heftige Wut ausschnauben". Nach einer Woche mußte dieser „einsehen", daß er „nicht mächtig genug sei, seinem Eigensinne zu folgen".

An diesem Beispiel erläutert Pinel einige für die moralische Therapie wichtige Punkte: das Symptom des „Eigensinns", die stärkere „Macht", dann das „Sich-Fügen", schließlich die „Einsicht", der gute Vorsatz und somit die Heilung. Es heißt in diesem klinischen Bericht, nach einigen Tagen habe der Kranke, als der Vorsteher die Runde macht, dessen Hand erfaßt und versprochen, ruhig zu sein, wenn man ihn freilasse; dies geschah, „der Kranke hielt Wort" und konnte „bald geheilt entlassen werden" (58 f./69 f.).

Auch bei Pinel gibt es also die „väterliche" Sorge (52/56) und die väterliche Vergebung: der verlorene Sohn, der reuige Sünder kommt zur Einsicht und kehrt um. So hatte es schon Willis gehalten. So wurde es von Pinel eingeführt in die Salpêtrière und zu Reil und in die ganze damals maßgebliche Psychiatrie nach 1800 weitergereicht.

Aber nicht nur mechanischer Zwang kann — nach Pinel — moralisch heilsam sein, sondern auch eine „starke Erschütterung der Imagination". Ein Wahnkranker, der nicht zu essen wagt, wird mit grausamer Fesselung und anderen Qualen bedroht: Wärter kommen mit schweren Ketten und anderem Instrumentarium in der Nacht in seine Zelle und „intimidieren" ihn. Er besinnt sich eines Besseren, ißt und wird bald gesund (60 f./64 f.).

Gewalt muß also nur selten angewendet werden. Oft genügt es, die Kranken zu schrecken. Pinel schildert den Fall eines Uhrmachers, der ein Perpetuum mobile erfinden wollte, dann aber erwähnte, man habe ihn enthauptet und ihm — im Zuge der Korrektur des Justizirrtums — einen falschen Kopf aufgesetzt. Im Irrenhaus gab Pinel ihm jetzt als spezielle moralische Therapie auf, an seinem Perpetuum mobile weiterzuarbeiten. Schließlich glaubte der Kranke, ans Ziel gelangt zu sein. Als er sein Werk allen vorführen durfte und die Räder dann doch stehen blieben, fing er an, einsichtig zu werden. Pinel interpretiert den therapeutischen Effekt dieses moralischen Managements so: Der höchste Grad von „Beschämung seiner Eigenliebe" und „seiner Sucht, Unmögliches zu können", heilte ihn. Nun galt es noch, die Idee von dem verwechselten Kopf zu bekämpfen. Dazu wies man einen Reconvaleszenten an, dem Kranken die Legende vom hl. Dionisius zu erzählen, der seinen eigenen Kopf in den Händen getragen und geküßt haben soll. Der Uhrmacher verteidigte den Heiligen aufs lebhafteste. Aber die anderen brachen in Gelächter aus: „Du Narr, womit konnte denn Dionisius seinen Kopf küssen, mit der Ferse etwa?" Der Wahnsinnige zog sich beschämt zurück, war „in seiner fixen Idee völlig erschüttert und bald geheilt" (66 f./71 f.).

Entsprechende Beispiele gibt Pinel für die Therapie bei einem erregt-aggressiven Melancholiker, bei religiösem Wahnsinn und anderem. Er schlägt die verschiedensten Praktiken vor: von tüchtiger Leibesbewegung bis zur Lektüre „philosophischer oder patriotischer Schriften". Andere Behandlungsformen sind erforderlich bei Störungen des Willensvermögens, wieder andere bei solchen des Verstandes, weil sie einen „anderen Sitz im Organismus" und eine ganz andere Ursache haben. Bei stürmischen Entäußerungen — etwa einer Manie — bewährt sich nicht selten die exspektative Methode: man soll den Kranken ruhig seiner Tobsucht überlassen und ihn nur so weit einschränken (etwa mit einer Zwangsweste), als dies für seine eigene Sicherheit unerläßlich ist.

Eine besondere Kunst, Wahnsinnige zu leiten, besteht darin, ihre Ideen — anstatt einfach ausmerzen zu wollen — zu verändern. Pinel zitiert hier einen „Grundsatz der Moralphilosophie". Dieser besagt, man solle „die menschlichen Leidenschaften nicht ausrotten, sondern die eine der anderen entgegensetzen" (237/252 f.). Mit diesem Hinweis und mit zahlreichen weiteren Bemerkungen betont Pinel, daß bei den Geisteskrankheiten vornehmlich die Leidenschaften in Verwirrung geraten seien. Das wirke sich zwar als Einbuße der Vernunft aus, es führe aber zu keinem therapeutischen Erfolg, wenn man die Vernunft direkt wieder herstellen wolle: vernünftig argumentieren, überzeugen wollen sei bei den meisten Krankheitsarten nutzlos und nur quälend für den Kranken.

Körperliche Arbeit zählt auch für Pinel zu den wirkungsvollsten Heilmitteln. Er betont, daß hier nicht nur eine physische Wirkung für den Kranken und ein ökonomischer Vorteil erzielt werde, sondern daß regelmäßige Arbeit — und zwar „im Wechsel mit Leibesübungen" und dann wieder mit Ruhe und Erholung — eine große „moralische" Heilwirkung habe: die Aufmerksamkeit wird gefesselt, die Leidenschaften werden in andere Richtungen gelenkt und entlastet (199 f./212 ff. u. a.). Das Prinzip der Diätetik wird auch hier wieder deutlich: Bewegung und Ruhe, Arbeit und Muße. Für die Behandlung Tobender gibt Pinel ausdrücklich die Anweisung: zunächst eine Einschränkung der Bewegung in einer Zelle, die sogar abgedunkelt werden mag. Aber „nach kurzem" soll man den Kranken wieder freilassen, ins Helle bringen und ihm gute Verpflegung reichen, die man ihm vorher durchaus eine Zeitlang verweigern durfte. An anderer Stelle heißt es, der Tageslauf solle sich in geregelter Aktivität mit eingeschobenen Ruhepausen vollziehen; das führe zu einem zufriedenen Feierabend und zu gutem Schlaf. Immer wird hier die polare Dynamik eines ausgewogenen Wechsels der diätetischen „res non naturales" in Gang gehalten (224—226/239—241).

Andere Methoden des Traitement moral befassen sich mit den Mußestunden des Kranken. Musik (möglichst als eigenes aktives Mitspielen der Kranken), auch Theaterspiel sollen — nach moralphilosophischen Grundsätzen — „anderen Leidenschaften entgegengesetzt" werden und — wiederum diätetisch — das Gemüt sowohl beruhigen wie auch anregen (185/198, 60 f.).

Vergleicht man zusammenfassend Pinels Traitement moral mit dem Management der Engländer (Battie, Fr. Willis, Haslam u. a.), so findet man eine weitgehende Entsprechung — sowohl in der philanthropischen Grundhaltung, wie auch im Einsatz von autoritärem Anspruch und von Repressalien. Pinel übernimmt auch das auf Imposanz zielende Gebaren des Arztes. Doch wirken bei ihm alle diese Momente differenzierter, weniger naiv, bewußter und kritischer eingesetzt. Darin liegt der Unterschied zwischen ihm und den von ihm so genannten englischen (und deutschen) „Empirikern".

Oberstes Prinzip ist zwar auch für ihn die klinische Erfahrung, aus der sich immer wieder neue Konsequenzen für die Behandlung ergeben — auch dort, wo bestimmte Regeln nicht von vornherein gegeben sind. Hierfür ist aber 1. eine große Kasuistik unerläßlich („numerisch-statistische" Methode); 2. müssen alle individuellen Details im Charakter und in den persönlichen Verhältnissen des Kranken beachtet werden; 3. ist das sorgfältige Studium der Krankheitsvorgeschichte von Bedeutung. Dies alles ergibt sich aber schließlich 4. nur aus einer intensiven Teilnahme am täglichen Leben der Kranken in der Anstalt.

II. Teil

Die psychische Curmethode (Reil)

> ... wie das neugeborene Kücklein der Taube, so verlangen anfangs alle nur Wärme ... Und was ist Wärme für das Menschenkücklein? — Freudigkeit. Man mache nur Spielraum, indem man die Unlust wegnimmt, so fahren von selber alle Kräfte empor.
>
> *Jean Paul, Levana oder Erziehlehre. 1806*

Reils Werk, das den Titel „Rhapsodieen" trägt, ist ein erstaunliches Buch. In der Bezeichnung des Wissenschaftsjargons würde man es ein „Sammelreferat" nennen. „Rhapsodie" heißt aber wörtlich „Flickwerk". Der Rhapsode dichtet nicht selbst, sondern trägt Dichtung in freigewählter Zusammenstellung vor.

In der Tat: der Hallenser Medizinprofessor ist auch Dichter. In den „Rhapsodieen" schlägt er einen nicht eben streng wissenschaftlichen Ton an, sondern weist sich zunächst eher als engagierter Literat und Kulturkritiker aus. Ein Rezensent des Werkes sagt, hier habe „der kecke Geist des leicht ergriffenen Mannes einen prasselnden Schwarm von Gedankenblitzen verstreut" [1].

Schon in der Vorrede spricht Reil den trefflichen Prediger Wagnitz, den Geistlichen am Zuchthaus zu Halle, an [2]. Ihm ist das Buch gewidmet: „Freund Wagnitz arbeitet jetzt, wie bekannt, an dem großen Plan, Verirrten wieder zur Vernunft zu helfen. Er bat mich, auch ein Steinchen in irgend eine leere Fuge dieses großen Gebäudes zu schieben." Reil berichtet, wie seine Abhandlung entstanden sei; sie trete in „leichter Drapierung" auf; denn zur „Umkleidung derselben in ein systematisches Gewand fehlt es mir an Zeit und Lust".

Was will dieser Reil? Hinter der „leichten Drapierung" verbirgt sich die große Idee der Zeit: den Menschen ein Stück weit aus ihrer „Unmündigkeit" (Kant) herauszuhelfen — erst recht dort, wo diese Unmündigkeit nicht „selbstverschuldet" ist, sondern wo Krankheit sie hervorgebracht und wo sie sich zu einem Verlust von Menschenrecht und Menschenwürde ausgewachsen hat. Reil will den großen Prozeß der Aufklärung an der Stelle fördern, wo er als Arzt eingreifen kann. Er beruft sich auch schon zu Anfang auf Kant, der auseinandersetzt, daß der Mensch in einem primitiven Naturzustand eigentlich noch „wenig Thorheit begehen und schwerlich der Narrheit unterworfen seyn" kann. Allenfalls wird der Primitive, „wenn er im Kopfe krank ist, entweder blödsinnig oder toll seyn", und auch dieses wird, so heißt es bezeichnenderweise weiter, recht selten vorkommen; er sei vielmehr zumeist gesund, „weil er

---

[1] Hermann Friedländer, zit. n. Eulner (1960), S. 474.
[2] Siehe auch Wagnitz (1794).

frey ist und Bewegung hat". Der Mensch in der zivilisierten Welt hingegen, in der „bürgerlichen Verfassung", ist den „Gährungsmitteln zu allen diesen Verderben" ausgesetzt, „die, wenn sie es gleich nicht hervorbringen, gleichwohl es zu unterhalten und zu vergrößern dienen" (13 f.) [3].

Dann folgt eine leidenschaftliche Anklage gegen die Gesellschaft, die ihre Gesinnung noch immer nicht zu ändern gedenkt: „Die Barbarey perenniert, wie sie aus der rohen Zeit auf uns übertragen ist" (14). Reil schildert die Zustände, die auch im anhebenden neuen Jahrhundert noch überall herrschen: „Wir sperren diese unglücklichen Geschöpfe gleich Verbrechern in Tollkoben, ausgestorbene Gefängnisse, neben den Schlupflöchern der Eulen in öde Klüfte über den Stadttoren, oder in die feuchten Kellergeschosse der Zuchthäuser ein, wohin nie ein mitleidiger Blick des Menschenfreundes dringt, und lassen sie daselbst, angeschmiedet an Ketten, in ihrem eigenen Unrath verfaulen. Ihre Fesseln haben ihr Fleisch bis auf die Knochen abgerieben, und ihre hohlen und bleichen Gesichter harren des nahen Grabes, das ihren Jammer und unsere Schande zudeckt. Man giebt sie der Neugierde des Pöbels preis, und der gewinnsüchtige Wärter zerrt sie, wie seltene Bestieen, um den müßigen Zuschauer zu belustigen. Sie sind ..., wie die Ideen ihrer Köpfe, confus in den Irrhäusern geordnet. Fallsüchtige, Blödsinnige, Schwätzer und düstre Misanthropen schwimmen in der schönsten Verwirrung durcheinander. Die Erhaltung der Ruhe und Ordnung beruht auf terroristischen Prinzipien. Peitschen, Ketten und Gefängnisse sind an der Tagesordnung. Die Officianten sind meistens gefühllose, pflichtvergessene oder barbarische Menschen, die selten in der Kunst, Irrende zu lenken, über den Zirkel hinausgetreten sind, den sie mit ihrem Prügel beschreiben. Sie können die Pläne des Arztes nicht ausführen, weil sie zu dumm, oder sie wollen es nicht, weil sie niederträchtig genug sind, ihren Wucher der Genesung ihrer ... Pensionaires vorzuziehen" (14 f.).

Dann kommt Reil auf die Unterbringungsart der Kranken in jenen Institutionen zu sprechen, die um 1800 bereits spezielle Irrenhäuser oder -abteilungen sind: die Stuben sind „eng, dumpf, finster, überfüllt; im Winter kalt wie die Höhlen der Eisbären am Nordpol, und im Sommer dem Brande des krankmachenden Syrius ausgesetzt. Es fehlt an geräumigen Plätzen zur Bewegung, an Anstalten zum Feldbau. Die ganze Verfassung dieser tollen Tollhäuser entspricht nicht dem Zwecke der erträglichsten Aufbewahrung und noch weniger der Heilung der Irrenden" (15 f.).

Der Gesellschaft wirft er vor, daß sie von diesem Elend nichts wissen will: „Der bunte Haufen ist zu sehr an Schmetterlingssüßigkeiten gewöhnt, um diese Orte des Jammers zu besuchen ... Der Geschäftsmann hat wichtigere Dinge zu betreiben, und der Staat geht, wie der Pharisäer, kalt und fühllos vorüber ... Wo sind die Früchte unserer gerühmten Cultur, Menschenliebe, Gemeingeist, ächter Bürgersinn und edle Resignation auf eigenes Interesse, wenn es auf Rettung Anderer ankommt?" Und voll Bitterkeit schließt dieser Abschnitt: „Man muß wahrlich in der Jugend ein warmer Freund der Menschen gewesen seyn, um sie im Alter wie die Sünde zu hassen, wenn man sie kennen gelernt hat" (18).

In einer ersten, allgemeinen Definition der „psychischen Curmethoden" heißt es, sie sind „methodische Anwendung solcher Mittel auf den Menschen, welche zunächst auf die Seele desselben und auf diese in der Absicht wirken, damit dadurch die Hei-

---

[3] Von Reil zitiert als eine „bisher unbekannte Schrift von I. Kant, Königsberg 1800". — Im folgenden weisen wir die Stellen aus Reils „Rhapsodieen" (1803) im fortlaufenden Text durch Angabe der Seitenzahlen nach.

lung einer Krankheit zu Stande kommen möge. Es ist daher in Rücksicht ihrer Begriffe gleichgültig, ob sie eine Krankheit der Seele oder des Körpers heilen; ob das erregte Spiel der Seelenkräfte, zum Behuf der Heilung, durch mitgetheilte Vorstellungen und Begriffe, oder durch körperliche Mittel... erregt worden ist". Als Beispiel nennt er hier die Anwendung von „Ruthen, Douches und Kanonendonner" (27 f.).

Zuvor hatte Reil definiert, was er unter den „Heilmitteln" versteht. Er teilt diese ein in 1. chemische, 2. physisch-mechanische und 3. in psychische Mittel (24) und beschreibt ihre jeweilige Anwendung für die einzelnen Geisteskrankheiten [4].

In die 1. Gruppe (der chemischen Mittel) nimmt er u. a. die Pharmakologie und Toxikologie, in die 2. Gruppe (der physisch-mechanischen Mittel) die Chirurgie auf. Von der 3. Gruppe (der „psychischen Heilmittel") heißt es, sie wirken „durch eine bestimmte Richtung der Seelenkräfte", der Vorstellungen, Gefühle und „Begierden" und bringen „solche Veränderungen in der Organisation hervor, durch welche ihre Krankheiten geheilt werden". Hierzu gehören vor allem „die Curen durch erregte Leidenschaften, Sympathie, Kraft des Vorsatzes". Reil bemerkt dazu, „die Instrumente dieser Art" seien „bis jetzt noch in kein System zusammengetragen worden" (26). Dies nun im vorliegenden Werk zu tun, soll sein Verdienst sein.

Interessant ist, wie Reil hier die verschiedenen Wirkungsweisen differenziert und relativiert. Er bringt als Beispiel die Wirkung der „Färberröthe". Diese ist ihrer Art nach zwar eine chemische, „doch macht sie die krummen Beine rachitischer Kinder gerade"; sie verursacht also im Endeffekt eine „mechanische Veränderung". Ähnlich könnte es mit der „letzten relativen Wirkung" psychischer Mittel sein: sie könnte — letzten Endes — „in einer Veränderung des Stoffes und seiner Structur bestehen". Reil spricht in diesem Zusammenhang von einer „Philosophie der Pharmakologie und allgemeinen Therapeutik" (26 f.).

Er bringt dann einen kurzen historischen Abriß: Die psychischen Methoden waren den „Griechen und Römern nicht unbekannt" (28). Er verweist auf Hippokrates, Celsus und C. Aurelianus. Die Araber betrieben psychische Kuren — „mit welchem Glück, das erhellt aus folgender Geschichte. Al-Raschids schöne Beischläferin hatte sich in den Umarmungen ihres Gebieters mit so vieler Inbrunst gestreckt, daß einer ihrer Arme starr blieb." Kein Mittel half. Da holte man den Arzt Gabriel. „Dieser heilte die Kranke in einem Augenblick durch einen psychologischen Versuch: Er stelle sich als wollte er ihren Unterrock berühren, und dies in Gegenwart von Zeugen. Schnell entbrannte der Zorn in der Brust des schönen Mädchens, der Krampf schwand, sie griff mit beiden Händen auf den verwegenen Frevler zu. Sie war geheilt, der Kaiser aller Gläubigen glücklich durch die Hoffnung neuer Umarmungen, und der Arzt nicht minder durch 500,000 Thlr., die er für die Cur geschenkt bekam." (Kein Wunder, wenn die Kritiker Reils bemerken, es fehle dem Buch der „ernsthafte Ton"; so etwa Joseph Frank [5].)

Von den Griechen, Römern und Arabern macht auch Reil, wie die meisten seiner Kollegen in ihren psychiatrie-geschichtlichen Überblicken, einen großen Sprung über

[4] Die Reilsche Klassifikation entspricht den vier Gattungen Pinels: 1. Melancholie („fixer partieller Wahnsinn"), 2. Manie (Tobsucht, Furor — eine „übereilte, rastlose, im höchsten Grade gespannte Thatkraft ohne alles Bewußtsein eines sinnlichen oder verständlichen Zwecks"), 3. Narrheit („allgemeine Verkehrtheit und Schwäche der Seelenkräfte — ohne Tobsucht und Blödsinn" — entsprechend der Pinel'schen Démence), 4. Blödsinn (abnorme „Asthenie des Verstandes", Lähmung der Urteilskraft).

[5] zit. nach Eulner (1960), S. 472.

das europäische Mittelalter und die folgenden 3 Jahrhunderte hinweg und fängt an „mit der Nation, die sich die große nennt, es aber nicht durch ihre Ärzte ist". So findet er: „Herr Pinel genoß der schönen Erndte für dies Fach zur Zeit der Revolution, wo nach seinem eigenen Geständnis die Narren in Frankreich häufiger waren, als je zu anderen Zeiten." Reil findet Pinels Werk „üppig in einzelnen Theilen, aber krank im Zusammenhang, ohne Prinzipien und Originalität" [6]. Im übrigen verspricht er sich überhaupt von den Franzosen nicht viel im Hinblick auf eine „systematische Theorie der psychischen Curmethoden" [7]. Freundlicher redet er von den Engländern, die „viele, aber meistens gemeine Artikel über den Wahnsinn geliefert" haben. „Herrn Crichton nehme ich aus, dem ich im Vorbeigehen meine größte Hochachtung bezeuge" [8]. Dann heißt es: „Der englische Veteran in der Kunst zu heilen, Herr Willis, wirkt vorzüglich durch die psychische Curmethode", und er fügt hinzu: Dieser ist aber „so bescheiden, daß er seine Geheimnisse für sich behält" (31).

Der historische Exkurs klingt aus in der Apotheose: „Allein ehe noch die großen Nationen an diesen Gegenstand dachten, standen unter den Deutschen Erhard, Langermann und vor ihnen Kloekhof auf [9], warfen sich dem Schlendrian in den Weg und predigten ohne Pomp, aber laut und verständlich es allen, die Ohren hatten zu hören, daß der Wahnsinn vorzüglich durch die psychische Curmethode geheilt werden müsse" (31 f.).

Dann weist Reil auf die Schwierigkeiten hin, die der psychischen Kurmethode aus der in ihrer Dynamik so komplizierten menschlichen Natur entstehen. Es gibt zwar allgemeine Regeln, aber diese müssen durch die Praxis erst „den individuellen Umständen angepaßt" werden. „Manche Hindernisse beseitigt das Genie des Künstlers in der Ausübung" (36).

Und so ruft er begeistert aus: „Also unverzagt Hand ans Werk gelegt! Wir wollen mit Männerkraft und Jünglingswärme wirken; in Masse aufstehn, wo die einzelnen Kräfte nicht ausreichen; unsere Anstrengungen in dem Verhältnisse verdoppeln, als die Hindernisse wachsen. Ärzte und Philosophen sollen die Theorie der psychischen Curmethode ihrer Vollendung immer mehr annähern; und der Staat stifte zweckmäßige Anstalten, in welchen die Theorieen versucht und gute Künstler durch Übung gebildet werden können. Es werde nur ein einziger bedeutender Mensch durch unsere Arbeiten aus dem Tollhause gerettet; haben wir zuviel für ihn gethan?" (36)

---

[6] Man muß aber Reils aggressiven Ton gegenüber Pinel nicht tragisch nehmen. Reil hat Spaß an der eigenen spitzen Feder, nimmt aber ansonsten Pinel als seinen wichtigsten Gewährsmann.

[7] Reil (1803), 30 f.; er spricht auch vom „Nationaldünkel" der Franzosen und ahnt nicht, daß sich schon zwei Generationen später ein deutscher, gegen die Franzosen gerichteter Nationaldünkel gerade unter den Wissenschaftlern anschoppen wird, der die Wissenschaftsgeschichte des glorreichen und fatalen 19. Jahrhunderts prägen und Katastrophen des 20. Jahrhunderts mitverschulden wird. In Nasses „Geistern von deutscher Tiefe" (1818, S. 7) klingt dies schon an. — Aber auch Pinel ist nicht frei von nationalem Dünkel: so findet er, sein Prinzip des Traitement moral mit seinen aufgeklärt-philanthropischen Prinzipien sei vor allem bei Angehörigen der französischen Nation anzuwenden; anderswo müsse man gewiß mit viel mehr Härte vorgehen (Pinel, 1801, S. 84).

[8] Es ist derselbe „Herr Crichton", den Pinel gerühmt hat — allerdings mit ausführlicher Begründung und nicht nur gönnerhaft „im Vorbeigehen" (siehe hierzu Anm. 72, I. Teil).

[9] Auf Erhard und Kloekhof gehen wir hier nicht näher ein, da sie für die Fragen des „Umgangs" von weniger großer Bedeutung sind.

Es muß wohl zutreffend sein, wenn Reil ein „leicht ergriffener Mann" genannt wird. Denn er ist nicht nur von den schönen philanthropischen Ideen und dann von seinem eigenen schriftstellerischen Talent enthusiasmiert, sondern er läßt sich von der Sache selbst, von der sehr handfesten Wirklichkeit der Zuchthaus-Psychiatrie erfassen und dringt in ihre Probleme ein.

Nach dieser allgemeinen Einführung in das Werk Reils müssen wir seine „psychische Curmethode" in ihrer Theorie und in ihren einzelnen Praktiken näher betrachten.

Theorie der psychischen Therapie

Jede Therapie stellt nach Reil „die Verhältnisse zwischen den absoluten Kräften der Mittel und den in Anfrage stehenden Arten der Krankheiten auf" (42). Die Therapeutik enthält die Regeln, nach welchen „die in der Heilmittellehre angemerkten Instrumente auf concrete Fälle angewandt werden müssen". Dies gilt auch für die psychischen Kuren. Es gibt nun für Reil zwei Wege, Krankheiten zu heilen: „Entweder wir tilgen sie direkt, oder entfernen die Ursachen, durch welche sie entstehn" (44). Dafür bringt er als Vergleich: „Ein krummer Baum wird gerade, wenn er an eine Stange gebunden, oder dem Windstoß, der ihn krümmt, der Zugang vermauert wird" (44). Alle einzelnen Methoden der Behandlung sind einem dieser beiden Grundprinzipien unterstellt. Bei der Behandlung des „Wahnsinns" taugen die Arzneien zwar für eine „erste Indication", nicht aber für die „zweite, die unmittelbare Tilgung des Wahnsinns". Wohl können Arzneien bestimmte „Dinge, die den Wahnsinn erregen, fortschaffen" — so etwa den „Andrang des Bluts im Kopf, Verstopfungen des Unterleibes, Würmer im Darmkanal, Reize im Sonnengeflecht und in den Geschlechtstheilen" (44 f.). Doch können sie auf das „Seelenorgan" keine so starke therapeutische Wirkung haben wie auf die übrigen Bereiche des Körpers. Das bedeutet im Rahmen der Grundkonzeption Reils, daß die Arzneien für die psychischen Krankheiten keine therapeutisch ausreichenden „Reiz- oder Besänftigungsmittel" sind. Auch wo sich kalte Bäder, Urtikation, Brenneisen und andere physikalisch-körperliche Heilmittel als nützlich erweisen, „ist es vielleicht ganz psychisch, durch Schmerz, Furcht und andere Seelenerregung geschehen" (45).

So muß die „directe Cur des Wahnsinns", also „das ärztliche Einwirken unmittelbar auf den Theil des Organismus, in welchem die Phänomene der Verrücktheit ... gegründet sind, ... höchst wahrscheinlich bloß durch die psychische Curmethode geschehen" (45). Diese muß in geeigneter Weise in das Kräftespiel der Seele bzw. des Gehirns eingreifen, hier erregend, dort sänftigend wirken und so den „Einklang" und die „Normalität der Seelenfunctionen" wieder zu bewirken suchen, so daß sich schließlich „die Seelenvermögen" wieder „der Freiheit des Willens gemäß äußern können" (46).

Eine andere Möglichkeit, sich die Wirkungsweise der „psychischen Cur" vorzustellen, erörtert Reil, indem er von dem sensualistischen Begriff der „tabula rasa" ausgeht: Die Seele ist zunächst ein „unbeschriebenes Blatt"; „nihil est in intellectu ..." Erst die Sinneseindrücke bilden die Seele. Also ist die Erziehung, die der Mensch von früh auf erfährt, das Entscheidende — auch in der Entstehung der seelischen Störungen und Krankheiten.

Bei Reil heißt es, die Natur schaffe zunächst das Gehirn als eine „rohe Masse (tabula rasa) aus einem thierischen Stoff", der „eine Anlage besitzt zu einer eigenthümlichen Ausbildung". Vorstellungskräfte hat das Gehirn nicht von Anfang an, sondern nur die „Anlage zu ihrem Erwerb". Sie entstehen und differenzieren sich erst allmählich durch äußere „Erregungen" und dann auch durch die „eigenmächtigen Thätigkeiten, die sie selbst hervorbringen". Diese Erregungen bewirken die Vielfalt des Seelenlebens, denn sie sind „so mannichfaltig, als die Individuen, in welchen sie statt finden". Hier der vitalistische Grundgedanke von der „Lebenskraft": „Das Gehirn bekommt also ursprünglich durch Ideen seine Kräfte und zwar die bestimmte Art von Kräften, welche sich verhalten wie die Erziehung, durch welche seine intellectuelle Anlage entwickelt wird" (48).

Dennoch müssen die Heilmittel bewirken, daß diejenigen „Kräfte" abgeändert werden, durch welche „anomalische Erscheinungen entstanden sind". Dieser Zweck ist erreicht, wenn die „alienierten Kräfte des Gehirns" wieder „rectifizirt" sind (48). Dazu äußert Reil, das Gehirn könne „durch keine anderen Erregungsmittel in seine specifisch eigenthümliche Action gebracht werden, als durch solche, in deren Gefolge Gefühle, Vorstellungen, Triebe usw. entstehen". Und dies, so erklärt er, geschieht durch die psychische Kurmethode. „Sie erregt das Seelenorgan specifisch, weckt die torpiden, bringt die exaltirten Theile zur Ruhe". Dadurch erhält „die Intemperatur der Reizbarkeit des Gehirns" — er spricht auch von der „Intemperatur der Vitalität des Gehirns" — wieder eine normale „Richtung" (49 f.).

Mittels der psychischen Methoden lassen sich also „Gleichgewicht und normales Kräfteverhältnis in den verschiedenen Getrieben des Seelenorgans" wieder herstellen. Es kommt wieder zu „Einklang und richtiger Beziehung (Rapport) derselben zu einander" und „dadurch zu Harmonie der inneren und äußeren Sinne", zu einer „gehörigen Stärke der Phantasie", „zu äußerer und innerer Besonnenheit" und zu „richtiger Verknüpfung der Ideen unter sich und mit den Funktionen des Willens, ... wovon die ganze Normalität der Kräfteäußerungen der Seele abhängt" (50).

Die Praxis der „psychischen Cur"

Reils „psychische" Kuren bedienen sich nicht nur solcher Mittel, die ihrer Art nach „psychisch" sind, sondern auch solcher, die körperlicher Natur sind: „Curen sind überhaupt, also auch psychische Curen, nicht ohne Mittel (Werkzeuge) möglich. Die Mittel, durch welche der Arzt psychisch wirkt, werde ich psychische Mittel nennen, um sie von den Arzneien und chirurgischen Mitteln zu unterscheiden." So können „materielle Substanzen" ebenso gut psychische Mittel sein wie bestimmte Sinnesreize (144 f.). Es gibt eine „positive Methode": sie besteht in der Zufuhr heilsamer Erregungen (Reize). Die „negative Methode" hält krankmachende Reize fern, besteht also vor allem in „Beruhigung" (167).

Eine „negative Methode" ist z. B. der Entzug von „Licht, Gemählden, Spiegel, Geräusch, Besuch usw." Hier kann ein „finsteres und geräuschleeres Zimmer" der richtige Platz sein. Aber schon hier muß auch beachtet werden, ob dieses Mittel den Kranken nicht mehr ängstigt als beruhigt (169).

Eine „positive Methode" ist z. B. in Fällen von „Gemüthszerstreuung" angezeigt: „Den faselnden Narren müssen wir durch Gegenstände halten, die ein hinlängliches Interesse für ihn haben"; ihn also „positiv" erregen und auf diese Weise wieder an normale Ideen fixieren (173).

Reil empfiehlt nun eine Einteilung der psychischen Mittel in verschiedene Klassen. Die Mittel sollen die organischen Kräfte „exaltiren und verbessern oder unterdrücken, örtlich oder im allgemeinen". Es gibt solche Mittel, die Wohlbehagen und „thierische Lust" oder Schmerz und körperliches Mißbehagen hervorrufen (182).

a) Anregung des Wohlbehagens

Zur Gruppe der angenehmen Mittel gehört alles das, was die bisherigen Unterbringungsarten den Geisteskranken vorenthalten hatten, was aber zu den selbstverständlichen „Lebens-Mitteln" eines jeden Menschen gehört. Reil zählt auf: reine Luft, gesunde Speisen, Bewegung, Wärme, Reinlichkeit, Ordnung im Schlaf und Ordnung „in allem, was zum Regime gehört" (182). Er spricht hier ausdrücklich von „diätetischer Pflege", die bei den psychisch Kranken „auf ihre Seele zurück wirkt". Die diätetischen „Dinge" werden also bei ihm (und seinen gleichgesinnten Zeitgenossen) jetzt auch als selbstverständliche Voraussetzung für einen humanen Umgang mit Kranken gefordert [10].

Reil hält bei der Gewöhnung der Kranken an dieses „System der Ordnung und Nothwendigkeit" einen gewissen Zwang für unablässig. Aber — so fährt er fort — auch Mohnsaft in kleinen Dosen oder Wein können hier als angenehmes Adjuvans nützlich sein: sie „spannen die Kräfte ... und dies nimmt die Seele mit Wohlbehagen war" (183).

Angenehme Empfindungen werden auch durch Wärme, „besonders Wärme der Sonne", bewirkt, ferner durch ein „sanftes Streicheln und Reiben des Körpers mit der Hand, mit Flanell oder mit einer Fleischbürste" (184) [11]. Reil beruft sich hier auf Pargeter (1793). Auch den „thierischen Magnetismus" nimmt Reil in diese Gruppe auf (185). Das laue Bad wird genannt, das zugleich als Reinigungsbad dem Wohlbefinden des Kranken dienlich ist. Der „mäßige Kitzel", wie ihn Tissot bei rachitischen Kindern benützt, wird empfohlen; allerdings soll das Lachen nicht so heftig sein, daß es die Atmung hemmt oder „der Willkür Abbruch thut" (185).

Dann heißt es: „Das stärkste und angenehmste körperliche Gefühl bewirkt der Genuß des Beischlafs" (185). Caelius Aurelianus [12] und Chiarugi sind hier Reils Gewährsleute. „Männern kann man durch eine öffentliche Dirne, Weibern schwerer genügen, weil sie schwanger werden; was aber von Übel sein würde, denn die Krankheit könnte sich forterben". Reil nimmt an, daß „die beiden Pole des Körpers, Kopf und Geschlechtstheile, in einer merkwürdigen Wechselwirkung stehen". Deshalb mögen wohl „Erschütterungen des einen Endpunktes durch Beischlaf und Schwangerschaft" den entgegengesetzten Punkt, den Kopf, „von Anhäufungen befreien". Auch auf das „moralische Gefühl" wirkt die „physische Liebe" — bald mit gutem Erfolg, bald nachteilig. So schlägt Reil vor: „Man gebe dem weltdummen Platoniker, der den Funken eines höheren Wesens in den Tugenden des weiblichen Geschlechts ahndet und darüber zum Narren wird, eine Bordell-Nymphe zur Gesellschaft. Ich zweifle nicht,

[10] Zu diesen „Dingen" („res non naturales") gehört auch alles das, was man heute — oft allzu anspruchsvoll und oft fälschlich — Milieu-Therapie nennt.

[11] Das uralte „psychotherapeutische" Prinzip der Be-handlung — in der Massage ebenso wie im Mesmerismus, der seinerzeit unter dem Namen des „thierischen Magnetismus" hoch im Schwange war.

[12] Reil übernimmt hier Pinels Verwechslung von Caelius und Soranus.

sie wird ihn von seinem Wahn bekehren, wenn er an sich dessen fähig ist, und ihn bald von dem Gipfel seines Ideals an die Pfütze unreiner Neigungen herablocken" (185—187).

Endlich werden angenehme Körper-Gefühle bewirkt, indem man unangenehme lindert oder entfernt: „Wir kühlen den erhitzten, erquicken den matten, schaffen Ruhe dem angestrengten Kranken" und befreien ihn von Schmerzen. „Zu diesem Behufe kann es zweckmäßig seyn, ihm absichtlich Schmerzen zu erregen", damit sie nachher wieder genommen werden können. In Reils Sprache lautet der Nachsatz: „...um nachher als Erlöser von denselben" (Schmerzen) „auftreten zu können." Es heißt pathetisch: „Wir lassen ihn frieren, hungern, dursten; erwärmen ihn dann, und laben ihn mit Speise und Trank" (187).

b) Anregung von Mißbehagen und Schmerz

Eine andere Gruppe körperlicher Reize bewirkt Mißbehagen und „thierische Unlust". Hierher gehören Hunger und Durst und der Schmerz in seinen verschiedensten Qualitäten und Abstufungen — angefangen bei Niesmitteln, „starkem Kitzel" und Applikation von Krätze bis zum Peitschen mit Brennesseln, „Ruthen streichen" und anderen Arten der „unschädlichen Tortur".

Reil nimmt in diese Gruppe auch jene Praktiken auf, die aus der bodenständigen Volksmedizin stammen: Blasenpflaster, Abbrennen der Moxa, brennende Haarseile, Glüheisen, Siegellack (189). Die Zuordnung dieser Mittel ist insofern interessant, als Reil an diesen Methoden zu Unrecht nur ihre suggestive Wirkung gelten läßt — so wie er dies vorher beim „thierischen Magnetismus" zu Recht tat. Man muß zumindest offen lassen, ob nicht hirngefäß-spastische Störungen bei der schmerzhaften Reizung einer Zone der Kopfhaut auf reflektorischem Weg behoben werden.

Eine besondere Rolle unter diesen „Torturen" spielen gewisse Anwendungsformen des Wassers (192—194): Eine Dusche gehörte um 1800 noch nicht zu den selbstverständlichen Einrichtungen einer Wohnung. So konnte Reil noch eher argumentieren, das Wasser (nämlich aus der „Traufe" und aus der „Dousche") sei „ein Element, für welches der Mensch eine natürliche Furcht hat" (192). Bei genauerem Zusehen handelt es sich aber in dieser therapeutischen Anwendung nicht um eine Erfrischung, auch nicht nur um einen eher gaudierenden als intimidierenden Schock. Kranke wurden auch nicht nur von Brücken, Floßen oder Schiffen ins Wasser gestürzt. Sondern mittels Wasser wurden, wie mit einem mechanischen Instrument, Schmerzen zugefügt (192). So wird z. B. mit scharfem Wasserstrahl der rasierte Schädel traktiert — in Exzessen bis zur Hämatombildung oder offenen Verletzungen der Kopfschwarte. Bei der Behandlung durch Untertauchen beruft sich Reil auf Boerhaave, der es für wichtig hält, die Kranken nicht nur ins Wasser zu stürzen, sondern sie möglichst lange unter Wasser zu halten. Auch van Helmont wird zitiert, man dürfe die Kranken nicht „aus Furcht, sie möchten sterben, zu früh wieder in die Höhe ziehen". Ein alter Mann wurde — nach van Helmont — „mit einem Gewicht an den Füßen so lange ins Wasser versenkt, als zur Hersagung des Psalmes Miserere Zeit erfordert wird" (193).

Man muß bei derlei Torturen fragen, ob bei den „aufgeklärten" Geistern um 1800 wirklich alle Spuren von Hexenglauben und alle Nachklänge von Feuer- und Wasserproben getilgt sind.

c) Zucht, Gehorsam, Unterwerfung, Strafe

Immer ist bei der Applikation solcher „körperlicher Lust oder Unlust" auch die Durchsetzung von Zucht, Gehorsam, Unterwerfung im Spiel (195 f.). Es gibt, so findet Reil, Kranke, die „Untugenden" und „ein boshaftes Herz" haben. Hier ist Strafe am Platze — jedoch nur, „wenn der Kranke von ihrem Zweck unterrichtet und denselben zu begreifen im Stande ist". Reil gibt aber nicht an, nach welchen psychopathologischen Kriterien dies bei den einzelnen Kranken und von Fall zu Fall beurteilt wird. Pinel berichtet — nach Reils Angaben (196 f.) — aus französischen und schottischen Anstalten, wo die Ordnung und Disziplin „rigoros mit dem Ochsenziehmer" aufrecht erhalten wird. „Folgsame Kranke" erhalten kleine Belohnungen (197) [13]. Hat der Kranke aber kein Einsichtsvermögen für seine Untugend oder Bosheit, so ist Strafen sinnlos und bewirkt keine „Correction"; sie ist „Barbarey". Sie macht „diese unglücklichen Geschöpfe furchtsam, mißtrauisch und heimtückisch, vermehrt ihre Wuth, stürzt sie in einen unheilbaren Zustand und verwandelt ihre Verkehrtheit in Blödheit" [14].

Eine wichtige Bemerkung richtet Reil in diesem Zusammenhang an den Arzt und seine Helfer: Strafen dürfen niemals Handlungen sein, die „im Gefolge eines Ausbruchs eigener Leidenschaften entstehen". Und er fügt hinzu: „... welches die Verrückten wahrzunehmen meistens wohl im Stande sind" (197 f.).

Das Gefühl der Furcht muß, „um seine Wirkung dauerhaft zu machen", mit dem Gefühl der Achtung verbunden sein (198).

d) Donner und Blitz — Gruselkabinett

In die nächste Klasse von psychischen Heilmitteln gehören jene „Objekte", die dem äußeren Sinn vorgehalten werden, besonders dem Auge, dem Ohr und dem Tastsinn (198). Sie sollen die „Seelenthätigkeit" (Aufmerksamkeit, Interesse) so sehr auf sich ziehen, daß diese sich nicht mehr anderen, etwa wahnhaften Ideen zuzuwenden vermag. Auch hier kann man angenehme oder unangenehme psychische Eindrücke — etwa mittels einer „magischen Lampe" — auslösen.

Man arbeitet bei dieser Klasse gerne mit Arrangements, deren sich auch die Theater bedienen, wenn sie Donner und Blitz auf die Bühne bringen wollen. Reil hält eine ganze Raritäten-Sammlung von „Naturalien oder Kunstprodukten, Originalien oder Bildnissen" und ein ganzes Arsenal von Beleuchtungs- und Geräuschmaschinen bereit. Da gibt es ein „wohlgeordnetes Etui von Parfümerien" (202). Es gibt „Glattes

[13] Zwar ist der Geisteskranke im allgemeinen nicht so „folgsam" oder „unfolgsam", daß er einer Belobigung oder eines Strafgerichts würdig ist, sondern er ist krank. Aber es muß berücksichtigt werden, daß sich in den Anstalten um 1800 noch viele Insassen befanden, die — nach dem Schema des 18. Jahrhunderts — eher in das Zucht-, Armen- und Arbeitshaus als in das Tollhaus gehörten; ein Mangel der Differenzierung, der bis heute die psychiatrischen Krankenhäuser (Anstalten) belastet — vor allem in Gestalt mancher über den § 42 b der Strafprozeßordnung eingewiesener Psychopathen.

[14] Übersetzt man diesen Satz in unseren neueren Sprachgebrauch, so besagt er, daß auch der falsche Umgang mit dem Kranken während seiner Internierung daran schuld sein kann, wenn sein Zustand in einem sog. „schizophrenen Defekt" endet, wenn er "versandet" oder „ausbrennt", — was aber bei genauerem Zusehen oft nicht Krankheitsfolge, sondern „Anstalts-Artefakt" (Punell 1967 und 1968) ist; vgl. hierzu oben über das Tollhaus zu Frankfurt: Faber (1788), Knigge (1788); Bericht von Jägerschmid aus dem Jahre 1774 über Pforzheim.

oder Rauhes, Kaltes oder Warmes, Leichtes oder Schweres" zu betasten, zu fühlen und zu wägen (202). Für manche Kranken ist es heilsam, sie in ein „stockfinsteres und todtstilles Gewölbe" zu verbringen; dort gibt es „Windschläuche, Wassergüsse, Eissäulen, Pelzmänner, Marmor-Statuen, Todtenhände, die unvermerkt den Bart streichen" (203). Für das Ohr hat er Pistolenschüsse und Kanonendonner parat; ferner den „gellenden Ton eines Blasinstrumentes, das anhaltende Brummen einer zwey und dreissigfüßigen Orgenpfeiffe", dumpfe Glocken, türkische Trommeln — „alles dies in einem einsamen, hohen, sonoren und finsteren Gewölbe kann vielleicht den faselnden Kranken fixiren" (203 f.). Der gleichmäßige Fall von Wassertropfen kann Unruhige in Schlaf versetzen. Wieder beruft sich Reil auf Aurelianus, auch auf Celsus, Aretaeus, dann auf Boerhaave und van Swieten.

Das abenteuerlichste Instrument, von dem er gelesen hat, und das er in der 2. Klasse seiner psychischen Heilmittel empfiehlt, ist das „Katzenclavier". Die Beschreibung lautet folgendermaßen: „Die Thiere waren nach der Tonleiter ausgesucht, in eine Reihe mit rückwärts gekehrten Schwänzen geordnet, auf dieselben fiel eine mit scharfen Nägeln versehene Tastatur. Die getroffenen Katzen gaben ihren Ton. Eine Fuge auf diesem Instrument, zumal wenn der Kranke so gestellt wird, daß er die Physiognomie und das Gebärden-Spiel dieser Thiere nicht verliert, müßte selbst Loths Weib von ihrer Starrheit zur Besonnenheit gebracht haben" (205).

Man kann verstehen, daß das Reilsche Werk angesichts solcher Passagen Ärgernis hervorrief. An anderen Stellen ist es aber — genau wie sein Werk „Von der Lebenskraft" — die vollgültige Präsentation seiner Ideen, und es ist Grundlage für die Welt-, Natur- und Lebensanschauung einer ganzen Epoche von Naturforschern und Ärzten.

e) Musik-Therapie und psychiatrisches Theater

Unter allen Mitteln der psychischen Beeinflussung auf dem Wege über die Sinneswahrnehmungen ist die Musik wohl das vorzüglichste und auch älteste. Reil erwähnt „die Juden und Heiden" (205). Die Tonkunst, so erklärt Reil ihre Wirkung, spricht „unmittelbar zu unserem Herzen, ohne erst, wie die Redekunst, ihren Weg durch die Phantasie und den Verstand zu nehmen" (206 f.). Auch mit der Musik lassen sich sowohl anregende und spannende wie auch beruhigende, entspannende Effekte auf Seele und Nerven erzielen. Reil differenziert sehr sorgfältig: „In welchen Fällen und zu welcher Zeit soll die Musik angewandt werden? Welche Art für jeden Fall? Und auf was für Instrumenten?" Er gebraucht hier den treffenden Ausdruck von der „Mensur" der Seelentätigkeit (207) [15].

Zum Abschluß dieser 2. Klasse von „Objekten, die dem äußeren Sinn vorgehalten werden", stellt Reil diejenigen „für den Sinn des Gesichts" vor, behandelt sie aber nur summarisch, weil sie ein nahezu unbegrenztes Arsenal bilden. Er empfiehlt, „daß jedes Tollhaus zum Behuf ihrer imposanten Anwendung und zweckmäßigen Zusammenstellung ein für diesen Zweck besonders eingerichtetes, durchaus praktikables

[15] Es geht bei Reil aber nicht um jene Form von Musik-Therapie, die man eine passive nennen kann — im Gegensatz zu einer aktiven Musik-Therapie, deren heilsame Wirkung nicht im Musik-Hören, sondern vor allem im Musik-„Machen" und in der Gruppendynamik beruht. Vgl. hierzu Schrenk 1965.

Theater haben könnte, das mit allen nöthigen Apparaten, Masquen, Maschinerien und Decorationen versehen wäre" (209). Reil bemerkt hierzu, auf diesem Theater müßten „die Hausofficianten hinlänglich eingespielt seyn, damit sie jede Rolle eines Richters, Scharfrichters, Arztes, vom Himmel kommenden Engels, und aus den Gräbern wiederkehrenden Todten ... vorstellen könnten" (210 f.). Weiter heißt es, ein solches Theater könnte „zu Gefängnissen und Löwengruben, zu Richtplätzen und Operationssälen formiert werden" (210). Man könnte dort einen Kranken, „der sich für Donquichotte hält, zum Ritter schlagen"; es würden dort „eingebildete Schwangere ihrer Bürde entladen, Narren trepanirt, reuige Sünder von ihren Verbrechen auf feierliche Art losgesprochen" (210). So könnte man — je nach Bedarf — „Furcht, Schrecken, Staunen, Angst, Seelenruhe usw. erregen"; man könnte „dem jedesmaligen Zwecke gemäß" die Phantasie, die Besonnenheit, die „entgegengesetzte Leidenschaft" wecken (210). Reil beruft sich auf Krankenberichte von Chiarugi und von Pinel.

f) Mittel für die „oberen Seelenkräfte"

Die 3. Klasse von Mitteln, nämlich diejenige der „Zeichen und Symbole, besonders Sprache und Schrift", wirkt dadurch, daß diese Mittel „bloß ... Vehikel sind, durch welche unsere Vorstellungen, Phantasie, Begriffe und Urtheile ... auf den Kranken übertragen werden" (211 f.). Es handelt sich hier um die Mittel der Überredung, der Beeinflussung und Überzeugung durch Argumente und andere verbale oder symbolische Darlegungen bestimmter heilsamer, dem Wahn entgegengesetzter Ideen. „Durch sie beabsichtigen wir", so erläutert Reil ihre Wirkung, „den Anbau und die Correction der oberen Seelenkräfte"; der Verstand soll angesprochen und „mit der Sinnlichkeit in ein normales Verhältnis" gebracht werden (212 f.).

g) Psychologie des Umgangs mit Geisteskranken

So grotesk, absurd, oft auch naiv uns viele Praktiken der psychischen Kur anmuten müssen, so differenziert, geschickt, ja raffiniert ist die Psychologie des Umgangs, welche Reil bei der Anwendung dieser Mittel empfiehlt: „Hier tritt der Psychologe des Tollhauses in seine eigenthümliche Function ein" (womit Reil übrigens nicht nur den Arzt mit seiner Psychologie meint, sondern eigens einen Psychologen, der zusammen mit dem Arzt psychiatrisch arbeitet; Reil ist hierzu vor allem von seinem Freund, dem Philosophen Hoffbauer, angeregt worden). Aber dieser psychologisch wohlabgestimmte Umgang darf nicht etwa einfach vom Arzt an seinen Hauspsychologen delegiert werden. Vielmehr muß der Kranke zu seinem „Seelen-Arzt" selbst diesen Kontakt haben, der auf dem „vollen Zutrauen" beruht. Dieses aber wird errichtet — zunächst „auf Auctorität" und von da bahnt sich dann ein „Weg zum Glauben aus Überzeugung" (214).

Sieht man von diesem „Auctoritäts"-Prinzip ab, das nicht nur bei Reil, sondern bei allen seinen Vorläufern, Zeitgenossen und Epigonen vorherrscht, so stellen sich doch deutlich die Züge eines feinen psychologischen Umgangs dar (214 f.):

„Der psychische Arzt vermeide alles üppige Wortgepränge; trage seine Ideen und Gründe so deutlich und erleuchtend vor, daß der gemeinste Menschenverstand sie fassen kann. Spricht er zuviel, so hat dies den Nachtheil, daß er dem Kranken als

Schwätzer erscheint, der kein Zutrauen findet." Auch kann der Kranke „aus Ohnmacht den Schwall nicht fassen und verliert das Wichtige über dem Unwichtigen, weil ihm die Ruhepunkte nicht verstattet werden, die sein schwaches Gehirn nöthig hat". Dann weist Reil auf die Erfahrung hin, es genüge, wenn der Kranke „durch einen tiefen Seufzer" den Worten, die der Arzt ihm sagt, „Beifall gegeben und dadurch gezeigt hat, daß er für dieselben nicht taub sey". Ausdrücklich macht er darauf aufmerksam, daß es psychologisch ungeschickt wäre, dem Kranken, wenn er „ein und abermals seines Irrthums überführt" ist, immer wieder von neuem seine wahnhaften Ideen vorzuhalten und mit immer neuen Gründen zu widerlegen. Denn „oft wirken die Vorstellungen zwar nicht auf der Stelle; aber nachher, bey einer günstigeren Zeit fängt der Kranke an, sie zu beachten und ihren Gehalt zu mustern".

Nicht mit jedem Kranken und nicht in jedem Krankheitsstadium ist es möglich, mit den Mitteln des Argumentierens, Zuredens, Überredens, Überzeugens etwas zu erreichen. „Gelingen diese Versuche durchaus nicht, so stehe man ab" und bereite die Behandlung erst mit den Mitteln der anderen Klassen vor; man „wirke durch körperliche Gefühle, Arbeit und Zerstreuung auf ihn". In der Reilschen Formulierung heißt dies allerdings: „Man bekämpfe den Kranken erst mit anderen Waffen ... und bereite ihn dadurch erst vor zu künftigen neuen Angriffen" (215).

Reil kann hier die „Mittel" nicht im einzelnen aufzählen, denn sie liegen nicht parat wie Medikamente, die dem Kranken einfach verabreicht werden. Der Arzt muß „die Ideen extemporisiren"; nur so kann er den vielerlei Modifikationen des Wahns „begegnen". Auf einen Katalog von wirksamen ärztlichen „Ideen" verzichtet er, denn „ihr Detail würde wahrscheinlich eine Rüstkammer für leere Köpfe seyn" (216).

Daß er es für nützlich erachtet hat, auch allgemeine Anweisungen für den Umgang mit Geisteskranken zu geben, verleiht seinem Lehrbuch einen pädagogischen Wert, wie ihn spätere Lehrbücher nicht mehr haben: Schon bald nach Reil scheint der Unterricht im Umgang mit (Geistes-) Kranken nicht mehr eine Aufgabe akademischer Lehrer und akademischer Lernender zu sein. Man findet ihn dann nur noch in den Schulbüchern des Pflegepersonals — als ob es nur dort an Takt und guter Erziehung fehle und als ob man bei Studenten und Ärzten eine gut angewandte Psychologie und jenen „Umgang", den Knigge ausdrücklich auch für Geisteskranke wünscht und beschreibt, ganz selbstverständlich voraussetzen könne.

Die „Heil-Kunde" der „psychischen Cur"

Reil gibt nach der allgemeinen Theorie und nach der Schilderung der Praktiken in einem weiteren Kapitel seiner „Rhapsodieen" jene Regeln an, nach denen „obengenannte Mittel den in der Erfahrung vorkommenden individuellen Krankheitsfällen angepaßt werden müssen". Dabei stehen sich „die Kräfte der Mittel" und die „concrete Krankheit" gegenüber und bilden eine nicht generell definierbare dynamische Relation. Aus diesem Grunde ist „ein zuverlässiges Heilverfahren ... nach dem Stand unseres Wissens nicht möglich" (217 f.). Er erklärt: „Wir sind noch zu arm an Erfahrung in diesem Fache, um durch sie zu allgemeinen Resultaten zu gelangen." So wird man, was eine solche „Heilkunde", also eine systematische Lehre der Anwendung dieser Mittel betrifft, „von der Zukunft erst ihre Vollendung erwarten" können (218).

Ein wichtiger Grundsatz der psychischen Heilkunde Reils ist, daß der Kranke sofort „beim ersten Ausbruch seiner Geisteszerrüttung in die Hände eines geschickten

Arztes falle" (219). Der Kurplan richtet sich „nach dem Gang, dem Alter, den Metamorphosen der Krankheit". Er muß ferner die früher schon versuchten Kuren in Rechnung ziehen (219). Oberstes Prinzip ist die Dynamik ständig wechselnder Spannungsverhältnisse. Diese Dynamik aber ergibt sich aus der Individualität des Kranken.

Die „psychische Cur" wird durch eine gute „Vorbereitung" eröffnet. Diese soll teils „die Besonnenheit des Kranken wecken, theils denselben zum Gehorsam nöthigen". Dabei bedient man sich am besten „starker und schmerzhafter Eindrücke", mit deren Hilfe man zunächst die Aufmerksamkeit des Kranken erzwingt; diese Mittel „gewöhnen ihn an unbedingten Gehorsam und prägen seinem Herzen das Gefühl der Nothwendigkeit unauslöschlich ein" (223). Für den Kranken muß „der Wille seiner Vorgesetzten" ein „so festes und unabänderliches Gesetz" sein, daß er gar nicht daran denkt, sich zu widersetzen — so wenig „als wider die Elemente zu kämpfen" (223). Hier also das Bild vom Arzt, der ein „Vorgesetzter" ist und dessen Wille so unfehlbar und so „nothwendig", d. h. unumgänglich ist wie die Gesetze der Natur [16].

Es geht für Reil darum, „Besonnenheit zu wecken und Gehorsam zu erzwingen" (223). In solchen Formulierungen wird die Herkunft der ‚psychischen" Kur aus dem „moralischen" Regime deutlich. Reil selber erklärt immer wieder, man müsse den Kranken durch „moralische Mittel" zum Gehorsam nötigen (229). Diese „Moral wiederum gründet in den Ideen vom Fortschritt der Menschheit auf dem Weg der Vernunft" („Besonnenheit"). Dazu verhilft die Erziehung, die freilich in einem so stark autoritären Gehorsamsprinzip bereits wieder ein ganzes Stück abgerückt ist von Lessings „Erziehung des Menschengeschlechts", von Rousseau, von Kant, von Basedow, Salzmann, Campe, Sulzer, Knigge und von Pestalozzi.

„Um den Kranken zu unterjochen", so lehrt Reil, „muß man ihm zuförderst jede Stütze rauben, damit er sich durchaus hilflos fühle" (225). Dazu gehört die Isolation. „Man entferne ihn" von allen und allem Bekannten und „bringe ihn in ein Tollhaus, in welchem ihm weder das Lokal noch die Menschen bekannt sind." Reil beruft sich auf Willis, auf Pinel und auf Pargeter (227). Sofort bei der Aufnahme des Kranken in der Anstalt muß sein Wille gebrochen, sein Gehorsam erzwungen werden. Sobald aber „der Kranke gehorsam ist, muß jeder Zwang aufhören" (232); denn jetzt sind die Voraussetzungen für die höheren Stufen der psychiatrischen Kur gegeben: „Man ist jetzt nemlich im Stande, die Handlungen des Kranken in ein System von Regelmäßigkeit zu bringen."

Das setzt wiederum voraus, daß der Arzt weiß, was für den Kranken die angemessene „Regelmäßigkeit" sei [17]. Da aber für Reil eine aufgeklärte Bewußtseinspsychologie, eine aufgeklärte Besonnenheits- und Vernunftslehre und ein gesunder Menschenverstand verbindlich sind, traut er es sich — wie vor ihm Willis, Pinel u. a. — ohne weiteres zu, darüber zu befinden, zu entscheiden und zu verfügen.

---

[16]) Solche Ideen von der Machtfülle und Unfehlbarkeit des Therapeuten (Arztes, Direktors) — „wie die Gesetze der Natur" — herrschten auch bei Fr. Willis (s. S. 47). Molière hatte Grund genug, diese altehrwürdige Tradition ärztlicher Selbstherrlichkeit aufs Korn zu nehmen. Sie war gerade in der Gestalt des Pariser gelehrten Arztes seit dem Mittelalter lebendig (siehe hierzu Seidler (1970), S. 101). Umso bemerkenswerter, daß bei Pinel dererlei Ideen nicht aufkommen.

[17] Es ist in einer Lehre, die nach dem hippokratisch-galenischen „regimen sanitatis" orientiert ist, durchaus berechtigt, die „Regelmäßigkeit" als „Regel-Maß" zu verstehen.

Nach jenen ersten Prozeduren, in welchen der Kranke von Blitz und Donner geschreckt, von Ketten und Folter bedroht wurde, in denen er also ganz passiv den „Heilmitteln" preisgegeben ist, muß er mehr und mehr aktiv werden —auch wenn er noch widerspenstig und ungehorsam ist. In diesem Fall stelle man ihn z. B. in eine Grube, in der ihm das zufließende Wasser bis an die Kehle und, wenn er nicht fleißig pumpt, höher steigt (239). Ist er gefügig, so läßt man ihn wandern, reiten, schwimmen. Auch ein „gemeinschaftliches Exercitium" ist hier von Nutzen (240). (Später nimmt vor allem Horn an der Berliner Charité diese Anregung auf und veranstaltet sogar mit weiblichen Patienten ein strammes Gewehrexerzieren.)

Dann greift Reil einen Grundsatz der Psychotherapie auf, der sich von der antiken Medizin bis in die moderne Psychiatrie erhalten und immer wieder erneuert hat (z. B. um 1920 bei Hermann Simon) [18]: „In allen Irrenhäusern müssen die Kranken zur Arbeit angehalten werden" (240).

Wieder verweist Reil auf Pinel, ferner auf die Quäker-Anstalt Retreat bei York, auf die Irrenanstalt zu Saragossa, wo man besonders gute Erfahrungen mit dem Prinzip der Arbeitstherapie gemacht habe (242 f.). Von Pinel übernimmt Reil auch Berichte über Vorformen der „agricolen Kolonie".

Die Arbeit hat als Heilmittel doppelten Wert: 1. Sie steht im Dienst der psychischen Fixierung der Aufmerksamkeit, bringt den Kranken also von anderen, krankhaften Ideen ab und ermöglicht „moralische" Erziehung. 2. läßt sich im Programm einer Arbeitstherapie das diätetische Prinzip der körperlichen Bewegung (und Ruhe) sinnvoll verwirklichen. Die Arbeitstherapie ist also sowohl in einer Arbeits-Moral, wie auch in einer Bewegungs-Diätetik begründet. In dieser letzteren Hinsicht ist sie eng verwandt mit dem therapeutischen Prinzip der Gymnastik, des „Schwimmens, Tanzens, Balancirens, Exercirens, Voltigirens, Ringwerfens, Strickspringens und anderer gymnastischen Übungen" (246), denen aber ihrerseits wieder ein hoher moralisch-pädagogischer Wert sowohl in der Kindererziehung wie in der Irren-„Erziehung" zukommt. Reil beruft sich hier auf 2 zeitgenössische Schriften von Guts Muths über „Gymnastik für die Jugend" (1793) und „Spiele zur Übung und Erholung für die Jugend" (1796).

Immer wieder liegt der Gedanke zu Grunde: Was für die Erziehung der Kinder nützt, hilft auch für die Behandlung der Irren: beide sind noch nicht oder nicht mehr „besonnen" und „vernünftig", beide sind „unmündig". So läßt sich nicht nur aus der Kinder-Pädagogik der Zeit manche „psychische Curmethode" besser verstehen, sondern die psychiatrische Anthropologie Reils zeigt auch, was er und seine Zeit unter „Kind" verstanden haben — oder aber, wie sich die Vorstellungen eines Rousseau und Pestalozzi bereits wieder vom „Kindgemäßen" entfernen und restaurativ pervertieren.

---

[18] Simon (1929); vgl. hierzu auch W. Schulte (1962), Blankenburg (1967) u. a. Die Geschichte der Arbeitstherapie soll hier nicht ausgeführt werden: In der Psychotherapie (und Diätetik) der Antike ist sie selbstverständlich. In dem uns interessierenden Zeitabschnitt wird sie von fast allen Autoren empfohlen. Hermann Simon hat sie nicht erneut inauguriert, sondern erneut intensiviert. Neumann (1843), Roller (1844), Leubuscher (1847), Kirchhoff (1886 b), A. Grohmann (1899) und viele andere Anstaltspsychiater führen die altbewährte Arbeitstherapie im 19. Jahrhundert weiter. — Es ist der Initiative W. Th. Winklers-Gütersloh, dem Landschaftsverband Westfalen und der Fa. Janssen, Düsseldorf zu danken, daß die Originalarbeiten Hermann Simon (1929) in einem Nachdruck wieder zugänglich gemacht wurden.

Zur theoretischen Begründung seiner Kurmethoden entwickelt Reil in seinem Buch die wichtigsten zeitgenössischen Anschauungen der Psychopathologie und Nosologie und erläutert von Fall zu Fall, welche Mittel jeweils anzuwenden sind. Neben abstrusen Ideen, neben geradezu sadistisch anmutenden Schock- und Schreck-Prozeduren und neben abgeschmacktem Theaterzauber finden sich Hinweise für den Umgang mit Geisteskranken, die bis heute beherzigenswert sind — nicht nur wegen ihrer humanitären Grundhaltung, sondern auch wegen ihrer psychologischen Subtilität. Auf kritisch durchdachte Erfahrungen folgen serienweise sich widersprechende Kurvorschläge: So wird immer wieder die Autorität des Arztes gepriesen. Aber dann heißt es wieder, der Kranke müsse dazu erzogen werden, nicht einfach blind an Autorität zu glauben. Oder die Heilsamkeit der striktesten Isolation — möglichst im sprachfremden Ausland — gilt generell als wirksamstes Heilmittel (unter Berufung auf Francis Willis); aber dann folgt ein Kapitel über Geisteskrankheiten, die durch Heimweh entstehen und die heilen, wenn man dem Kranken die Rückkehr zu den Seinen und in sein Vaterland ermöglicht oder wenn man ihm wenigstens den Besuch von einem Landsmann verschafft, der sich mit ihm gelegentlich in der Muttersprache unterhält (292 f.). Freilich heben sich solche Paradoxien weitgehend auf in dem Grundsatz, daß für jeden Krankheitsfall die individuell zutreffende Ursache und demzufolge auch die individuell angezeigte Therapie gefunden werden müsse.

Manche andere Kurvorschläge erscheinen aber heute weniger absonderlich als vielleicht vor der Ära psychoanalytisch faßbarer Zusammenhänge: So empfiehlt Reil nicht nur für schwere Fälle von Nymphomanie und Satyriasis die Kastration (nach Cabanis), auch nicht nur für manche Fälle von „moralischer Krankheit", sondern er referiert aus Lichtenbergs „Vermischten Schriften", daß in England die Diebe kastriert werden sollten, „um ihnen das Stehlen abzugewöhnen".

Schließlich kommt Reil auf die äußeren Zwangsmittel zu sprechen: Mit Celsus findet er, daß es Kranke gibt, für die ein heller, andere, für die ein finsterer Raum zur Beruhigung geeignet ist (383). Manche Kranken muß man einsperren, bei anderen „muß man der gespannten Erregbarkeit freien Spielraum lassen, damit sie sich auf die ihr natürlichste Art äußern könne" (383). Für bestimmte Formen der Tobsucht empfiehlt er, den Kranken auf einem freien Platz „laufen, schreien, toben" zu lassen und ihn nur in so weit zu „zähmen", als es für seine eigene und für die Sicherheit anderer erforderlich ist. „Daher die falsche Maxime, gerade die Tollen in Koben zu sperren und an Ketten zu legen." Für Fälle, in denen die Freiheit, sich auszutoben, nicht hilft, schlägt er das „hohle Rad" oder die „hohle Kugel" vor. Es sind dies mannshohe Apparate, in die der Kranke eingesperrt wird; sie können hin- und herrollen, je nachdem der Kranke sich im Innern bewegt. Der Tobende bemerkt bald, daß, je ruhiger er sich verhält, um so eher dieser schwindel- und angsterregende Apparat zum Stillstand kommt: legt er sich erschöpft nieder, so lassen ihm das Rad oder die Kugel die Ruhe; wird er unruhig, so steigern sie die Unruhe.

Dauerndes Einsperren und Fesseln richten zumeist Schaden an und sollen nur für solche Rasenden reserviert bleiben, die nicht mehr heilbar sind. Sie sollen in diesem Falle also kein Züchtigungs-, Erziehungs- oder Heilmittel sein, sondern sie dienen nur noch zum Schutze des Kranken selbst, der Kranken seiner Umgebung und der Pfleger (385).

Immerhin läßt Reil in manchen Fällen nicht nur die Zwangsweste und das Einsperren zu, sondern auch „Hunger oder einige Streiche mit dem Ochsenziehmer" —

aber nur „nach einem förmlichen Urtheilsspruch" (387). Was darüber hinausgeht, ist nicht nur „zwecklos", sondern auch „kalte Barbarey". Er findet, wenn ein Arzt solche „Übel" gebraucht oder zuläßt, so sollte dies „durch Publicität der öffentlichen Schande preisgegeben werden" (387).

Rehabilitation in Reils Heil-Kunde

Im letzten Abschnitt seines Kapitels über die „Heilkunde der psychischen Cur" gibt Reil Hinweise für die Behandlung des Rekonvaleszenten. Zunächst soll man ihn von den noch schwerer Kranken trennen. Man soll ihm auch nicht nachträglich vor Augen führen, wie schlimm seine Krankheit war, sondern diese eher verharmlosen (447).

Dann folgt der Satz: „Besonders verwahre man ihn, daß er nicht solche Epochen seiner Krankheit erfahre, die nach seinem Dafürhalten seine politische Existenz zernichten" (447). Was Reil mit dem Ausdruck „politische" Existenz meint, ist der Status des entlassenen Kranken in der Gesellschaft, seine Beziehung zur Gesellschaft und die Einstellung der Gesellschaft zu ihm. Reil schreibt: „Schon der Gedanke, im Tollhaus gewesen zu seyn, ist dem besonnenen Manne schrecklich! Doch ist ohne Tollhaus die Heilung schwierig, unmöglich. Wie soll aber diese Kollision vermittelt werden?" (44)

Reil warnt vor den „Sprüngen" bei der Entlassung. Das heißt, diese soll nicht zu früh und nicht plötzlich, nicht ohne Vorbereitung geschehen. Man muß den Kranken durch geeignete Arbeit und durch die Einrichtung des gesamten Tagesablaufs allmählich an das Leben gewöhnen, wie er es bei der Entlassung wieder vorfinden wird (450 f.). (Hierin stimmt er besonders mit dem überein, was auch Pinel hervorhebt.) Bei der „Übung der einzelnen Seelenvermögen" soll man dem Kranken wieder den „Sinn für seine eigene moralische und intellectuelle Kultur beibringen" (453). Reil nennt diese Schlußphase der psychischen Kur, die in der heutigen Psychiatrie Rehabilitation genannt wird, „das letzte und höchste Geschäft des Psychologen" (453).

Äußere und innere Struktur der Institution

Im letzten Teil seiner „Rhapsodieen" erörtert Reil die Frage: „Wie soll ein Irrenhaus eingerichtet seyn, damit es als Heilanstalt seinem Zwecke am vollkommensten entspreche?" (455).

Wie schon vor ihm Pinel, nach ihm Esquirol und Jacobi (um 1830/40) erklären, so fordert auch Reil, daß es nicht genügt, wenn die psychiatrische Institution einfach der Ort ist, wo Irre sind und wo Irren-Behandlung stattfindet. Vielmehr muß diese Institution „so construirt sein", daß sie selber therapeutische Funktion ist, daß in ihr — nach Reil — „alle Kräfte zur Heilung des Kranken vorräthig sind, harmonisch ineinander greifen und nichts ihrem freien Spiele widerstreitet" 453).

Reil plädiert daher — im Gegensatz zu den späteren Anstaltspsychiatern (Roller, Damerow u. a.) — für eine Trennung von Heil- und Verwahranstalt, d. h. von heilbaren und unheilbaren Kranken — ein Streit, der sich dann über zwei, drei Generationen hinzieht.

Reil findet, daß die („pharmaceutische" wie auch „psychische") Kurmethode in einer Heilanstalt „vollkommener gehandhabt werden könne" als in einer Heil- und Pflegeanstalt. Nicht nur der Ort kann passender gewählt werden, sondern auch die

„Organisation" und „das Personal" (454). Schon Reil redet bei dieser Forderung vom „Krankenhaus" (1803). Erst Griesinger greift diesen Gedanken in seiner Bemühung um die „Gleichstellung" seiner psychisch Kranken mit anderen Kranken und seines „Asyls" mit anderen Krankenhäusern wieder auf, aber schon Reil spricht ausdrücklich von den „Einrichtungen", die ein Irrenspital mit jedem Spital gemein haben muß. Er erklärt, es sei nicht möglich, „ein Krankenhaus und zugleich ein Narrenhaus" (Pflegeanstalt) mit den jeweils verschiedenen Erfordernissen in der „nöthigen Schärfe zu beobachten" (455). Das Lärmen und Toben der Unheilbaren stört den Heilungsprozeß der anderen Kranken empfindlich. Das Personal, das sich jetzt (1803) noch aus „Zuchtknechten, Stockmeistern und Diebeswärtern" rekrutiert, muß sorgfältig ausgelesen und geschult werden.

Freilich müßten „die öffentlichen Behörden" erst einmal zugeben, wie sehr verbesserungsbedürftig die Institutionen sind und „daß es ihrer Eitelkeit nicht schmeicheln würde, den Zustand ihrer Anstalten bekannt zu machen" (457). Schon der Name solcher Institutionen muß den Kurplan fördern. Reil empfiehlt: „Pensionsanstalt für Nervenkranke" oder „Hospital für psychische Kurmethoden" (458). Die Anstalt soll in einer „anmuthigen Gegend liegen, die Seen, Flüsse, Wasserfälle, Berge und Felder, Städte und Dörfer in der Nähe hat. Sie muß Ackerbau, Viehzucht und Gärtnerey besitzen. Der Garten ist vorzüglich für Kranke, denen man nicht ganz trauen darf. Er sey mit einer Mauer von der Höhe einer Brustwehr eingeschlossen, auf derselben stehe ein Gitter, damit die Aussicht nicht ganz gehemmt werde. Eine solche Lage macht es möglich, jeden Kranken zu zerstreuen und zu beschäftigen, wie es seine Krankheit erfordert. Man kann ihm alle Lebensgenüsse, die stillen Freuden des Landes und die Ergötzung der Stadt verschaffen, ihn durch Gärtnerey und Feldbau oder durch Professionen und Künste des Städters beschäftigen, nach seinem Bedürfnis" (459).

Die architektonische Struktur soll diejenige einer „Meierey" sein. Sie soll also gegliedert sein in mehrere Gebäude. Auf diese Weise lassen sich die „Rasenden, Blödsinnigen und Genesenden" besser voneinander absondern. Auch wird „das Schauderhafte eines Gefängnisses", das ein einziges großes Gebäude an sich hat, vermieden (460 f.). Gitter vor den Fenstern, Riegel und Ketten an den Türen sind zu vermeiden. Es gibt weniger auffällige Mittel, Fenster und Türen zu verschließen. Einige Zellen müssen so eingerichtet werden, daß sie je nach Bedarf hell oder finster gehalten werden können. Die Zimmer müssen „einfach meublirt" und heizbar sein. Bei Sommerhitze müssen kühle Räume, schattige Gärten und „Grotten" zur Verfügung stehen (461).

Im übrigen „muß die Irrenanstalt alles in Bereitschaft haben, was zur Kur erforderlich ist". Und hier gibt Reil noch einmal einen Überblick über das Arsenal seiner „psychischen Heilmittel": „Traufen, Sturzbäche, Douchen, Höhlen, Grotten, magische Tempel." Es muß einen großen freien Platz zum Exerzieren und zu gymnastischen Übungen, ferner „Anstalten zu Concerten, Schauspielen und zu anderen Übungen der Aufmerksamkeit" geben. Wichtig ist auch eine Vorrichtung, durch welche der Kranke „scheinbaren Gefahren ausgesetzt und dadurch zur Selbsthülfe aufgemuntert wird. Kurz die Heilanstalt muß alle bereits oben angezeigten Mittel in Bereitschaft haben, die zur psychischen Kur nothwendig sind" (462 f.).

Wie weit Reil aber den Begriff seiner „psychischen Curmethode" faßt, zeigt er in den Schlußkapiteln, in denen er Reformvorschläge für die Administration, insbesondere auch für ein möglichst rasches und zweckdienliches Aufnahmeverfahren macht. Er empfiehlt eine vorläufige Aufnahme durch ärztliches Attest und erst dann eine nachträgliche Überprüfung der Zulässigkeit durch das Gericht (463 f.).

Schließlich muß „Gerechtigkeit und strenge Ordnung ... in allen Verhältnissen der Kranken, in dem Betragen der Dienstleute gegen dieselben, im Essen, Trinken, Schlafen, Reinigen, Kleiden und Arbeiten obwalten". Daß Reil in allem dem ein therapeutisches —vor allem diätetisches — Prinzip sieht, besagt der Nachsatz: „Die beobachtete äußere Regel wirkt auf die Kranken zurück, ordnet ihren wirren Kopf ..." (469).

Die psychische Heilkunde Reils läßt sich — mit seinen Worten — folgendermaßen zusammenfassen:

„Wer sich daher mit der Heilung der Seelenkrankheiten befassen will, sey beides, Arzt der Seele und Arzt des Körpers, damit er beide Naturen des Körpers umfasse, ihren gegenseitigen Einfluß richtig schätze und die Kette von Krankheiten an der Quelle entdecke, wo sich die erste entsponnen hat. Der bloße Seelenarzt trifft schwerlich den rechten Zeitpunkt, wo er mit Vortheil psychisch wirken kann, übersieht die kranke Anlage des Gehirns, die körperlichen Reize, die dasselbe erregen und dadurch zuletzt seine normale Dynamik umstürzen. Wie kann ihm die psychische Cur eines fixen Wahns gelingen, der vom Einfluß kranker Nerven und geschwächter Eingeweide aufs Gehirn entspringt? Wie ist er im Stande, das Kraftmaaß des Körpers richtig zu schätzen, dasselbe durch den Proceß der Vegetation zu vermehren oder herunterzustimmen? Er stürmt daher mit psychischen Reizen, und setzt das matte Gehirn in convulsivische Erschütterungen, die es in eine Asthenie stürzen, aus welcher es nie wieder hervorgezogen werden kann. Ihm sind endlich die Mittel unbekannt, den Ton des geschwächten Nervensystems wieder herzustellen. Daher Rückfälle nach beendigter Cur" (468).

Soweit Reils Kritik am einseitig psychologisch orientierten Arzt. Aber „eben so unfähig ist der bloße Körperarzt zur Heilung der Geisteszerrüttungen. Er kann sie nur umgehen, aber dieselben nie direct angreifen. Denn dies ist allein durch die psychische Curmethode möglich. Es ist ein empörendes Schauspiel, wenn man zusieht, wie übel der handfeste Empiriker mit seinen Geisteskranken umspringt. Gleich einem blinden Maulwurf wühlt er sich in ihre Eingeweide ein, und sucht die Seele auf, wo die Natur die Werkstätte für die niedrigsten Operationen der Thierheit angelegt hat. Deklinationen des Denkvermögens will er durch Verdünnung eines atrabilarischen Bluts und durch Schmelzung stockender Säfte im Pfortadersystem berichtigen, Seelenschmerz mit Nieswurz und verkehrte Gedankenspiele mit Klistirsprützen bekämpfen. Wehe dem Ebenbilde Gottes, das unter einen solchen Hobel fällt!" (10).

Also muß der Arzt immer beide Seiten — die psychische und die somatische — beobachten: „Wenn der Wahnsinn nicht protopathische Krankheit, nicht von moralischen Ursachen entstanden ist, wenn das Gehirn durch Reize der phrenischen Gegend, des Sonnengeflechts, der Geburtstheile erschüttert wird, oder es der Vegetation überhaupt an Stoff zur Verarbeitung fehlt, so wirke man zunächst körperlich auf den Körper, und entferne diese Zustände aus der Organisation, durch welche das Seelenorgan erkrankt. Doch scheint selbst diese körperliche Curmethode mehr Salz nöthig zu haben, als ihre Handhaber in den Tollhäusern ihr zu geben wissen" (469).

Noch ist — zur Zeit Reils — der Streit zwischen den „Somatikern" und den „Psychikern" in der Psychiatrie nicht entbrannt. Die alten Gegensätze zwischen den Animisten (Georg Ernst Stahl und seine Anhänger) und den Verfechtern der Jatrochemie und Jatromechanik sind hier überbrückt. Reil steht in der philosophischen Tradition jener Medizin und Anthropologie, deren Grundthese besagt, daß die menschliche Natur ihrem Wesen nach Teil am Ganzen der Natur hat; daß sie in zweifacher Form — geistig und leiblich, moralisch und physisch erscheint, aber im Grunde eins ist.

Johann Christian Reil, soviel er auch spekuliert und rhapsodiert haben mag, versucht auf diesem anthropologischen Grund Formen der medizinischen Therapie zu entwickeln, die zugleich Formen des therapeutischen Umgangs mit dem psychisch Kranken sind.

III. Teil

Nach Pinel und Reil

Was man Psychiatrie nennt, gleicht jetzt noch einem Reptil, das sich dem Schlamme entwindet.

J. Chr. A. Heinroth, 1839 [1]

Seit Beginn der — im wesentlichen durch Pinel — nosologisch systematisierten Psychiatrie versuchen die Ärzte ihren „Traitement", ihren „régime", ihre „Curmethoden" nach dieser Nosologie zu differenzieren. De facto jedoch bleibt die Praxis im Verhältnis zu den vielerlei Theorien undifferenziert. Sie orientiert sich im wesentlichen an Reil oder greift über diesen zurück und stützt sich direkt auf Pinel. Zwar finden sich mancherlei Modifikationen im Umgang mit Geisteskranken: es gibt beispielsweise recht drastische Unterschiede zwischen den Curmethoden Horns in Berlin und denen Hayners in Waldheim. Aber dies ist nicht die Konsequenz aus unterschiedlichen psychopathologischen Theorien, sondern aus stärkeren oder schwächeren kritischen Einstellungen der Psychiater zu ihrer eigenen Rolle, ferner die Folge einer weiter oder weniger weit reichenden humanitären Gesinnung gegenüber den Kranken.

Wir können daher die Geschichte der Psychopathologie — von Kant über Reil zu den „Psychikern" und „Somatikern" — überspringen, zumal diese Entwicklung — wie bereits erwähnt — oft und in ausgezeichneter Weise dargestellt wurde.

---

[1] Heinroth: Der Schlüssel zu Himmel und Hölle im Menschen; oder Über moralische Kraft und Passivität (1839), S. 241.

Institutionen nach Pinel und Reil

Übergangslösungen in deutschen Ländern und Beginn der Anstaltspsychiatrie

Im Jahre 1805 wurde in Bamberg in dem alten Kloster von „St. Getreu" ein Irrenhaus errichtet und im selben Jahre konnte Johann Gottfried Langermann seine Heilanstalt (ausschließlich für heilbare Irre) in Bayreuth eröffnen. Die Bamberger Anstalt verwahrloste im Laufe der folgenden Jahre. Wilhelm von Horn berichtet von einer Besichtigung, es sei ein „Mistpfuhl von Herzlosigkeit und Kälte" (1831).

1811 wurde durch die Fürstin Pauline zu Lippe und unter dem Einfluß ihres Leibarztes Johann Christian Friedrich Scherf in dem alten Schloß Brake eine Anstalt für heilbare und unheilbare Irre eingerichtet. Sie wurde im Jahre 1820 wieder aufgelöst.

Die erste eigene als Irrenanstalt gebaute Institution ist die 1818—1820 errichtete Anstalt in Schleswig. Ihr Gründer, der Stadt- und Amtsphysicus Carl Ferdinand Suadicani (1753—1824) und der dänische Architekt Christian Friedrich Hansen hatten sich weitgehend an Vorschläge von Esquirol gehalten. Die Geisteskranken des Herzogtums Schleswig-Holstein waren bis dahin in den Zuchthäusern von Neumünster und Glückstadt untergebracht — nicht anders als in den vielen anderen unheilvollen Konglomeraten des 18. Jahrhunderts.

Erst als am Ende des 18. Jahrhunderts die Parolen von der Humanität und zugleich die Parole von der Heilbarkeit der Geisteskranken sich durchsetzten — und zwar nicht nur bei den Ärzten, sondern auch bei den Regierungen und Verwaltungsbehörden, beeilte man sich allenthalben, jetzt die ohnehin überlasteten Zucht- und Tollhäuser in der bisherigen Form aufzulösen. In Frankreich entwickelte sich nach der Revolution der Typus des Hôtel Dieu zum Typus der für die ganze damalige Welt vorbildlichen klinischen Krankenanstalten. Wie bereits erwähnt, wurden diesen Krankenhäusern gelegentlich, ähnlich wie in Wien oder Florenz, psychiatrische Kliniken oder Abteilungen angeschlossen.

In Deutschland werden aus den berüchtigten Zucht-, Waisen-, Siechen- und Tollhäusern die Geisteskranken herausgenommen, so daß diese, wie z. B. in Celle, in der Regel als reine Strafanstalten übrig bleiben. Für die Geisteskranken werden eigene Institutionen entweder in schon vorhandenen Häusern (Klöster, Schlösser) gegründet oder neu errichtet. So werden etwa die geisteskranken Insassen des württembergischen Zucht- und Tollhauses Ludwigsburg nach Zwiefalten überführt (1812), diejenigen von Pforzheim ziehen unter Friedrich Groos in das ehemalige Jesuitenkonvikt nach Heidelberg um. Aus Pforzheim hatte man allerdings schon 1804 die Züchtlinge herausgenommen und nach Bruchsal und Mannheim verlegt, so daß nur noch das „Irren- und Siechenhaus" blieb. 1811 brachte man die heilbaren Kranken aus dem sächsischen

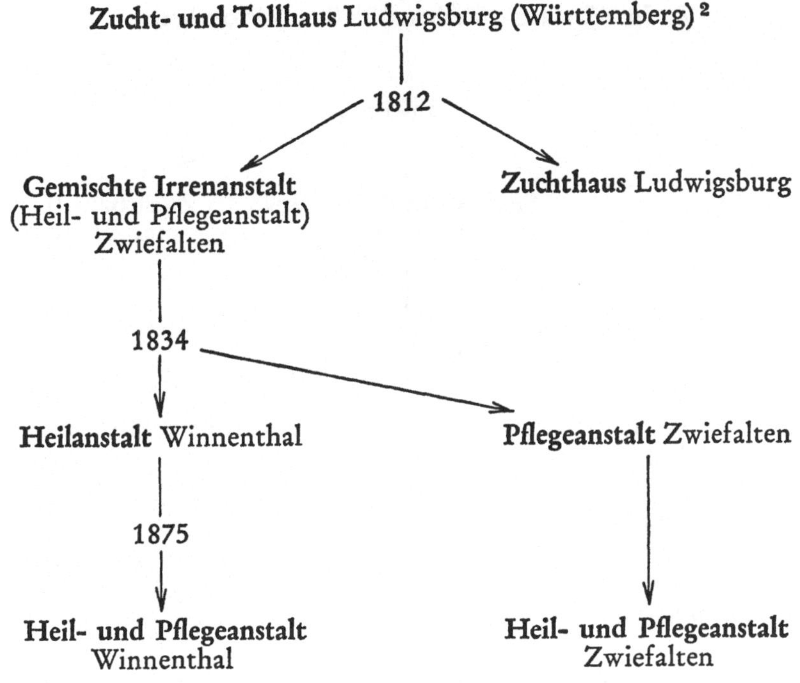

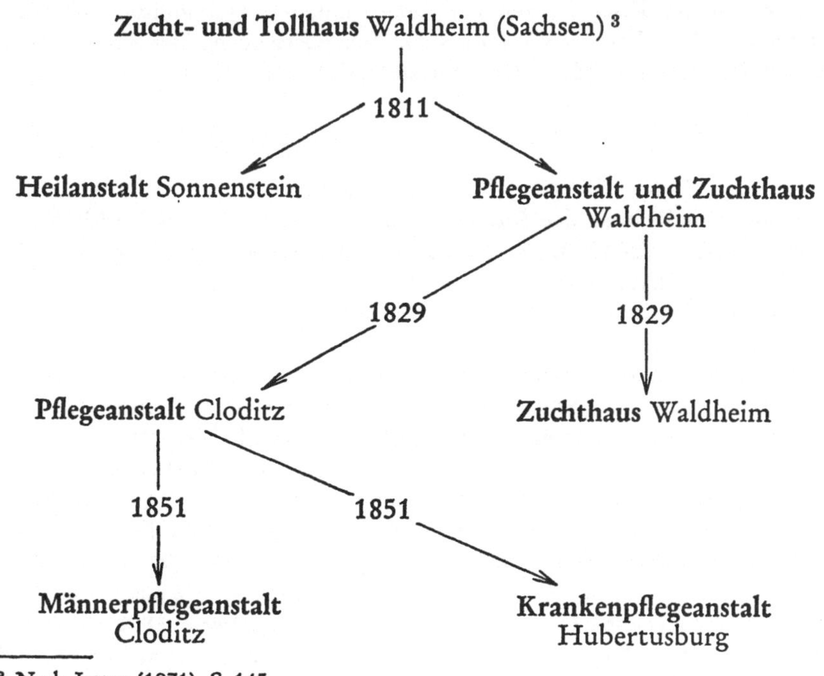

[2] Nach Jetter (1971), S. 145.
[3] Nach Jetter (1971), S. 128.

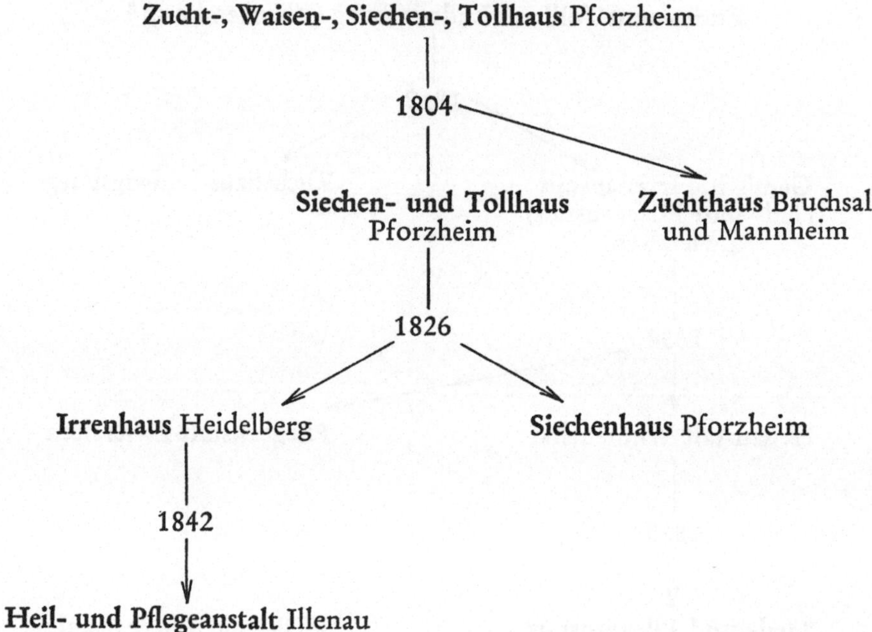

Waldheim in die neu eröffnete Anstalt Sonnenstein und 1829 die unheilbaren nach Cloditz.

Jetter macht diesen Prozeß der Differenzierung anschaulich, indem er ihn für verschiedene Anstalten graphisch darstellt. Wir übernehmen hier 2 Beispiele und fügen das Beispiel Pforzheim-Heidelberg-Illenau noch hinzu.

Die Ära der Anstaltsgründungen in Deutschland

Im ersten Drittel des 19. Jahrhunderts bahnt sich die Entwicklung der Anstaltsgründungen und damit der Anstaltspsychiatrie an. Förderlich hierfür war die politische Situation nach 1800: Durch den Reichsdeputationshauptschluß vom 25. 2. 1803 und durch die Säkularisation standen den Regierungen plötzlich zahlreiche Kloster- (und Schloß-)Gebäude zur Verfügung, die sich zur Unterbringung der Anstalten anboten. Marsberg in Westfalen war eine der ersten Gründungen dieser Art (1814). In Württemberg war die Anstalt Zwiefalten (1812) eine Benediktinerabtei, die (später gegründeten) Anstalten Schussenried und Weissenau waren Prämonstratenserabteien. Auch Siegburg in der Rheinprovinz (1825) und Heidelberg (1826) waren Klöster. Aber auch Festungen, so z. B. „Sonnenstein" bei Pirna (1811) und Schlösser, z. B. Winnenthal (1834), wurden zu Anstalten „adaptiert".

Ein Überblick, den Laehr (1875) gibt, zeigt, wie ab 1800 die Gründung der Anstalten im deutschsprachigen Gebiet in Gang kam: 1800—1809 wurden 3 adaptierte Anstalten eröffnet, 1810—1819 waren es 6 neu gebaute und 2 adaptierte, 1820—1829 9 neue bzw. adaptierte, 1830—1839 3 neue und 4 adaptierte. 1840—1849 begann die Phase der Anstalts-Neuerrichtung großen Ausmaßes: 26 Neuerstellungen, 6 Adaptionen, 1850—1859 28 neue Anstalten und 3 adaptierte, 1860—1869 46 neue Anstalten (keine Adaption).

Hand in Hand mit der Trennung zwischen Zucht- und Tollhaus lief von Anfang an — schon seit Reil — auch die Diskussion um eine weitere Form von Trennung, nämlich in Heilanstalten und in Pflegeanstalten, also in Anstalten für Heilbare und Unheilbare. Bis in die Vierzigerjahre des 19. Jahrhunderts und weiter geht der Streit über „gemischte Heil- und Pflegeanstalten", über „getrennte Heil- und Pflegeanstalten" und über die sogenannten „relativ verbundenen Heil- und Pflegeanstalten" [4]. Die eine Ansicht war, die Trennung sei unerläßlich, damit die Heilbaren auch wirklich geheilt werden könnten. Die andere sah in der Verbindung von Heil- und Pflegeanstalt den Vorteil, den Kranken bei der Anlieferung und ersten Untersuchung in jedem Fall an Ort und Stelle aufzunehmen und in der für ihn in Frage kommenden geeigneten Abteilung unterzubringen. Roller berichtet von einem Besuch bei Esquirol in Paris: Man halte dort die Kranken allein schon „dadurch in den Schranken der Zucht und Mäßigung", daß man ihnen notfalls drohe: „Vous passez aux incurables." Daß die bessere Ausstattung der getrennten Heilanstalten oft auf Kosten der Pflegeanstalten ging, liegt auf der Hand. Eine ärztliche Leitung war für getrennte Pflegeanstalten nicht vorgesehen. Hier liegt also schon im Strukturellen eine Wurzel für die heillose Abwertung der chronisch Kranken.

Einige Projekte, die nicht zur Ausführung gelangten, sind für die Geschichte der Psychiatrie nicht weniger wichtig, als die Pläne, die realisiert werden konnten. So bildet das erwähnte Projekt von Tenon (1788) in Paris einen markanten Punkt in der Entwicklung. In Bamberg entsteht im selben Jahr 1788 ein vorbildlicher Plan. Über ein Jahrzehnt vor den ersten wichtigen Gründungen findet sich auch ein Plan für ein Irrenhaus in Münster in Westfalen (1803). Das dortige Projekt ist aber nicht eigentlich ein Vorläufer der psychiatrischen Anstalt, sondern der Universitäts-Klinik, die sich erst ein halbes Jahrhundert später, die Führungsrolle der Anstalten übernehmend, in Deutschland durchsetzt: In Münster sollte das Irrenhaus dem klinischen Unterricht an der Universität zur Verfügung stehen. Der Krieg von 1805 vereitelte dieses Projekt jedoch. Erst 1814 konnte im östlichen Westfalen, im alten Kapuzinerkloster Marsberg, eine erste Irrenanstalt unter dem ärztlichen Direktor Wilhelm Ruer eröffnet werden. Als dann im Jahre 1839 im ehemaligen Stiftsgebäude von Obermarsberg eine Unterkunft für Rekonvaleszenten und 1841 in Geseke eine Pflegeanstalt für Unheilbare eröffnet wurde, war hier eine wenn auch örtlich getrennte Differenzierung nach Schweregraden der Krankheit bzw. der Verhaltensstörung geschaffen. Langermann hatte schon früher eine Zweiteilung erreicht, indem er in seiner Anstalt Bayreuth die Heilbaren betreute und die Unheilbaren in Schwabach unterbringen ließ.

Jacobi und seine Anstalt Siegburg

Ehe wir auf die Struktur der relativ verbundenen Heil- und Pflegeanstalt und ihren wichtigsten Vertreter, C. F. W. Roller (Illenau), näher eingehen, müssen wir die Anstalt Siegburg in der Rheinprovinz und das Werk ihres damaligen Direktors Carl Wigand Maximilian Jacobi (1774—1858) charakterisieren.

[4] Siehe hierzu Roller (1831), Jacobi (1835), Damerow (1845), Richarz (1844, 1848); hier knüpfen dann in den 60er Jahren die Reformpläne Griesingers (1868/69) an; siehe hierzu Schrenk (1968, a—b).

Siegburg ist — zeitlich — nach Sonnenstein die wichtigste, wenn auch nicht die vorbildlichste, vielmehr in ihrer Anlage die umstrittenste Anstalt [5]. Ihre Bedeutung erhält sie durch Jacobi, der ein schlechter Verwaltungschef, aber ein ideenreicher, allen Anregungen offener Wissenschaftler und Arzt war. Seine Biographie ist bis zu seinem Einzug in Siegburg bewegt. Er fängt vieles an und läßt es wieder fallen, wird gefördert und hält nicht durch, und auch als Siegburger Direktor — endlich in einer Position, die stabil sein könnte — wird er von den Verwaltungsbehörden immer wieder als untauglich für die Leitung einer Anstalt erklärt. Was ihn hält, ist sein glänzender Ruf in der psychiatrischen Fachwelt. Und auf verantwortlichem Posten in der preussischen Regierung sitzt Langermann. Er stützt und hält Jacobi.

Eine Irrenanstalt für die Rheinprovinz war bereits 1820 geplant. Man dachte zuerst an eine Adaption des Schlosses Brühl. Hardenberg widersetzte sich aber diesem Plan. Jacobi, der bis dahin in bayrischem Staatsdienst war (zuerst in München, dann in Salzburg) und sich dort recht unglücklich fühlte, wurde als Berater zugezogen. Der preussische Minister von Altenstein [6] schickte ihn auf eine Studienreise durch deutsche und ausländische Anstalten (u. a. nach Paris und nach London und York). Man einigte sich schließlich auf die Benediktinerabtei Siegburg und begann dort 1823 mit dem Umbau. 1824 können die ersten 48 Kranken einziehen. 1825 erfolgt die offizielle Eröffnung. Wie sehr Jacobi, vor allem von den Provinzialbehörden, angefeindet wurde, geht aus der Tatsache hervor, daß erst 1831 seine Ernennung zum Direktor erfolgte.

In seiner literarischen Tätigkeit sind ihm die psychiatrische Praxis und die Struktur der Institutionen ebenso wichtig wie die Probleme der Psychopathologie. Er gibt die „Beschreibung der Irrenanstalt für Quäker bei York von S. Tuke" heraus und versieht diese mit ausführlichen Anmerkungen [7]. Im Jahre 1834 erscheint seine große Monographie „Über die Anlegung und Einrichtung von Irren-Heilanstalten mit ausführlicher Darstellung der Irren-Heilanstalt zu Siegburg". Eine englische Übersetzung besorgt 1841 John Kitching, der bei Tuke Hilfarzt im Quäker-Retreat zu York war und 1835 Siegburg und Winnenthal (Zeller) besucht hatte. Die Einleitung zu dieser englischen Ausgabe schrieb Samuel Tuke. Über die Probleme der institutionellen Struktur schreibt Jacobi in dem großen Artikel „Irrenanstalten" im „Encyclopädischen Wörterbuch der medicinischen Wissenschaften", 19. Band, 1839.

Jacobis Anstalt, so unpraktisch sie angelegt war — auf engem Raum auf einem Bergkegel, ohne direkt zugängliche Gärten und Felder — galt zu seiner Zeit als das „Mekka der Irrenärzte" [8]. Von überall her kamen Psychiater von Rang und Namen zu Besuch: in den dreißiger Jahren Damerow aus Halle, Ernst Albert von Zeller aus dem württembergischen Winnenthal, Johann Nepomuk Ringeis aus München, Samuel Tuke und J. Kitching aus der „Retreat" bei York, Joseph Guislain, der bedeutende Erneuerer der Psychiatrie in Belgien, der junge Mediziner Wilhelm Griesinger. In den vierziger Jahren kamen Gottlieb Heinrich Bergmann aus Hildesheim, Michael von Viszanik, ärztlicher Leiter des Narrenturmes zu Wien, schließlich Roller aus der Illenau und viele andere. Auch der Kronprinz von Preußen, der spätere König Fried-

---

[5] Siehe hierzu Jacobi (1835, 1837, 1839); vgl. hierzu auch Flemming (1847), Pelmann (1887, 1912), Damerow (1897), Herting (1930), Sioli (o. D.), Bodamer (1953), H. W. Schulte (1961), Steudel (1967).

[6] Ihm widmet Jacobi sein Buch „Über die Anlegung und Einrichtung von Irrenheilanstalten" (1835).

[7] Jacobi: „Sammlungen ..." (1822).

[8] Zit. nach Jetter (1971), S. 136.

rich Wilhelm IV., besuchte Jacobi (1833). Zu den regelmäßigen Besuchern zählte Jacobis Freund, der Bonner Kliniker Friedrich Nasse, der schon 1820 neben seinen Vorlesungen über Innere Medizin auch klinische Psychiatrie gelesen hatte — die erste Vorlesung dieser Art. (Das Projekt einer psychiatrischen Universitätsanstalt in Münster — 1803— war, wie bereits erwähnt, nicht zustande gekommen; Groos in Heidelberg beginnt mit seinen Vorlesungen erst 1832.) Ab 1831 veranstaltet Nasse auch regelmäßig Exkursionen mit seinen Studenten nach Siegburg. In Ferienkursen in Siegburg führte Jacobi die Bonner Medizinstudenten in die praktische Psychiatrie ein.

Auch für die Heranbildung junger Psychiater wurde Jacobis Siegburg — ähnlich wie später die Illenau Rollers — ein bedeutendes Zentrum. 1830 konnte in Siegburg der „Zweite Arzt" Friedrich Ludwig Heinrich Bird angestellt werden (bis 1834) [9]. 1836 folgte Franz Richarz, der sich in zahlreichen Publikationen mit Fragen der Anstalts-Struktur, -Architektur, -Organisation, -Größe usw. auseinandergesetzt hat. Er war, als in den vierziger Jahren die großen Anstalten gegründet wurden, ein Verfechter kleinerer, effektiverer Institutionen [10]. Ferner waren Albrecht Erlenmeyer (1844) [11], Focke (1845), K. B. Heinrich (1846), später Professor für Psychiatrie in Königsberg, dann Bernhard von Gudden, der spätere Züricher und Münchener Ordinarius für Psychiatrie, und der Sohn Nasses, Karl Friedrich Werner Nasse, Assistenten und Schüler von Jacobi [12].

Mit dem Ausscheiden Jacobis — er starb 1858 — ging der Glanz von Siegburg rasch zu Ende. Der Nachfolger war Friedrich Hoffmann. Karl Wilhelm Pelmann, der anfangs der sechziger Jahre Assistent in Siegburg war — später in Stephansfeld (Elsaß) und in Grafenberg (bei Düsseldorf), schließlich ab 1889 erster Bonner Ordinarius für Psychiatrie — schildert die „unhaltbaren" Zustände dieser Anstalt, die er „eine der unzweckmäßigsten und ungeeignetsten" nennt (1887, 1912). Die Rheinprovinz hatte unterdessen 3 neue Anstalten, Andernach (1835), Grafenberg, Merzig (Saar) eröffnet. Die Anstalten Düren und Bonn wurden in den siebziger Jahren gebaut. Siegburg wurde 1876/78 aufgelöst [13]. Auf Jacobis „Umgang mit Geisteskranken" werden wir im folgenden Kapitel ausführlicher zu sprechen kommen.

Charenton (Esquirol)

> ... eine Anstalt errichten, die das bei weitem übertreffen kann, was die aufgeklärten Nationen bis jetzt besitzen.
>
> *Ph. Pinel 1801* [14]

> Wenn jedes Monument die Bemühung ist, einem Ideal zu seinem sinnfälligen Ausdruck zu verhelfen, welches Ideal soll dann durch dies verschwenderische Opfer an Mühe dargestellt und verewigt werden?
>
> *J. Ortega y Gasset*
> *(Meditation im Escorial, 1915)*

Wir müssen hier auf die Planung und Errichtung der Anstalt Charenton (s. Abb. 17, S. 192 und Abb. 18, S. 193) bei Paris eingehen, weil diese nicht nur auf die Entwicklung in Frankreich, sondern auch in Deutschland — z. B. Rollers Illenau — Einfluß hatte.

---

[9] Siehe auch Bird (1824 a und b, 1834).
[10] Siehe auch Richarz (1844, 1848).
[11] Siehe auch Erlenmeyer (1863).
[12] Siehe hierzu Damerow (1897).
[13] Siehe Pelmann (1887, 1912).
[14] Pinel: Traité (1801), S. 304/323.

In seinem wissenschaftlichen Werk hat Pinel für die Psychiatrie eine differenzierte Nosographie geschaffen. Er tat dies nicht nur aus einem Bedürfnis nach systematischer Ordnung der Geisteskrankheiten, sondern auch in der Absicht, daraus unmittelbar Konsequenzen für neue institutionelle Strukturen abzuleiten: in Charenton, vor den Toren von Paris, sollte — freilich erst 1838, nach langer Refraktärzeit — diese Idee einer differenzierten und differenzierenden Institution — entsprechend dem nosographischen Muster — verwirklicht werden. Es entstand ein neuartiges, vielfach gegliedertes, architektonisches Modell, dessen Grundelement der „Carré isolé" war [15].

Wenn man die Loslösung von den Ketten als einen ersten Schritt zur Befreiung der Irren bezeichnen will, so ist ihre Unterbringung im System der Carrés isolés der zweite Schritt zu dieser Befreiung. Mit dem ersten Schritt konnten die Irren der Salpêtrière und des Bicêtre wenigstens den Tobhof betreten. Jetzt, in Charenton, geht es ein paar freie Schritte weiter.

Bisher waren die Geisteskranken zu Massen interniert. Die Höfe waren — nicht anders als in Gefängnissen — an allen 4 Seiten umbaut, oft zwei- oder dreistöckig; oder sie waren ringsum durch hohe Mauern abgeschlossen. Kein Baum, kein Stückchen Rasen, keine Aussicht. Wer dort einmal untergebracht war, sah oft für den Rest seines Lebens nichts anderes mehr als Mauerstein, Pflaster und Gitter. Die Masse der Kranken — schreiende Halluzinanten, verzückte oder versandete Paranoiker, tobsüchtige oder dumpf brütende Epileptiker, herrschsüchtige Hysteriker, verängstigte Hypochonder, joviale oder streitsüchtige Maniker, verblödete Greise, größenwahnsinnige Paralytiker, plappernde Arteriosklerotiker — alles wälzte und wühlte und schob und stieß sich hier durcheinander. Hier war jeder der Schrecken eines jeden: homo homini lupus — nicht weil die Geisteskrankheiten den Menschen zu einem rasenden Tier, zu einem Wolf machen. Sondern weil im Tobhof nur derjenige Überlebenschancen hat, der es dahin bringt, selber Wolf zu sein und nicht Schaf.

Die Durchführung des Neubaus in Charenton hat nicht mehr Pinel selber in der Hand, sondern sein großer Schüler und Nachfolger Esquirol. Er wird 1826 Medicin en chef von Charenton. Auf dem Gelände der alten Anstalt und des Klosters Charenton baut ihm Gilbert an den Steilhängen zur Marne und Seine in klassizistischer Architektur eine neue Art von Logies für die Kranken: Ein Gefühl der Ruhe, eines wohnlichen Friedens und — das vermerkt Jetter — der offene Geist der „Urbanität" wird hier den Kranken durch einen neuen Stil der Anstalts-Architektur angeboten: ein Garten mit Rasen und Bäumen, ringsum laufenden Balkone und Arkaden, die offene Seite des Carrés mit freiem Blick über die weiten Flußniederungen südwärts. Zwar ist der Kranke auch in diesem Wohngarten nicht frei, denn nur für den Blick ist die Südseite des Carrés offen. Die Lage der Gebäude auf den Terrassen des Uferhanges erlaubt jedoch an dieser vierten „offenen" Seite des Vierecks einen Abschluß, der vom Bewohner des Appartements und der Gärten nicht wahrgenommen wird: Die Abschlußmauer ist erst 6—8 m hangäbwärts errichtet und mit hohem Buschwerk abgeblendet. So wird der freie Ausblick nicht versperrt. Der Kranke haust also nicht mehr zwischen Mauern, sondern er wohnt in den Zimmern einer Krankenabteilung, auf den Balkonen, in den Säulenhallen und im Garten. Tritt er an die offene Seite seines Wohngartens, so findet er sich an der Balustrade einer hoch über dem Fluß und der offenen Landschaft gelegenen Gartenterrasse — nicht anders als im Park einer

[15] Siehe hierzu die ausführliche Darstellung von Jetter (1966 b, 1971).

idyllisch gelegenen Villa. Die Panegyriker der französischen Psychiatrie scheuen daher auch nicht den Vergleich dieser Anlage mit den „Hängenden Gärten der Semiramis".

Esquirol hat — genau wie seine Kollegen der neuen Psychiater-Generation in Deutschland, also genau wie Jacobi in Siegburg, Roller in Illenau, Damerow in Nietleben u. a .— die Anstalt selbst das wichtigste aller Heilmittel für den psychisch Kranken genannt. In der Tat konnte eine Anstalt wie Charenton — im Gegensatz zur Internierungs- und Tobhof-Architektur der Salpêtrière oder des Bicêtre — zum Heilmittel werden. Was Esquirol hier mit einem großartigen Aufwand von Architektur verwirklichte, war ein gewaltiger humanitärer und psychotherapeutischer Fortschritt.

Dabei sind zwei Prinzipien von entscheidender Bedeutung:

1. Die Differenzierung der Kranken erfolgt nicht nach den beiden Kategorien heilbar oder unheilbar, sondern nach der ganzen, reichhaltigen diagnostisch-nosologischen Differenzierung der zahlreichen und verschiedenartigen Krankheits- und Verhaltenszustände der Insassen. Hier — und vor allem hier — liegt die große Bedeutung Philippe Pinels für die psychiatrische Wissenschaft. Seine systematische Nosologie der Geisteskrankheiten, also seine Differenzierung und Kategorisierung der Masse von Kranken, mußte vorhergehen, damit Esquirol dann seine Kranken in den — schließlich auf sechzehn geplanten — Abteilungen von Charenton entsprechend differenziert unterbringen konnte: Das Esquirolsche Konzept der Anstalt Charenton ist also die Nosologie Pinels en architecture. Es ist die Nosologie Pinels, umgesetzt in praktizierbare Psychiatrie [16]. Jetzt wälzt und stößt und schreit und flieht nicht mehr alles durcheinander wie in den Massenquartieren des Hôpital général, wo Pinel anfangen mußte, eine wissenschaftlich fundierte, humane Psychiatrie zu installieren. In Charenton können jetzt ruhige und im Verhalten geordnete und kommunikationsfähige Kranke mit ihresgleichen zusammenleben. Keiner wird mehr den anderen terrorisieren, keiner braucht mehr den anderen zu fürchten. Das Milieu ermöglicht, ja bewirkt Kommunikation und Wiedereinübung der in der Geisteskrankheit gestörten Kommunikationsfähigkeit. Und die Schwerkranken, die Reizbaren, Gespannten, Aggressiven können jetzt gesondert und auf ihren Abteilungen sinnvoller verwahrt, vor allem aber wirkungsvoller behandelt und gepflegt werden.

2. Aus dieser strukturellen Konzeption ergibt sich das wichtige Prinzip der Größenordnung: Wenn die Zahl der Kranken in den einzelnen Carrés auch nicht so niedrig war, wie es für die Entwicklung therapeutisch wirksamer gruppendynamischer Prozesse notwendig ist, so konnte diese Zahl doch wenigstens nicht mehr jene Höhe erreichen, die im Hôpital général üblich war und die bis heute — oder doch bis gestern — dort anzutreffen ist, wo man in großen Häusern die ursprünglich unterteilten Flure öffnete und zu Massenabteilungen mit 100, 120 Kranken und mehr zusammenfließen ließ.

Charenton ist das Ergebnis einer Irrenbefreiung, die Pinel „sagement calculée" genannt hat, die die Durchsetzung von Ordnung ermöglicht und den „principes sévères de la philantropie" gerecht wird. Charenton ist zugleich ein Symbol: es repräsentiert den gloriosen Aufschwung einer Wissenschaft, getragen vom Selbstbe-

[16] Jetter in einer persönlichen Mitteilung (Brief) zu diesem Abschnitt: „... ob Esquirol nicht doch die Nosologie des Pinel erheblich modifiziert und damit erst in der Anstaltsarchitektur anwendbar gemacht hat? Der breite Raum, den die Monomanie in Charenton einnimmt, gibt zu denken".

wußtsein einer revolutionär erneuerten Gesellschaft. Vielleicht hätte diese grandiose, „urbane“ Anlage nirgends sonst und zu keiner anderen Zeit entstehen können als in Paris in der ersten Hälfte des 19. Jahrhunderts.

Unverkennbar ist an der Anlage von Charenton die Idee eines metropolischen Äskulap-Heiligtums. Im Zentrum der Anstalt ist über einem großen, terrassierten Geviert ein mächtiger klassischer Säulentempel errichtet. Das antike Asklepieion ist neu erstanden. Hier wie dort gliedern sich ringsum die Heilstätten an. Im griechischen Heil-Heiligtum ist alles Tun der Ärzte und der Kranken — Begängnis und Behandlung — auf die Götter gerichtet. Im Tempel von Charenton walten die neuen Götter der Vernunft, des „soin éclairé et philantropique“ und der „liberté sagement calculée“ (Pinel).

Aber nur eine geringe Verdüsterung der Fassaden, eine Aufstockung der Mauern, eine Verschließung der „offenen“ Höfe — und Charenton hätte nicht mehr das Gesicht der Klassik und die Geste einer selbstbewußten Weltoffenheit, sondern es gliche einer römischen Garnison in Feindesland oder dem autistischen Diokletianspalast an der verlassenen Küste Dalmatiens, vielleicht auch dem Escorial, den Philipp II. in der kastilischen Sierra errichten ließ: Grundriß dieses Kolosses ist das Marterwerkzeug des hl. Laurentius, der Bratrost in Gitterform.

Aber Philipps Monument ist in der „herkulischen maniera grande“ (Ortega), im versteinerten Geist einer gottesfürchtigen Herrschsucht errichtet. Der neue Tempel der Wissenschaft, Vernunft und Humanität, „kalkuliert“ im Geiste Philipp Pinels, trägt die Züge der „maniera gentile“ (Ortega); nicht Herkules beherrscht diese Psychiatrie, sondern Apoll soll wieder einkehren. Auf einem Podest mitten vor dem Tempel von Charenton thront Jean Etienne Dominique Esquirol.

Rollers Anstalt Illenau *

In Deutschland entsteht zur Zeit der Planung und Errichtung Charentons die sog. „verbundene bzw. relativ verbundene Heil- und Pflegeanstalt“. Ihr Inaugurator ist Christian Friedrich Roller (d. J., 1802—1878), Sohn des Pforzheimer Roller, Assistent und Nachfolger von Friedrich Groos an der Irrenanstalt Heidelberg und Planer, dann Direktor der seinerzeit für die ganze Welt vorbildlichen Anstalt Illenau in Baden [17]. Schon während seiner Assistentenzeit in Heidelberg publizierte er seine weit in die Zukunft planende Schrift „Die Irrenanstalt in allen Beziehungen“ (1831) [18]. Seine wichtigsten Eindrücke sammelte er auf einer Studienreise, die ihn nach Paris zu Esquirol führte. In Deutschland besuchte er die Anstalt Siegburg (Jacobi) und Sonnenstein (Pienitz). Er war bei Langermann in der preußischen Medizinalbehörde und bei Horn an der Berliner Charité. Bei seiner Rückkehr nach Pforzheim, wo er sich ur-

---

* Siehe Abb. 19, S. 194.

[17] Roller (1831, 1845, 1874). Roller war zusammen mit Damerow und Flemming der Begründer und Herausgeber der „Allgemeinen Zeitschrift für Psychiatrie ...“ (ab 1844), vgl. hierzu Bodamer (1953).

[18] Roller (1831). Diese Schrift ist Rollers Programm der neuen Anstalts-Psychiatrie. Sie ist aber zugleich Streitschrift in seiner persönlichen Auseinandersetzung mit der Heidelberger Medizinischen Fakultät. Ihre Entstehungsgeschichte ist zugleich ein Stück Biographie und trägt höchst subjektive und affektive Züge. Siehe hierzu Jetter (1966 b und 1971); siehe auch IV. Teil.

sprünglich als praktischer Arzt niedergelassen hatte, war gerade der Auszug der Geisteskranken aus dem dortigen Siechen- und Tollhaus in ein Jesuiten-Kollegium in Heidelberg erfolgt [19].

Roller folgte Friedrich Groos nach Heidelberg und durchschaute dort sogleich die Mängel dieser Anstalt. Sie war in die Altstadt eingezwängt, vor allem war „die heilsamste aller Beschäftigungen: die Garten- und Feldarbeit" (Roller, 1831) nicht möglich. Immerhin wurden in Heidelberg die Kranken nicht angebunden und nicht geschlagen, sondern „durch Milde" geführt. Es war dasselbe Regime, das schon Rollers Vater in Pforzheim zusammen mit seinem Verwalter und seinem Anstaltsgeistlichen so weit als irgend möglich durchgesetzt hatte [20] und das ganz der Gesinnung entsprach, die am Großherzoglichen Hof zu Karlsruhe in Fragen der Psychiatrie herrschte. Die unmittelbare Erfahrung mit Geisteskranken in der eigenen großherzoglichen Familie hat diese Gesinnung und das vorbildliche Regime des Anstaltswesens in Baden wohl stark gefördert [21]. Als man in Karlsruhe erkannte, daß die Institution in Heidelberg in keiner Weise den Erfordernissen entsprechen kann, ordnete der Großherzog Ludwig II. an, Pläne für eine neue Anstalt zu entwickeln (1829). Insbesondere wurde Roller aufgefordert, Vorschläge auszuarbeiten. Das Ergebnis seiner Bemühungen ist seine programmatische Schrift von 1831.

Rollers erstes Prinzip war die Verlegung der Anstalt in die Idylle und Isolation einer vom Verkehr abgelegenen ländlichen Gegend. Er wählte dafür den Fuß des Schwarzwaldes in der Nähe des Landstädtchens Achern. Isolation war, wie bereits erwähnt, schon für Willis 50 Jahre zuvor, für Pinel und für Esquirol (um 1810/20) ein Leitprinzip der „moralischen" (psychischen) Therapie [22]. Die Struktur, die Roller empfahl, war die Verbindung von Heil- und Pflege-Anstalt. Eine Trennung, die er dabei verlangte, erscheint uns selbstverständlich, herrschte aber in den alten Zucht- und Tollhäusern in der Regel nicht: nämlich die Trennung zwischen Männern und Frauen. Was Roller verhindern wollte, war die „Vermehrung der Irrenanstalt aus sich selbst" [23]. Er gliederte aber diese in Männer- und Frauenseite streng abgeteilte Anstalt auch noch quer: in Behandlungs-(Aufnahme-)Abteilungen im vorderen Bereich und Pflegeabteilungen im hinteren Bereich der Anstalt. Entsprechend dieser kreuzförmigen Trennung der Anstalt in 2mal 2 Teile ist der von ihm projektierte Grundriß angelegt. Nach diesem Schema wird die Illenau gebaut und im Jahre 1842 eröffnet. Bald darauf folgt Nietleben bei Halle (1844 eröffnet unter Damerow), dann Eichberg (1840—1849 erbaut, eröffnet unter Snell) und in der Folgezeit zahlreiche weitere Anstalten, die alle kreuzförmig getrennt, aber doch „relativ verbunden" sind. Auch über die Grenzen Deutschlands wirkt sich dieses Strukturschema aus, so daß sich jeder, der es einmal kennt, meist mühelos in den neuerrichteten (d. h. nicht in ehemaligen Kloster- oder Schloßanlagen adapierten) Heil- und Pflegeanstalten zurechtfinden kann — auch wenn diese im Pavillon-System angelegt und die einzelnen Häuser oft nur über verschlungene Parkwege und hinter dichten Baum- und Buschgruppen zu finden sind. Die Längsachse, die man im Verwaltungsgebäude bzw. in der Direktion betritt, trennt die Männer- von der Frauenseite. Auf dieser Achse sind zu-

[19] Vgl. hierzu Fischer (1928), S. 1.
[20] Vgl. hierzu Halemeyer (1966).
[21] Siehe Anm. 29, I. Teil.
[22] Siehe hierzu Schrenk (1967 b).
[23] Roller (1831), S. 73.

meist die Kirche und der Festsaal, oft auch die Küche, Wäscherei, Heizwerk und Leichenhaus angelegt. Nach hinten staffeln sich zu beiden Seiten die Abteilungen: vorne diejenigen für „heilbare", hinten diejenigen für „unheilbare" (chronisch) Kranke.

Die nosologische Differenzierung Pinels und Esquirols (16 Carrés isolés in Charenton) hat zwar, wie Jetter nachweist, starken Einfluß auf Rollers Projekt. Aber sie hat sich vereinfacht zu einem nur noch vierfach gegliederten „Heil- und Pflege"-System. Roller wendet sich ab von jenem gewaltigen Komplex von Charenton, der zwar wegen seiner Lage im Bereich einer Großstadt sogar von der heutigen Sozial-Psychiatrie als „gesellschaftsnah" bezeichnet werden muß, der aber doch — im Vergleich zu einem Pavillonsystem — die Physiognomie eines rationalen, nach Zahlenkolonnen und Rubriken geordneten Geistes hat.

Wenn wir anfangs gesehen haben, wie sich die aufgeklärte Humanitätspsychiatrie Pinels bei ihrem Zug ostwärts über den Rhein in die romantische Spekulationspsychiatrie verwandelt, so zeigt sich jetzt bei der architektonischen und — daraus folgend — bei der funktionalen Struktur der Anstalten ein entsprechender Vorgang: Charenton hat zwar den Grundriß eines Gitters. Aber die „Arkaden" geben dem Gemäuer einen Anschein von Arkadien, von beatudo. Die geöffnete vierte Seite des Carré isolé ist das Quantum an Freiheit, das man in dieser Psychiatrie für die Kranken „kalkuliert". Die Psychiater in Deutschland ergießen sich und ihre neuen Anstalten ganz in die grenzenlose, heilsame Natur.

Kurmethoden nach Pinel und Reil

Und wahrhaft über sich selbst erhebt den Menschen denn doch nur sein Herz, welches das eigentliche Vermögen der Ideen ist.

Friedr. Heinr. Jacobi an Joh. Gottl. Fichte
(Motto der „Sammlungen" von M. Jacobi, 1822)

Die „psychische Curmethode" Johann Christian Reils hat unmittelbar nach 1800 vieles von dem zusammengefaßt, was bis dahin England, Italien, Frankreich und auch in Deutschland in der beginnenden Psychiatrie an Therapie und — weiter gefaßt — an „Umgang" mit dem Kranken praktiziert wurde. Die Weiterentwicklung soll am Beispiel einiger repräsentativer Autoren dargestellt werden. Wir müssen aber zuerst zu 2 englischen Ärzten zurückblenden, die ein bemerkenswertes Erbe für die psychiatrische Praxis in deutschen (und ausländischen) Anstalten hinterlassen: Erasmus Darwin (1731—1802), der Vater von Charles Darwin, und J. M. Cox (1763—1818). Sie gehören zu den bedeutenden Ärzten und Forschern um 1800. Aber ihr Name ist auch mit der Bereicherung des Arsenals von „moralisch" traktierenden Apparaten verbunden. Darwin empfiehlt einen Zwangsstuhl. Cox propagiert eine Drehmaschine, die „Cox'sche Schaukel": Er montiert den Patienten, in seinem Bett liegend, auf die Speichen eines großen, in der Waagrechten rotierenden Schwungrades und zentrifugiert ihn kopfwärts so lange, bis es zu einem Blutaustritt in den Konjunktiven kommt. Eine Kontraindikation gibt es nur bei Apoplektikern. In England wird diese Prozedur zumeist abgelehnt. Aber Ernst Horn an der Berliner Charité bediente sich dieses Apparates mit so viel therapeutischem Schwung, daß schließlich ein Gerichtsverfahren wegen fahrlässiger Tötung gegen ihn anhängig gemacht wurde. Ein Engländer wiederum, Georg Man Burrows, Arzt am Bartholomew's Hospital in London, bedauert dieses Unrecht, das man dem verdienstvollen Horn antat, aufrichtig.

Horn hatte die „Drehmaschine" und ihre Wirkung genau beschrieben und mit ganz besonderer Vorliebe verordnet. Er berichtet 1818, daß er sie seit 10 Jahren in Gebrauch habe. „Ein gesundes Individuum ... kann nicht länger wie einige Minuten das höchst unangenehme Gefühl ertragen ... Man glaubt, den Athem zu verlieren; man wird beklommen, angstvoll; das Reden wird schwer; es entsteht die Empfindung, als wenn der Hals zusammengeschnürt würde. Hierzu kommt die Erwartung, fortgeschleudert zu werden ..." und das Gefühl, „als wenn die Glieder mit Gewalt auseinandergezogen würden". Horn berichtet, wie sich zuerst der Kopf rötet, wie sich dann Blässe, Schwindel, Übelkeit und Erbrechen einstellen. In der Bindehaut kommt es zu einem „partiellen Ergießen von Blut", das „jedoch nichts bedeutet", und nach einigen Tagen verschwindet. Horn bemerkt dazu: „Über 1½—2 Minuten wird diese

Bewegung von wenigen ertragen." Sie bitten um Beendigung der Prozedur — wenn sie „nicht mehr sprechen können", mit „Ächzen und Schreien" [24].

Nach Horns Erfahrung werden „schwermüthige, störrische und unfolgsame Kranke dadurch zu Ordnung und Folgsamkeit gebracht. Wahnsinnige mit Neigung zum Selbstmord werden dadurch wohlthätig erschüttert und umgestimmt". Nahrungsverweigerer, so heißt es lakonisch, fürchten die Drehmaschine „mehr als den Hungertod" und fangen lieber wieder an zu essen [25].

In der theoretischen Begründung dieser Praktik berufen sich die meisten Autoren dieser Zeit auf die Studie über den Schwindel von Marcus Herz (1786). Man glaubt, den Kranken durch Schwindel von sich selbst, bzw. von seinen krankhaften Ideen distanzieren zu können: Man will Verwirrung gegen Verwirrung und einen drängenden Gedankenablauf gegen die verworrenen Vorstellungen des Kranken setzen. Denn Schwindel ist nach der Definition von Herz „derjenige Zustand von Verwirrung, in welchem sich die Seele wegen der zu schnellen Folge ihrer Vorstellungen befindet" [26].

Hayners „Aufforderung" [27]

Im Jahr 1817 erörtert der leitende Arzt aus Waldheim (Sachsen), Christian August Fürchtegott Hayner (1775—1857) den „Nutzen" mechanischer Mittel — nicht ohne auch seinen eigenen humanitären Proklamationen zu widersprechen [28]. Er empfiehlt das „hohle Rad", den Zwangsschrank, in welchem die Kranken zu langem Stehen gezwungen werden können, die Coxsche Schaukel und verschiedene Wasser-Applikationen. Aber „sie sollen möglichst wenig gebraucht werden". Hayner fügt hinzu, eine „gute Disziplin" sei jedoch viel wichtiger als solche Mittel. Damit wird zwar deutlich, daß immer wieder ein disziplinarisches, lobendes und belohnendes, strafendes und unterwerfendes Prinzip im Spiel ist — ganz nach dem Vorbild Pinels und Reils. Aber Hayner gehört — zumal im Gegensatz zu Ernst Horn — zu jenen Ärzten, die an Pinel und Reil Kritik üben, weil sie nicht entschieden genug „den armen Leidenden" möglichst jede „schmerzhafte und unangenehme Empfindung ersparen". Er hat „oft gesehen, daß sich selbst die Wildesten fügen und accomodieren, wenn sie sehen, daß Alle gleiche Verbindlichkeiten wie gleiche Rechte haben" [29].

[24] Horn (1818), S. 219. Siehe hierzu E. Darwin (1810) und Cox (1804, 1811). Burrows befürwortet noch 1822 ausdrücklich die Coxsche Schaukel und den Darwinschen Zwangsapparat (1822), S. 131.

[25] Horn (1818), S. 220 f.

[26] Herz (1786); siehe hierzu auch Hayner (1818), S. 385.

[27] Hayner: „Aufforderung an Regierungen, Obrigkeiten und Vorsteher der Irrenhäuser zur Abstellung einiger schweren Gebrechen in der Behandlung der Irren". 1817. (Siehe auch oben: Vorwort.)

[28] Kraepelin (1899), S. 342 nennt Hayner den „ehrwürdigen Vorkämpfer für die menschliche Behandlung der Irren".

[29] l. c., S. 31 und 29 f. Bei Hayner heißt es: „Reil meint: Zwangsweste, Einsperren, Hunger, einige Streiche mit dem Ochsenziemer sind hinreichend, den Kranken bald zahm zu machen. (Derselbe Reil, der die Barbarey der zeitherigen Irrenpolizey an den Pranger stellte!) — Pinel meint, Schläge seyen bei ungebildeten und rohen Nationen in der Cur der Irren wohl nicht zu entbehren ... Haben die großen Männer, die dies schreiben, nicht geahnt, wie sehr sie durch solche Äußerungen die Entfernung aller Barbarei erschwerten? Ich kann ihnen nicht beistimmen. Hier sind meine Gründe, warum ich alle Schläge in der Irrenkur für verwerflich halte" (s. S. 29 f.).

Empört wendet sich Hayner gegen jene „schreibseligen Hände", die „mit einem applausu" immer weiter voneinander abschreiben, wie nützlich körperliche Züchtigungen seien: „Es hat mich immer mit Missmuth erfüllt, wenn selbst Aerzte diesselben für die Irrencur mehr oder weniger in Schutz nehmen oder doch nicht ganz verwerflich finden." Als Beispiel nennt er „ein Geschichtchen von der sauberen Irrenanstalt eines Pächters, der die Irren wie Thiere vor Wagen, Pflug und Egge spannte und dabey wie das Zugvieh tüchtig durchprügelte" [30]. Schon im nachfolgenden Satz nennt er die Namen zweier Ärzte — Pinel und Reil, und zumindest Reil dürfte von Hayner gemeint sein, wenn von „schreibseligen Händen" die Rede ist; ebenso der Pinel-Übersetzer Michael Wagner, „Doct. der Arzneykunde und correspond. Mitglied der mineralog. Gesellschaft in Jena".

Hayners Kritik an Ärzten und Schriftstellern ist weitgehend berechtigt. Würde er freilich Pinel miteinbeziehen, was er allenfalls andeutungsweise tut, so wäre er im Unrecht, denn Pinel betont, wie unnötig, unmenschlich und schließlich schädlich alle „Gewalttätigkeiten" („violences") sind [31]. Pinel kritisiert dies schon bei „den Alten und vornehmlich Celsus", der in seiner Heilmethode mit Hunger, Ketten und Schlägen den Wahnsinnigen zu bändigen sucht [32].

Auch gegen den „Doctor Willis" wandte sich Pinel ausdrücklich, der „es noch nicht so weit gebracht hat, die Behandlung des Wahnsinns mit den besten Grundsätzen der reinsten Menschenliebe zu vereinbaren" und der es gutheißt, daß Schläge von Kranken mit den Schlägen des Wärters erwidert werden, „welches der Brutalität dieses letzteren einen unbestimmten und gefährlichen Spielraum giebt" [33]. Immerhin stehen bei Pinel die körperlichen Züchtigungsmittel im Ermessen des Directeur de police intérieure. Und dagegen wendet sich Hayner, der sich im übrigen weit mehr auf Pinel als auf Reil stützt.

Einen besonderen Abschnitt widmet Hayner seinem „gerechten Widerwillen gegen die Zwangssessel". Er äußert, wie sehr es ihm „weh getan hat, daß in einem ‚Handbuch der Staatsarzneykunde' vermerkt sei", dieses Bändigungsmittel sei in seiner Anstalt zu Waldheim noch im Gebrauch. Bereits 1813 habe er doch „öffentlich bekannt gemacht, daß alle Ketten, Zwangs-Stühle, Zwangsriemen, Brezeln u. dgl. auf ewig aus der Waldheimer Anstalt verwiesen sind" [34].

Seine ganze Liebe gilt aber dem „Autenriethschen Irrenzimmer", auch Pallisaden-Zimmer genannt. Es wurde von Johann Heinrich Ferdinand Autenrieth (1772—1835) am Tübinger „Clinicum" erprobt und 1807/08 beschrieben. Die Vorteile dieser Einrichtung, die Hayner hervorhebt, sind sowohl praktisch medizinischer, hygienischer und präventiver, wie auch ökonomischer und humanitärer Art: „Es hat nicht das fin-

[30] Hayner (1817), S. 29.

[31] Hayner bezieht sich hier auf den „schottischen Pächter", der von Dr. Gregory und Pinel bis Foucault (1961) in der psychiatrischen Literatur herumgeistert, wobei jeder spätere Autor dem jeweils früheren Nacherzähler eine inhumane Gesinnung vorwirft — so schon Hayner, vor allem aber Foucault (1961) in seiner sachverkehrten Darstellung. Siehe oben: Einleitung S. 25. — Pinel (1801), S. 61/66.

[32] Celsus, zit. n. Pinel (1801), S. 62.

[33] Siehe hierzu Wagner (1801) in: Pinel-Wagner (1801), Anhang. — Pinel (1801), S. 63/68. Foucault verschweigt, wie entschieden Pinel die Methoden des schottischen Pächters kritisiert.

[34] Hayner (1817), S. 12 und Dresdener Anzeiger 1813, Nr. 25. — Hier wird also 25 Jahre vor Hill und Conolly — und wie schon viel früher bei Chiarugi (s. d.) — ein „Non-restraint-Prinzip" vertreten. Ob und in welchem Umfang es in die Tat umgesetzt wurde, läßt sich schwer sagen.

stere, schreckliche Aussehen eines gewöhnlichen Gefängnisses." Der Kranke hat Bewegungsfreiheit, ohne sich beschädigen zu können; „die Luft, die ihn umgibt, läßt sich leicht reinhalten". Der Raum kann ohne Gefahr für den Kranken und ohne Brandgefahr beheizt werden (von außen). Der Kranke kann in diesem Raum sich oder anderen „nicht schädlich oder gefährlich werden". Er kann nichts zertrümmern; „der mit der Construction des Zimmers verbundene Kostenaufwand verinteressirt sich also schon durch ersparte Oefen, Fensterscheiben ect." [35].

Hayner geht dann auf die Psychologie der Strafmaßnahmen ein: „Strafen können nur den Menschen treffen, der nach Vernunftgründen frey zu wollen vermag. Das kann der Seelenkranke nicht; folglich geschieht ihm durch Strafe Unrecht." Er erkennt „seine Excesse" nicht als Vergehen, „erinnert sich" jedoch bei solchen Prozeduren daran, daß Prügel als Strafe für Vergehen gebraucht werden. Auch wenn sie vom Arzt als Heilmaßnahme verstanden werden, so muß der Kranke sie doch als solche Züchtigungen erfahren, „die jederman für Strafe ansieht". Sie „demüthigen" also im Kranken „das ohnehin oft niedergedrückte Gemüth und kränken das gewöhnlich keineswegs erloschene Ehrgefühl". Sie „rauben ihm das zur völligen Genesung nöthige Selbstvertrauen" und sie erregen Mißtrauen gegen die Personen seiner Umgebung, die er „nun als Henkersknechte ansieht, nicht als Menschen die ihm helfen oder doch sein Schicksal erleichtern wollen". Hayner weist darauf hin, wie schnell sich das Gerücht über inhumane Ärzte und Anstalten verbreitet. „Diese Stimmung in dem Kranken und im Publicum ist auf vielfache Weise dem Gelingen der Curen hinderlich." Der Arzt aber, der einmal glaubt, „scheinbare momentane günstige Erfolge" bei einem körperlichen Zwangs- und Züchtigungsmittel beobachtet zu haben, „läßt sich durch Ungeduld ... sehr leicht zur Wiederholung hinreißen" — zumal dies „ein Lieblingsmittel beschränkter Köpfe" und in der weiteren Ausbreitung auch „fauler Wärter" ist, „denn es fordert kein Nachdenken und wenig Mühe".

Hat sich der Arzt aber, so fährt Hayner fort, erst einmal auf solche Maßnahmen gegen Kranke eingelassen, so kann er „versichert seyn, daß ohne sein Wissen und Willen der Kranke wieder und oft geschlagen wird", und dies wird dann „bey aller Aufmerksamkeit" oft seiner Kontrolle entgleiten, da ja die Kranken ihre Wärter oft auch „grundlos verklagen" und diese Klagen demnach „keine sichere Auskunft geben". Ebensowenig kann sich der Arzt — nach Hayners Erfahrung — hinterher durch eine Körperinspektion des Kranken Klarheit über den Sachverhalt verschaffen, weil vom Personal immer geltend gemacht werden kann, „Contusionen" und andere Verletzungen bringe sich der Kranke „durch sein Rasen" selbst bei [36].

So kommt also „gar viel darauf an, wie sich gleich im Anfang die den Kranken umgebenden Personen und seine Wärter gegen ihn benehmen" [37].

Sein „Regulativ für den Umgang mit Irren" [38] faßt Hayner in einem feierlichen Gelöbnis zusammen: „So lange ich lebe, werde ich alles aufbieten, um die Unglücklichen in meiner Umgebung vor körperlicher Mißhandlung der Art zu schützen und zu verwahren." Er rühmt — sei es aus realer Erfahrung oder aus kluger Taktik — die „Gesinnung bey der Hohen Behörde in Dresden", wo er „gar kräftige Unterstützung" erfährt. Und er richtet 1817 — sagen wir: über wenigstens eineinhalb Jahr-

[35] Hayner (1817), S. 13. Siehe hierzu Autenrieth (1807/08), 1. Heft.
[36] l. c., S. 30—33.
[37] l. c., S. 42.
[38] l. c., S. 42.

hunderte weiter in die Zukunft hinein — ein Stoßgebet gen Himmel: „Gott gebe, daß sich in ferner Zukunft hierin nie die Ansichten einstiger (künftiger) Herrn Directoren und Commissarien ändern." [39]

Jacobis „Bild der Menschheit"

Un liberté sagement calculé caractérise le maintien de l'ordre qui s'accorde avec les principes sévères de la philantropie.

Pinel 1801 [40]

Der nächste Schritt führt zu den Behandlungsmethoden, die Maximilian Jacobi schon vor seinem Amtsantritt als Direktor der Anstalt Siegburg publiziert [41]. Über die Anstalt selbst und auch über die Lebensgeschichte und die Bedeutung Jacobis haben wir bereits berichtet (s. o.).

Jacobi war der Sohn des Philosophen F. H. Jacobi und der Schwiegersohn von Mathias Claudius. Durch das Elternhaus kam er in engsten Kontakt mit Goethe, weilte in den neunziger Jahren als junger Student längere Zeit im Hause Goethes. Es war die Zeit, in der Goethe besonders intensiv seinen Naturforschungen nachging. Jacobi lernte dort 1795 die Brüder Humboldt kennen, unter deren Einfluß Goethe seinen Aufsatz „Über vergleichende Anatomie" konzipierte. Das Manuskript diktierte er dem jungen Studenten „Max". Unter solchen Einflüssen formte sich Jacobis eigene Naturanschauung, die ihn später zu einer entschiedenen Ablehnung der (theologisch-moralischen) Ideen eines Heinroth, Ideler, Windischmann veranlaßte [42].

Ein besonderes Verdienst Jacobis ist seine literarische Tätigkeit — vor allem seine Vermittlung wichtiger Werke der englischen und französischen Psychiatrie. In seiner Anstalt Siegburg bildete sich um ihn eine Schule, aus der bedeutende gleichgesinnte Psychiater hervorgingen [43].

Jacobis Behandlungsmethoden sind zwar zunächst noch nicht die Frucht einer umfangreichen eigenen Erfahrung. Nur wenige Jahre lang hatte er als Primarius des Salzburger St. Johann-Spitals, das damals zum Verwaltungsbereich Bayerns gehörte, eine kleine Anzahl Geisteskranker mitzubetreuen. Diese schmale kasuistische Erfahrung konnte Jacobi jedoch in den Jahren um 1820 beträchtlich erweitern — und zwar in Richtung auf die Probleme der äußeren und inneren (baulichen und funktionalen) Struktur der schon bestehenden und der neu zu errichtenden Anstalten: Er bekommt 1816 bei der Düsseldorfer Regierung einen Medizinalratsposten und kann sich dort

[39] l. c., S. 34. Er wünscht in diesem Zusammenhang insbesondere „Segen unserem geliebten Nostitz und Jänckendorf" (Gottlob Adolf Ernst Freiherr zu Nostitz und Jänckendorf, geb. 1765, königl.-sächsischer Minister).

[40] „Eine weise zugemessene Freiheit zeichnet die Aufrechterhaltung einer Ordnung aus, die sich mit den strengen Grundsätzen der Menschenliebe in Einklang befindet" (Pinel/Wagner, 1801).

[41] Wir übergehen hier jene Autoren, deren Bedeutung mehr auf dem Gebiet der Psychopathologie und weniger auf dem des „Umgangs" liegt — so z. B. Heinroth, Groos, Windischmann, Ringeis, Ideler u. a. Für Heinroth wird S. Pietsch in einer Dissertation (Würzburg 1973) zeigen, wie bei einer ganz spezifisch ausgeprägten theoretischen Konzeption (Freiheit — Unfreiheit — Sünde — Krankheit) ein Umgang praktiziert wird, der dem von Pinel, Reil, Hayner, Jacobi empfohlenen weitgehend entspricht.

[42] Siehe hierzu Flemming (1847), Herting (1930), Hermann W. Schulte (1961), Steudel (1967).

[43] Siehe hierzu E. A. Zeller (1848).

auf seine vorgesehene Direktortätigkeit vorbereiten — einmal durch ein gründliches Literaturstudium, zum anderen durch Studienreisen, die ihn — bei einem äußerst spärlichen Gehalt — zu Fuß in acht deutsche Anstalten, so nach Bayreuth, Sonnenstein in Sachsen und Marsberg in Westfalen, führen.

Sein Literaturstudium bleibt also nicht — wie dies weitgehend bei Reil der Fall war — in einer spekulativen Assimilation stecken, sondern wird immer der Kontrolle konkreter Erfahrungen unterstellt. Auf diese Weise gewinnt Jacobis eigene literarische Tätigkeit schon vor dem Beginn seiner weltweit wirksamen Siegburger Tätigkeit eine große Bedeutung für die damalige Psychiatrie [44]. Was Jacobi im Jahre 1822 vorlegt, ist zwar kein systematisches Werk in der Art der Werke von Pinel, Reil oder Haindorf (1811), Heinroth (1818, 1825) u. a. Sondern es sind zunächst nur Vorreden, Einleitungen und „Bemerkungen", die er als Herausgeber der von ihm ins Deutsche übersetzten Schriften anfügt, die aber doch einen weiteren Schritt der beginnenden Psychiatrie am Anfang des 19. Jahrhunderts markieren:

Neben und nach dem berühmten „Traite" von Pinel (1801) erschienen in Frankreich und England Schriften zur Psychiatrie, die in Deutschland nicht oder nur unzureichend bekannt wurden. Jacobi erkannte dies als Mangel und begann in Form von „Sammlungen für die Heilkunde der Gemüthskrankheiten" solche Schriften in deutscher Übersetzung zu publizieren. Im ersten Band dieser „Sammlungen" (1822) bringt er Auszüge aus der „Beschreibung der Irrenanstalt für Quäker bei York" von S. Tuke (1813) und aus Esquirols „Abhandlung von den Seelenstörungen" (1816).

Im Vorwort dieser „Sammlungen" verweist er auf das, was über Seelenstörungen bis jetzt „erkundet und gedacht worden" und auf „gewisse philosophische und physiologische Ansichten", denen manche Autoren „huldigen zu müssen glaubten" (VI) [45]. Er selber, so sagt Jacobi, schrecke vor einem solchen literarischen Wagnis zurück, da „die Masse der Erfahrungen, in deren Besitz wir uns jetzt befinden, viel zu unbedeutend sey, um einem einigermaßen haltbaren System zur Grundlage dienen zu können". Gerade diese „große Armuth an Erfahrungen und der Mangel an hinlänglicher Beglaubigung und an Zusammenhang derselben", sei schuld daran, daß die verschiedensten Theorien „darauf gegründet werden konnten" (VII).

Jacobi fordert, man müsse bei der Erforschung der „zartesten somatisch-psychischen Verhältnisse" unbedingt „den Weg der nüchternsten Naturbeobachtung und der vorsichtigsten Induction strenge innehalten" (VII—VIII). Eine spätere Zeit könne dann auf Grund der gesammelten Materialien „ein haltbares wissenschaftliches Gebäude" errichten. Von seinen eigenen Bemühungen erhofft er sich, daß sie ihn „an den Labyrinthen gehaltloser Speculationen" vorüberführen (VIII).

Es ist unverkennbar, daß Jacobi hier den Versuch macht, sich von jenen Tendenzen der zeitgenössischen wissenschaftlichen Anschauungen abzusetzen, die mit Reils und Hoffbauers literarischen Beiträgen begannen und die sich — gerade auf dem Boden der deutschen Naturphilosophie — zu jenen reich wuchernden Gebilden entfal-

---

[44] Ein ähnliches Phänomen tritt in der Geschichte der Psychiatrie 25 Jahre später noch einmal in Erscheinung: Der junge Griesinger ist nur 2 Jahre lang in der irrenärztlichen Praxis tätig (bei Zeller-Winnenthal) und publiziert auch schon das Werk, das die gesamte Psychiatrie völlig neu begründet und bis heute prägt: Pathologie und Therapie der psychischen Krankheiten. 1845.

[45] Jacobi (1822), S. VI. — Auch in diesem Abschnitt werden die Stellen des Originals wieder im fortlaufenden Text nachgewiesen (die Seitenzahlen stehen in Klammern).

teten, die man in dem Strauß der „spekulativen Psychopathologie“ (Leibbrand/Wettley 1961) zusammenzufassen pflegt.

Den „thierischen Magnetismus“ Friedrich Anton Mesmers (1734—1815), die Naturphilosophie Schellings (1755—1854) mit ihrem Anspruch auf die Medizin, die paracelsischen Grübeleien Johann Andreas Röschlaubs (1768—1835), die „christlich-germanische“ Schule des Spätromantikers Joseph Görres (1776—1848) und viele ähnliche Strömungen der Zeit hat Jacobi kritisch studiert. In München hat er den jungen Johann Nepomuk von Ringeis (1785—1880), einen Schüler Röschlaubs, und den Professor Gotthilf Heinrich Schubert [46] kennengelernt, in seiner Düsseldorfer Zeit und dann in Bonn-Siegburg begegnete er dem Bonner Medizinprofessor Carl Joseph Hieronymus Windischmann, der, wie Ringeis, einen christlichen Mystizismus in der Heilkunde predigte [47].

Gemäßigter waren jene Psychiater, die in ihren Theorien von der Vorstellung ausgingen, es sei die Psyche, welche im Falle von Geisteskrankheiten erkranke. Der bedeutendste Vertreter dieser „Psychiker“ war Johann Christian August Heinroth (1773—1843). Die Gegenposition war diejenige der „Somatiker“. Sie gingen davon aus, daß nicht die Seele erkranke, sondern immer nur der Körper; daß körperliche Erkrankungen jedoch auf das „Gemüth“ störend, erregend, verwirrend einwirken und auf diese „Gemüths-Krankheiten“ wirken können. Wortführer dieser Somatiker war Jacobi.

Beide Anschauungen, die der Psychiker wie die der Somatiker, sind noch spekulativ begründet. Doch verfallen die Thesen gerade eines Jacobi deshalb nicht in mystische Extreme, weil sie sich im ganzen viel mehr an die beobachtende Erforschung halten und auf die Errichtung großartiger Gedankengebäude verzichten. Jacobi steht gerade hierin der Naturforschung eines Alexander von Humboldt nahe. Diese Anregungen bringen ihn auch der französischen Naturforschung der Enzyklopädisten und der Pariser Medizin näher als der deutschen romantischen Medizin. Pinel ist sein Anknüpfungspunkt, nicht Reil.

Die Praxis der Psychiker und Somatiker ist jedoch trotz der sehr verschiedenen psychopathologischen Konzepte nicht oder doch nicht signifikant unterschieden. Der Umgang mit Geisteskranken orientiert sich weniger an den Produktionen der Studierstuben als an den Gesinnungen. So entgegengesetzt die Theorien eines Heinroth und eines Jacobi sind, so einig sind sich beide Psychiater in ihren Grundsätzen von „Liebe, Wohlwollen, Mitleid“ (Jacobi). Daß sie beim einen mehr christlich, beim anderen mehr humanitär begründet sind, macht keinen nennenswerten Unterschied.

---

[46] Schubert: Die Symbolik des Traumes (1814); Die Geschichte der Seele (1833).

[47] Bei Windischmann (1829) heißt es: „Die Krankheit hat ihren eigentlichen und innersten Sitz in der durch Lust und Begierde zunächst entzündeten und wildgewordenen Seele, und der Arzt, der das Wesen und die Kräfte des Exorcismus nicht kennt, entbehrt das wichtigste Heilmittel. Daher bedarf es einer christlichen Heilkunde“. — Auch bei Pinel und Reil haben wir Exorzismen kennengelernt — jedoch „moralische“, säkularisierte. — Siehe dazu die Gegenposition des Merseburger Arztes Chr. Weiss (1824) und vor allem des Freiburger und Heidelberger „Stoikers“ Friedrich Groos (1824): „Ueber etwas nicht Mönchisches, sondern Sokratisches, was der Heilkunde Noth tut.“ Groos entgegnet, Windischmann trete, „mit den Waffen des Tiefsinns streitend, die Kraftsprache hohen Ernstes führend, als ein außerordentlicher Kämpfer für das außerordentliche Thema auf — für eine christ-katholische Philosophie“. Groos spottet: „Wir sehen hier der Natur Trotz geboten, den edlen Trotz des von der Höhe — wenn auch nur von der Höhe der St.-Peters-Kuppel — herabschauenden begeisterten Gläubigen.“

Zunächst gibt Jacobi eine umfangreiche Einleitung zu Samuel Tukes „Description of the Retreat..." (1813). Es heißt dort, Tuke sei zwar nicht Arzt und er habe seinen Bericht in einem „wenig scheinbaren Gewande mitgetheilt". Er verdiene aber trotzdem Beachtung — „und zwar vorzüglich als ein lehrreicher Beitrag zur Feststellung der Grundsätze der Irrenbehandlung in psychischer Hinsicht". Daher meint Jacobi, daß Tukes Schrift „einen entschiedenen Einfluß auf die Irrenbehandlung haben müsse" (5—6).

Wir gehen auf diese englische Schrift nicht näher ein, weil uns im Rahmen unseres Themas mehr die Assimilation durch Jacobi als der „Umgang" bei den Quäkern zu York interessiert.

Jacobi eröffnet seine Erörterung der Behandlungsmethoden — ähnlich wie Hayner — zunächst mit einer scharfen Kritik an den bestehenden Verhältnissen im Irrenwesen der deutschen Länder. Er prangert die Heuchelei an, mit der man sich über „den schrecklichen Zustand wenigstens eines großen Theils der englischen Irrenhäuser" entrüstet (6). Dann heißt es weiter: „... und wir thun die Augen nicht auf, um zu sehen wie rings um uns her im deutschen Vaterlande die armen Irren zum großen Theil noch in kerkerähnlichen Wohnungen eingesperrt, aller bessern Pflege beraubt, dem Schmutz, dem Mangel und der rohesten Behandlung, ohne irgend eine zweckmäßige Vorkehrung für ihre Heilung, in gleichem Elend schmachten." (7)

Einige Bemerkungen, die Jacobi in diesem Zusammenhang niederschreibt, machen anschaulich, daß er — obgleich selber noch nicht im Amt eines leitenden Anstaltspsychiaters — schon sehr genau erfaßt hat, auf welche Haltung der Öffentlichkeit und auf welche Taktik der verantwortlichen Behörden man gefaßt sein muß: „Möge auch bei uns in der Sache bald mehr gehandelt als über dieselbe geredet werden!" Und, wie schon im Vorwort zitiert, es sei zwar in einigen Provinzen „manches Gute und Lobenswerthe geschehen"; aber wie wenig dies noch „im Verhältnis zu dem ist, was geschehen müßte und könnte", wisse jeder, der sich mit diesen Gegenständen genauer beschäftigt hat (7).

An der Quäker-Anstalt Tukes hat Jacobi zwar manches zu kritisieren; er bemerkt, sie entspreche in manchen wesentlichen Punkten nicht den Anforderungen, die man „an jede in den neueren Zeiten gegründeten Irrenanstalten zu machen sich berechtigt hält". Er zählt die Mängel auf: die oberste Leitung hat nicht ein Arzt, und Arzneimittel werden dort „so gut wie völlig vernachlässigt"; die Behandlung liegt ganz in der Hand des Oberaufsehers; die Institution ist zugleich Heil- und Aufbewahranstalt, und für eine feinere Differenzierung der Kranken „nach der Verschiedenheit ihres Leidens" fehlen die einzelnen Abteilungen; es ist „nicht für hinlänglich mannigfaltige und zweckmäßige Beschäftigung der Irren, so wie in keiner Hinsicht für gehörige Individualisierung in der Behandlung der einzelnen Fälle gesorgt" (28—29).

Diese Kritik läßt einiges von dem erkennen, was Jacobi in der Behandlung der Geisteskranken für wichtig hält. Er wirft von hier aus die Frage auf, welches denn, trotz solcher Mängel, „die Mittel sind, durch welche die Retreat ihren Ruf als Heilanstalt erlangt hat und fortwährend behauptet" (29).

Diese Mittel, so erklärt er, „lassen sich in wenige Worte zusammenfassen"; sie sind „keine andere als die ernste religiöse Gesinnung, das Wohlwollen, das verständige Maaßhalten in jeder Hinsicht, der Geist der Ordnung, der Gesetzlichkeit und Nüchternheit". Diese Prinzipien wirken — so sieht es der Somatiker Jacobi — „auf den Brennpunkt der Humanität und zugleich auf die kranken Organe und organischen

Kräfte ... wohltätig ein“ (29—30). Jacobi erklärt, diese Mittel der Quäker seien zum Teil die selben, die Pinel und nach ihm Esquirol, in Deutschland Pienitz „und vor allem Langermann“ angewandt haben. Reil wird von ihm nicht in den Kreis dieser verdienstvollen Psychiater mit einbezogen.

Unter den von Jacobi aufgezählten Mitteln bedarf „das verständige Maaßhalten“ und der „Geist der Ordnung“ einer besonderen Beachtung, weil sich hier — ohne daß es von Jacobi (oder von Tuke) ausdrücklich so genannt wird — unter dem pietistischen Gewand das alte Prinzip der Diätetik abzeichnet. Jacobi geht darauf später noch genauer ein — und zwar in kritischen Bedenken gegen eine frühere, optimistischere Indikationsstellung. Er sagt, die „bestimmten Anzeigen“ für die diätetische Beeinflussung des Kranken mit „Kälte und Wärme, Licht und Dunkelheit, Bewegung und Ruhe, sparsamer und reichlicher Nahrung“ seien noch „in ein großes Dunkel gehüllt, für dessen Aufhellung bis jetzt so gut wie nichts geschehen ist“; jedenfalls sei es nicht möglich, für die Diätetik praktikable, d. h. „einfache Schemata der Behandlung“ zu entwerfen (84—85).

Der letzte und für die Behandlung der Gemütskrankheiten wichtigste Punkt der hippokratischen Diätetik, die Harmonie der seelischen Kräfte, wird von Jacobi in diesem Passus beiseite gelassen, spielt aber für ihn doch eine sehr wichtige Rolle. (Aus diesem Grund wurde er von ihm auch bei der Schilderung der „Lebens-Mittel“ der Quäker so besonders hervorgehoben.)

Jacobi führt für diesen Punkt den Begriff des „Rythmus“ ein: „Die meisten Menschen werden, wenn sie in Seelenstörung verfallen, arhythmisch, und müssen wieder zum „Rythmus“ zurückgeführt werden (114). Er verweist auf die „bekannte Tatsache“, daß eine Verwandtschaft bestehe von „Ordnung, Maaß und Takt in der physischen, zu dem Guten, Wahren und Schönen in der geistigen Welt“ (114). In welcher Weise Jacobi über diese Zusammenhänge spekuliert, interessiert hier nicht so sehr wie seine „Erfahrung“, daß die „Benutzung dieses dem Menschen eingepflanzten höhren Sinnes“ für die Heilkunde der Gemütskrankheiten von großer Wichtigkeit sei: Die Ordnung, die „in die äußeren Verhältnisse“ — sagen wir: in die diätetischen „res non naturales“ —, gelegt wird, wirkt auf diesen „höheren Sinn“ des Gemütskranken zurück und hat „die größten und wundersamsten Wirkungen“. Daher müssen gerade in dieser Hinsicht alle für die Behandlung möglichen Vorkehrungen berücksichtigt werden: So ist es „nicht gleichgültig, ob wir den Kranken durch einen finsteren Thorweg und durch verschränkte Hofräume in ein altes, ohne Plan im Laufe von Jahrhunderten aneinandergehängtes und jetzt von allen Seiten verfallendes Gebäude mit schwarzen, labyrinthischen Gängen und engen Wendeltreppen führen; — ob wir ihn dort in eine wüste Kammer ... einsperren und ihn ... unter den Trümmern der Zerstörung seiner eigenen Tollheit und der seiner Vorgänger zum Selbstbewußtseyn wiedererwachen lassen; ... oder ob statt dessen das Erwachen ... in einem heiteren, reinlich gehaltenen, wohlgelüfteten Gemach erfolgt; ... ob er hernach ... über lichte, breite Gänge und Treppen ein Gebäude durchwandert, dessen zweckmäßige Einrichtung sich seinem Verstande leicht offenbart“ und ob Höfe, Wege und Gärten „Auge und Gemüth gleich erfreulich ansprechen“ (115—117).

Aus den selben Gründen, so erklärt Jacobi, darf man den Kranken auch keinem „regellosen Umhertreiben oder tagelangem Hinbrüten auf seinem Lager“ und der „Unordnung in seinem Verhalten in Bezug auf Essen und Trinken, Schlafen und

Wachen, Bewegung und Ruhe ... überlassen". Vielmehr ist hier „eine bestimmte Regel und Ordnung" — ein „Stundenrythmus" — ganz besonders heilsam.

So heißt es: „Daher die ... fast unglaubliche Wirkung, die eine nicht nur zu bestimmten Stunden wiederkehrende, sondern selbst zu einer gewissen Ordnung auffordernde und dieselbe neu wieder einprägende körperliche Beschäftigung hat (117)." Unverkennbar sind es die alten regulae sanitatis, „Ordnung, Maaß und Takt" der res non naturales, die Jacobi hier ausdrücklich hervorhebt.

Was sich Jacobi von den „Regeln", insbesondere der körperlichen Betätigung verspricht, formuliert er in der Beobachtung, daß „die mit den meisten dieser Arbeiten verbundene regel- und fast taktmäßige Bewegung der Glieder, zugleich mit der Wiedererweckung des Tastsinnes, ordnend und belebend auf Gemüth und Verstand zurückwirkt" (118).

Daß Jacobi zu derart differenzierten anthropologischen Vorstellungen von Sinn und Zweck der Arbeitstherapie gelangen kann, hängt mit seiner psychopathologischen Grundkonzeption — mit seiner „Somatik" — zusammen. Denn den „Psychiker" würden solche „nothwendigen und sich wechselseitig bedingenden Beziehungen" (30) kaum interessieren. Jacobi hält diese „Wirkungen, welche die regelmäßigen Beschäftigungen auf die Gemüthskranken zeigen", für ganz besonders wichtig (118—119).

Hier schließen sich auch seine Äußerungen über die entsprechende Wirkung von Musik und geeigneten Spielen mit „taktmäßiger Bewegung" an (119).

Ferner knüpft Jacobi hier den strengen Hinweis an, daß jeder Kranke bei der Betätigung, zu der man ihn bringen will, „so viel als möglich eines verständigen Zwecks dabei inne werde" (120). „Man lasse daher niemals blos eine Grube in Sand graben, um sie gleich wieder zuzuwerfen" (121).

Grundregel ist aber, „den Gemüthskranken, leide sein Verstand auch noch so sehr, immer mit voller Achtung zu behandeln". Auf diese Achtung habe er doppelten Anspruch — „als Mensch und als unglücklicher Mensch" (121).

Von dieser Achtung vor dem, was selbst im schwer verstandesgestörten Kranken erhalten bleibt, geht Jacobi auch aus, wenn er Kritik übt am Bild des Arztes: Je mehr sich der Arzt „rein verständig [48], liebevoll, ernst, gerecht und billig, allem Bösen abhold, jedem Guten freund, von aller Leidenschaft und von jeder lächerlichen oder widerlichen Eigenheit im Charakter und Benehmen frei zeigt, um so sicherer und wohlthätiger wird sein Benehmen seyn" (87).

Als Beispiel eines Arztbildes, das diese Grundsätze aufs gröbste verletzt, schildert Jacobi einen „schon verstorbenen berühmten Theoretiker in der Irrenheilkunde", der in seinen Schriften ganz besonderen Wert legt auf die „angenommene äußerliche Haltung beim Irrenarzt". Beim Besuch einer großen Irrenanstalt brachte dieser nun „das ganze Haus in Bewegung", indem er dort überall hin und her ging, die Kranken in Gespräche verwickelte und dabei „sein höchst auffallendes, ganz eigenthümliches Gebärdenspiel zur Schau stellte". Es heißt weiter: „Eine große Anzahl dazu disponierter Irrer fand sich sogleich gereizt, den wunderlichen Gast nicht nur höhnisch anzugaffen und auszulachen, sondern auch theils hinter ihm herziehend, theils vor ihm hereilend und sich ihm in den Weg stellend, alle seine seltsamen Gestikulationen und Minen auf das treffendste nachzumachen, so daß dem Unfug kräftig gesteuert werden mußte, ohne daß ihn selbst von allem diesem auch nur eine Ahnung traf (89)."

[48] Bei Pinel (1801) lautet die entsprechende Formulierung: „pure éclairé et philantropique".

Jacobi verrät uns den Namen dieses um 1822 „schon verstorbenen, berühmten Theoretikers" nicht. Man wird aber nicht fehlgehen, wenn man annimmt, es handle sich um den großen Reil. Auf keinen würde die Beschreibung und Jacobis Kritik besser zutreffen als auf ihn. Auch Willis und die meisten anderen Vertreter des Moral management — bis zu einem gewissen Grad selbst auch Pinel — sind gemeint, wenn Jacobi sagt, jene seien schlechte Irrenärzte, Aufseher und Wärter, die ihre Kranken „wie Kinder oder vielmehr wie Schwachsinnige betrachten" (88). Er verurteilt daher auch „ein gewisses angenommenes", nämlich zu therapeutischen Zwecken inszeniertes, „nicht natürliches, förmliches, abgemessenes, strenges oder scheinbar leutseliges Benehmen" — so z. B. das von vielen praktizierte „Fixieren mit den Augen" oder die strenge, „intimidierende" Mine, die sich dann bei Wohlverhalten des Patienten in väterliche Güte und in ein — genau besehen: demütigendes — Verzeihen verwandelt (so schon bei Fr. Willis, Harper u. a., auch bei Pinel und seinem Oberaufseher Pussin, bei Reil u. v. a.).

Jacobi erkennt in den noch so schwer gestörten Gemütskranken ein „sittliches Gefühl" an, das ihnen erlaubt, ein derartiges Gebaren sehr „feinfühlend" zu empfinden, das „Scheinspiel sehr oft auf der Stelle zu durchschauen", aber unter solcher Mißachtung auch umso mehr zu leiden, je mehr sie solchen Ärzten, Aufsehern und Pflegern schutzlos ausgeliefert sind (88).

Was Jacobi vom Arzt für den rechten Umgang mit seinen Kranken verlangt, geht einen entscheidenden Schritt über das Moral management, den Traitement moral und über die Reilschen Rhapsodieen der psychischen Kurmethode hinaus: Jacobis Frage richtet sich nicht ausschließlich auf den Kranken — nämlich: wie ist er? wie soll er — durch Methoden der psychischen Behandlung — werden? und welche Methoden denkt sich der Arzt zu diesem Zwecke aus? Sondern Jacobi fragt zuerst sich selber: Wie muß ich als Arzt sein, daß ich den Ansprüchen des Kranken gerecht werde? Ja, wie muß ich als Arzt sein — oder mich verändern, daß ich überhaupt wahnehmungsfähig werde für den Kranken, der mir übergeben ist?

Von hier aus kommt Jacobi zu dem Schluß, trotz der theoretischen Anschauungen, die er als Somatiker vertritt, habe der Arzt neben den medikamentösen und diätetischen Mitteln auch die „directe Einwirkung auf die Gemüthskräfte des Kranken" anzuwenden, um nämlich „durch die Rückwirkung derselben auf den Organismus" die Gemütsstörung zu beheben (85). Jacobi bringt aber in diesem Zusammenhang einen neuen Aspekt ins Spiel, nämlich die kritische Selbstreflexion des Arztes. Er erklärt, die „sogenannte psychische Heilmethode" [49] sei „eigentlich nur in Bezug auf den Arzt eine rein psychische", in bezug auf den Kranken eine indirekt somatische (85 bis 86). Da aber das „rein Psychische" eine Einwirkung ist, die nur und ganz vom Arzt ausgeht, muß dieser alles daransetzen, zuerst sich selber, d. h. seine Persönlichkeit, kritisch zu reflektieren und so weit als möglich ins Reine zu bringen. Als Idealfall bezeichnet Jacobi die Fähigkeit des Arztes, „alle Geistes- und Gemüthskräfte... auf den Kranken einwirken zu lassen" — und zwar „ohne Dazwischenkunft unserer Persönlichkeit", d. h. ohne die persönlichen Charaktereigenschaften, Emotionen, „Leidenschaften" und „Affecte" des Arztes, die auf den Kranken „schädlich aufregend,

[49] Das Wörtchen „sogenannt" wird in der nächsten Psychiater-Generation noch höher in Kurs kommen: Griesinger wird — gemäß seiner These der „Hirnkrankheiten" — von den „sogenannten Geisteskrankheiten" sprechen.

störend, verwirrend zurückwirken" (89—90). Die „psychische Arzney, welche der Irrenarzt seinen Kranken aus seinem Gemüth ... reicht" (und dies muß nach „Anleitung des Verstandes und der Kunsterfahrung" geschehen), „muß eine ächte, kräftige, durch keine Beimischung eigener Verderbtheit, Verkehrtheit und Schwäche verunreinigte seyn" (91). Denn, so erklärt Jacobi, „das Verhältnis des Arztes zum Irren ist in Bezug auf die psychische Einwirkung, soweit diese von ihm ausgehen kann, ein rein sittliches" (90).

Den Punkt, den Jacobi hier erreicht, bezeichnet er mit dem Ausdruck „sittlich". „Psychische Einwirkung" ist für ihn „sittliche" Einwirkung — an anderer Stelle heißt es: „eine allgemeine, rein humane ... Einwirkung" (87). Jacobi scheint sich also ganz auf die Grundprinzipien jenes „managements" („traitement", „régimen") zu stellen, welches eine Psychiatergeneration zuvor und auch noch zu seiner Zeit das „moralische" genannt wurde. Aber die von ihm angestrebte „Sittlichkeit" hat — gegenüber dem „moral" eines Willis, Pinel, Reil — eine neue Orientierung: Der Arzt ist nicht der außenstehende — besser: der darüberschwebende Manager, der — je nach Sachlage — das „Moralische (= „Psychische") als „Mittel" einsetzt, dosiert und reguliert. Sondern der Arzt ist selber die psychische Einwirkung. Daraus folgt, daß das Arzt-Patient-Verhältnis für Jacobi nicht einfach ein technisch-manipulatives sein kann (wobei, quasi technisch, die „moralischen Mittel" verordnet werden), sondern ein „sittliches", — was in der Sprache der neueren Anthropologie zugleich heißen würde: ein personales.

Erst daraus ergeben sich dann für Jacobi die Möglichkeiten für eine Anwendung „psychischer Mittel" wie sie auch von Fr. Willis, Chiarugi, Langermann, insbesondere aber von Pinel empfohlen und von Reil in die deutsche Psychiatrie eingeführt wurden: Arbeitstherapie, Unterhaltung, Spiel, Musik, Unterricht, religiöse Erbauung.

Jede „intimidierende", erschreckende, einschüchternde „Unterwerfung" des Kranken und erst recht jede körperliche Tortur — so die Coxsche Schaukel oder die scharfen Wassergüsse (108) — lehnt er entschieden ab. Gerade bei solchen Diskussionen zeugen seine Argumente von seiner solidarischen Einstellung gegenüber dem Kranken: Solche Prozeduren würden in den Irrenhäusern nicht ausgeübt, „wenn der humane Arzt sich einmal selbst denselben ausgesetzt hätte" (108).

Man hat Jacobi gelegentlich den Vorwurf gemacht, er habe sich immer noch für die Anwendung mechanischer Zwangsmittel ausgesprochen, als Hill und Conolly bereits ihr Non-restraint-Prinzip propagiert haben; Jacobi habe sogar seinen befähigsten Assistenten, F. Bird, wegen Meinungsverschiedenheiten über Zwangsmaßnahmen entlassen. Jacobi begründet seine Kritik an Hill ausführlich: Hills Versuch sei „kühn"; Hill habe aber „mehr enthusiastischen Eifer und Gutmüthigkeit, als gründliche und umfassende Einsicht in das Wesen der Psychiatrie"; umso eher sei er „von einer anscheinend humanen Idee geblendet". Jacobi berichtet von seinen eigenen Versuchen in Siegburg, von Zwangsmitteln „möglichst wenig Gebrauch zu machen". Diese seien aber in vielen Fällen unentbehrlich und — unter den gegebenen Verhältnissen vieler Anstalten — oft „humaner"; denn das „non restraint" mache ein „vereinsamendes Einsperren" notwendig. Das wiederum habe „verderbliche Folgen, ... indem solche, sich selbst überlassene, abgesperrte Kranke durchgehends in jeder Beziehung umso mehr ausarten". Im übrigen hält Jacobi das „Wärterpersonal" durch das Non-restraint für überfordert, denn schließlich müssen „ihre Hände ... die Beschränkungsmittel vertreten“ — und diese können in unbeaufsichtigten Augenblicken viel gröber, ja bösartig zupacken [50].

Wie die großen Lehrmeister hält Jacobi an jenen Grundsätzen fest, die Pinel mit der Formulierung geltend macht: „aufgeklärte und menschenfreundliche Fürsorge“ [51]. In dieser „Aufklärung“ geht es aber für Jacobi nicht nur um die Herausführung des Kranken aus seiner krankheitsbedingten „Unmündigkeit“ (um die Definition Kants zu benützen) [52]. Er fordert vielmehr zugleich und zuerst den „Herausgang“ des Arztes aus seiner Selbstverborgenheit, die ihm aus einer unkritisch übernommenen Ideologie der ärztlichen Autorität entstanden ist und in welcher er aus zwar verständlichen, aber „un-sittlichen“ Autoritätsansprüchen am liebsten verharren möchte. Wie inhuman sich eine solche — mit Kant gesprochen — „selbstverschuldete Unmündigkeit“ des Arztes auf seinen Umgang mit Geisteskranken auswirkt, macht der „Somatiker“ Jacobi deutlich.

„Somatik“ und Sozialpsychiatrie

Im ersten Viertel des 19. Jahrhunderts erscheinen zahlreiche psychiatrische Publikationen, die sich mit psychischen „Curmethoden“ befassen und im wesentlichen bei Reil oder direkt bei Pinel anknüpfen. Einige davon wurden hier nur flüchtig erwähnt, andere ganz übergangen, so z. B. das Werk Heinroths, dessen größere Bedeutung im Bereich der Theoriengeschichte liegt.

Jacobis Beitrag (1822) zu den Fragen des Umgangs mit Geisteskranken wurde hier weiter ausgebreitet, weil von ihm der stärkste Impuls auf die sich entfaltende Psychiatrie in Deutschland — zumal auf die praktische (Anstalts-)Psychiatrie — ausging. Jacobi geht aus von einer „somatischen“ Position und sucht einen patient-zentrierten, wir können auch sagen: personalen Umgang zwischen Arzt und Krankem. Er löst sich damit entschieden aus der Attitude des Gott-Vater-Direktors, um den die Chöre der Oberaufseher, Aufseher, Pfleger und — im untersten Kreis der Hölle — die Patienten schweben. Die Entwicklung, die durch Jacobi in Gang kommt, versucht einerseits, die medizinische Wissenschaft, frei von spekulativen Konzepten, auf der kritischen Beobachtung und auf naturwissenschaftlichen Analysen aufzubauen. (Das ist in Frankreich seit der vorhergegangenen Jahrhundertmitte, seit Cabanis, Pinel, Bichat, Louis u. v. a. selbstverständlich.) Andererseits gelangt diese Entwicklung aber viel entschiedener und konsequenter — so paradox es auch bei flüchtigem Zusehen erscheinen mag — zu einem humaneren Umgang mit dem Geisteskranken. Bei dem badischen Anstaltspsychiater Chr. Fr. W. Roller (1802—1878) nimmt diese Umgangsweise dann schon deutlich gezeichnete sozial-utopische, bei dem Württemberger E. A. Zeller (1804—1877) sozial-pietistische Züge an: Rollers Anstalts-Ideal, das er in seiner Illenau am Fuße des Schwarzwalds verwirklicht glaubt, ist die Idylle einer Großfamilie mit Feldarbeit, Erntedankfesten und gemeinsamer Weihnachtsbescherung: Isolation ist Therapie; so hat es schon der pfarrherrliche Patriarch Francis Willis in der Lincolnshire und später der Klassiker Esquirol unter den Arkaden von

[50] Jacobi (1844), S. 584.
[51] Pinel (1801), S. 230.
[52] Siehe hierzu IV. Teil, „Aufklärung und Autorität“ (S. 151 ff.).

Charenton praktiziert [53]. Zeller in Winnenthal steht in der geistigen Tradition jenes schwäbischen Pietismus, der noch unter den Herzögen anfing, eine sozial vorbildliche Industrie zu begründen; und jedes evangelische Schulkind in Württemberg kennt die Kirchenlieder dieses „Somatiker" Zeller auswendig.

Aus dem selben Württembergischen Realismus kommt — eine Generation später — Zellers Schüler Wilhelm Griesinger (1817—1868). Auch er zählt zu den „Mekkapilgern", die zu Jacobi nach Siegburg zogen. Er führt die Somatik endgültig von der spekulativen Konzeption zur empirisch-wissenschaftlichen Methode und begründet erst damit die moderne Neuropsychiatrie [54]. Aber wie schon der Somatiker Jacobi und seine Freunde aus der beginnenden Anstaltspsychiatrie, ja noch entschiedener als diese, gelangt der Hirnforscher Griesinger zu institutionell-therapeutischen Konsequenzen, die wir heute als Sozialpsychiatrie bezeichnen [55].

Doch diese weitere Entwicklung greift zeitlich weit über den Rahmen unseres Themas von der „beginnenden" Psychiatrie hinaus.

[53] Siehe hierzu Schrenk (1967 b).

[54] Im selben Jahr, als der Stuttgarter Wilhelm Griesinger in Berlin stirbt — 1868 — wird sein späterer Charité-Nachfolger Karl Bonhoeffer geboren; auch er kommt aus dem Württembergischen Pietismus. (Viele Generationen lang stellten seine Ahnen die Pfarrer und Dekane in St. Michael in Schwäbisch Hall.) Damit ist — 100 Jahre nach Jacobis Somatik ein Gipfelpunkt der klinischen Neuropsychiatrie (klassischer Provenienz) erreicht.

[55] Siehe hierzu Schrenk (1968 a—b).

Résumé der „Heilmittellehre“ (P. J. Schneider)

S'il y a un art de bien administrer les médicamens il y a un art encore plus grand de savoir quelquefois s'en passer.

Pinel, 1801 [56]

Bald nach Jacobis ersten Entwürfen von 1822 folgt noch einmal eine enzyklopädische Zusammenfassung der psychischen Kurmethoden seit 1800: Peter Josef Schneider (1791—1871), „Großherzoglich Badischer Amtsphysikus zu Ettenheim im Breisgau“, verfaßt 20 Jahre nach Reils „Rhapsodieen“ einen „Entwurf zu einer Heilmittellehre gegen psychische Krankheiten oder Heilmittel in Beziehung auf psychische Krankheitsformen“ (1824) [57]. Schneider versteht seine Arbeit als „die erste Vorarbeit eines künftig von Grund auf neu aufzuführenden Heilgebäudes für psychische Störungen“ (XII f.) [58], täuscht sich aber in nichts mehr als in eben dieser Prophezeiung.

Das Ordnungsprinzip seiner Heilmittellehre gliedert er nach den „sinnlich wahrnehmbaren Wirkungen“ der Mittel, nicht nach ihren „vermeintlichen aufgefundenen Elementarbestandtheilen“. Er ist also skeptisch gegenüber dem, was die Pharmakologie seiner Zeit über die Wirkungsweise der Mittel erklären kann, aber zugleich auch skeptisch gegen die Fülle von unkontrollierbaren Spekulationen über die Wirkung jener Mittel, die außerhalb des pharmakologischen Bereichs liegen, also besonders der psychisch wirksamen.

Dabei stützt er sich immer wieder auf Horn und auf Hayner. Daß ihm aber gerade diese beiden Autoren — der Psychiater der Berliner Charité und der Reformer der Zucht- und Irrenanstalt Waldheim in Sachsen — so wichtig erscheinen, gibt einen Hinweis auf die weitere Entwicklung der „psychischen Heilmittel“ innerhalb der beiden Jahrzehnte nach Reil: Man hat jetzt für das Arsenal der mechanischen Apparate eine ganze Serie grandioser Neuerfindungen gemacht: Dreh- und Schaukelmaschinen, „Verbesserungen“ der Hohlen Räder, der Hohlen Kugeln und des „Autenriethschen Irrenzimmers“, Halterungen und Fesseln zum Zwangsstehen, Zwangssitzen, Zwangsliegen; neue Installationen für Duschen, Dauerbäder und andere Wasserprozeduren. Die Konstruktionszeichnungen werden mit technischer Kennerschaft und liebevoller Akkuratesse angefertigt. Sie finden sich in den einschlägigen Schriften

[56] „Wenn es überhaupt eine Kunst gibt, im Wahnsinn ... Arzneien zweckmäßig zu verordnen, so gibt es auch die weit größere Kunst, zu wissen, wann man sie nicht anwenden soll ... Ich konnte nur einige kurze Stunden dieser moralischen Behandlung widmen. Aber welche glückliche Wirkung hätte ... eine anhaltende und sorgfältig geleitete Anwendung meiner Prinzipien haben können“. Pinel (Traite ... 1801, Orig. S. 10; dtsch. Ausg. S. 10).

[57] Nicht selten findet man dieses Werk in psychiatriehistorischen Studien zitiert — gleichsam als einschlägiges Sachbuch oder als Raritätensammlung. Es wird aber gewöhnlich nicht in den historischen Zusammenhang gerückt, der seine kritische Würdigung ermöglicht.

[58] Schneider (1824), S. XII f. — Die folgenden Stellennachweise wiederum im laufenden Text (Seitenzahlen in Klammer).

etwa von Cox, Erasmus Darwin, Horn, Hayner und dann von Schneider. Ein psychiatrischer Behandlungsraum müßte einer kleinen Fabrikhalle geglichen haben mit Rädern, Riemen, Transmissionen, Gestänge, Achsen, Kurbeln, wenn das alles in den Anstalten praktiziert worden wäre, was die Psychiatrie-Ingenieure erfunden haben. Oegg berichtet 1829 von einer Drehmaschine, die von fünf Männern betrieben wurde und die „40 Schwingungen in der Minute" leistete.

Diese mechanischen „psychischen Heilmittel" nehmen um 1800—1820 an Bedeutung zu, während das Reilsche Gruseltheater offenbar keine so große Rolle mehr spielt.

Schneider behandelt in seinem Werk aber nicht nur die von Reil schon präsentierten „psychischen" Mittel, sondern er gibt ein System der gesamten „Heilmittellehre gegen psychische Krankheiten". Er gliedert in drei Abteilungen: 1. Materia medica, 2. Materia diaetetica, 3. Materia psychica.

Er knüpft an die hippokratisch-galenische Tradition an und bekennt sich dabei feierlich zu den Prinzipien der Erfahrung und zur „Natur, dieser ernsten und unerschöpflichen Lehrerin". „Durch äußere Mittel", also vor allem durch die altbewährten res non naturales der Diätetik, soll man der Natur helfen, mit den krankhaften Zuständen fertig zu werden. In seinem theoretischen Konzept beruft er sich auf das von Cullen und Brown begründete, von Reil und dann von Heinroth in die Psychiatrie eingeführte vitalistische Prinzip der „allgemeinen Lebens-Thätigkeit", die „pathologisch gesteigert oder krankhaft unterdrückt, geschwächt oder gar gelähmt" sein kann. Er zitiert Cullens „Erregung oder Reizung der Nervenkraft (excitement) und Zusammenfallen oder Sinken oder Trägheit derselben (collapse)". Ferner spricht er, mit Heinroth, von „Exaltation oder Hypersthenie und Depression oder Asthenie" (8).

Dieses polare Prinzip der „Lebenskraft" (Reil) bestimmt die beiden Systeme des menschlichen Organismus, das „automatische" und das „sensorielle". Es ist ausschlaggebend für alle Lebenserscheinungen in Gesundheit wie in Krankheit. Auf dieses Prinzip und seine Bestimmung des Organismus hat demnach auch die Heilkunde mit ihren Mitteln (materia) sinnvoll einzuwirken.

Bei der Besprechung der gebräuchlichen Arzneimittel (materia medica) geht er zunächst auf die „Antagonistica" ein: sie sollen Ekel und Erbrechen erregen und dadurch auf Magen und Darm, auf die „Wege der Zirkulation bis in die kleinsten Kapillaren, auf die Muskeln und schließlich auf die Nerven wirken" (50—95). Hierher gehören aber — neben Brechweinstein, Kupfersalmiak, Brechwurzel und Radix Colchici — auch die Drehmaschine, Drehstuhl und Drehbett, „Coxsche Schaukel". Auch Peitschen mit Nesseln, Scarfikation des Kopfes, in seltenen Fällen Trepanation gehören hierher und endlich das „sanfte Reiben der Haut — nach Reils sehr glaubwürdiger Versicherung" (96—119).

Als „mechanisch-dynamisch-antagonistische Mittel" bezeichnet Schneider vor allem die Bäder: kaltes Bad, Schneebad, Sturzbad, lauwarmes Bad; lokales Spritz- oder Douchebad, Tropfbad, Regen- oder Schauerbad; heiße und kalte Güsse auf den Kopf, Eiskappe, Fußbad. „Bei Applikationen am Kopf wird das Haar abrasiert" (134—158).

Eine nächste Gruppe von Mitteln sind die traditionellen „Antiphlogistica" (224 bis 239). Dann folgen die „Narcotica" („Sedantia", „Antispasmodica", „Somnifera"). Auch hier interessieren aber weniger die Mittel und Methoden, die auch sonst in der Medizin üblich sind, sondern vor allem die Erfindungen im Bereich der „äußerlich beruhigenden Mittel": der Sack, der Schrank, das hohle Rad, die Maske, der „Fallhut", das Zwangskamisol, der Zwangsstuhl, Vorrichtungen zum Zwangsstehen, die Zwangswiege, der Zwangsriemen oder „Tollriemen" (womit der Kranke rücklings an einem in die Wand eingemauerten Ring festgemacht wird), metallene Armbänder, Stränge für Hände und Füße, der Däumling oder Handschuh, die „Birne" (aus Holz gedrechselt: sie wird dem Kranken, wenn er schreien will, als Knebel in den Mund gesteckt), das Pallisadenzimmer (für Tobende) (281—318).

Zu den „Excitantia" oder „Analeptica" zählen neben den „inneren", die „äußeren erregenden, nervenbelebenden Mittel": Umschläge auf den Kopf, Niesmittel, Inhalation von oxydiertem Stickgas, Elektrizität und Galvanismus, Magnetismus, Perkinismus (Bestreichen der Hand mit einer Messing- und einer magnetischen Eisennadel). Hier steht allso wieder ein reiches Arsenal an Gerätschaften und Apparaten zur Verfügung. Im Gegensatz zu den obengenannten Dreh-, Schaukel-, Steh-, Sitz-, Spritz-, Unterkühlungs- und anderen Prozeduren werden hier Methoden angeboten, die dann zum Teil 100 Jahre und länger in der Psychiatrie, besonders auch in der Schnell-Psychotherapie der beiden Weltkriege als offizielle Methode beschrieben und geübt wurden (375—424).

Die zweite Abteilung seines Werkes eröffnet Schneider mit der Vorbemerkung: „Wir kommen zur Regulirung der Diät, des Verhaltens und der eigentlichen Lebensordnung für solche Irre, die entweder noch in ihrem heftigsten Kampfe sowohl gegen ihre Persönlichkeit, als die gesamte Außenwelt sich befinden, oder die sich schon herausgewunden haben aus dem verworrenen Chaos und wieder erwacht sind zur Morgendämmerung der wiederkehrenden Vernunft und der subjektiven Erkenntniss ihres Ichs. Außerordentlich wichtig ist die Lebensweise solcher Kranken, und nie wird die Kur der Irren zu ihrem Vortheile vollendet werden können, hält nicht Diät und Lebensordnung gleichen Schritt mit der therapeutischen Kurart. Indess ist sie nicht immer gleich bey einer jeden Form der Seelenzerrüttung; denn anders muß die Diät, das Verhalten und die Lebensordnung bey Tobsüchtigen, und anders bey Blödsinnigen seyn. Daher ist es eine vorzügliche Pflicht des psychischen Heilarztes auf die verschiedenen Formen, und selbst auf die mannigfaltigen Grade des Irreseyns die gehörige Rücksicht zu nehmen, und auch hier möchte das ‚qui bene distinguit, bene medebitur' ganz an seinem Orte seyn" (425).

Zunächst handelt Schneider die Mittel ab, die auch im heutigen Sprachgebrauch Diät sind, die Nahrungsmittel (425—452). Dann werden die Lebens-Mittel besprochen, die seit der Antike als „Mittel des Lebens" und der Lebensordnung, also der Diätetik, gelten. Reil bedient sich ihrer, wie wir gesehen haben, in seinen „psychischen Curmethoden"; für Heinroths Heilkunde spielen sie eine wichtige Rolle. Schneider widmet ihnen ein umfangreiches Kapitel seiner „Materia diaetetica".

a) Ort, Baulichkeit, gute Luft

Zu den „Hauptrequisiten eines vernünftigen Verhaltens und einer für die Heilung der Irren zweckmäßigen Lebensordnung" (453) rechnet er zunächst den richtigen Ort und die sinnvolle Anlage der Baulichkeiten. Der Aufenthaltsort der Irren soll ein Gebäude sein, welches „eine freye, heitere, gegen Osten gerichtete, etwas erhabene, in der Nähe eines Flusses befindliche" Lage hat. Er soll mit zweckmäßigen Gartenanlagen versehen sein. „Sehr wünschenswerth ist es, wenn im Innern solcher Irrenanstalten sich sehr gut bedeckte und dennoch heitere Gänge vorfinden, um den Irren sowohl als den psychischen Reconvalescenten auch bey schlimmer Witterung Bewegung verschaffen zu können" (453). Hier wird Charenton geschildert, wie es jedoch erst 15 Jahre später an den Hängen über der Marne errichtet werden wird. Auch klingt deutlich das Motiv der Idylle an, welche 10—20 Jahre später an den „Humanitäts-Anstalten" — so etwa bei Roller in der Illenau — die Träume Rousseaus und des jungen Werther verwirklichen soll.

Die Inneneinrichtung dieser Anstalten soll „vor allem geräumig, mit Brettern von Eichenholz ausgedielt und mit sonstigen Geräthschaften nur sehr dürftig versehen seyn" (453).

Diese Empfehlung stimmt freilich nicht so recht überein mit der Erklärung, es sei „überhaupt eine beträchtliche Förderung der Heilung, wenn das ganze Zimmer ein gefälliges und freundliches Aussehen" habe. Schneider verweist auf eine ihm bekannte Anstalt, in der nicht nur „außerordentliche Reinlichkeit herrscht", sondern auch „Verzierungen aller Art" angebracht sind, „damit die Eingeschlossenen immer durch angenehme Gegenstände von allen traurigen und düsteren Gedanken bestmöglich abgehalten werden". So empfiehlt er, den Fenstern „eiserne gemalte Verzierungen" statt der Gitter vorzusetzen, „um den Gedanken des Eingesperrtseyns zu verbannen" (454).

b) Körperpflege

Die Kleidung soll bequem sein. Sie darf „den Kreislauf des Blutes nicht hemmen", muß die Füße warm und den Kopf kühl halten. „Kranke von Distinction und guter Bildung müssen eine ihrem Stande angemessene Kleidung erhalten" (456 f.).

Zur Lebensordnung gehört, daß der Wärter wie auch der „Heilarzt" auf die „tägliche Ausleerung des Stuhls, des Urins usw." achte; dabei soll „die besondere Sorge der Menstruation und den Hämorrhoiden" gelten. Geeignete Mittel zur Förderung werden empfohlen. „Nicht weniger verdienen die deutlichen Congestionen der Säftemasse nach der Brust und dem Kopfe beachtet zu werden." Diese Symptome „dürfen nie geduldet werden" (458).

c) Schlaf und Wachen

Ein ausführlicher Abschnitt ist der diätetischen Ordnung des Schlafs gewidmet. Die Schlafräume müssen so liegen, daß sie genügend entfernt sind von den Unterkünften der laut Tobenden. Denn besonders bei „exaltirtem Zustand des Gehirns" hat der ungestörte Schlaf eine gute Heilwirkung. Aber auch der Schlafentzug kann heilsam sein. So wird Heinroth zitiert, welcher glaubt, daß dadurch eine „heilsame Crisis" herbeigeführt werden könne (460). Weiter heißt es, man dürfe „weder dem Schlaf, noch dem immerwährenden Bettliegen fröhnen". Oft sind „wenig Schlaf und tüchtige Bewegung die vortrefflichsten diätetischen Hülfemittel" (461).

d) Arbeit und Feierabend

Ein weiterer Abschnitt behandelt die „Beschäftigung und Erholung". Schneider geht davon aus, daß man „das Leben und Treiben der Kranken vor dem Ausbruche des Irreseyns" genau „durchforschen" müsse; man könne dabei erkennen, daß „manche Kranke deswegen in Irreseyn verfielen, weil es ihnen durch glückliche Verhältnisse so gut ging, und sie die Leiden des Lebens zu wenig kannten, um bey einbrechenden widrigen Verhältnissen ihnen mit männlicher Seelenstärke kräftig die

Stirne bieten zu können“. Andere seien „aus bloßer Geschäftslosigkeit oder aus zu ungeregelter Thätigkeit mit vorherrschend krankhafter Phantasie verrückt“ geworden. Daher sei es für die Heilung wichtig, den Kranken „täglich auf eine sehr zweckmäßige, dem Grade seiner Bildung, so wie seinen Kräften und Lieblingsneigungen entsprechende Weise zu beschäftigen“ (462). Durch eine „weise eingeleitete und fortdauernde Beschäftigung“ wird „dem prädominirenden Hange zum Geist und Körper tödtenden Müßiggange, und zu dem gedankenlosen unstäten und menschenfeindlichen Umhertreiben gesteuert“. Auch werden „dem boshaften, händelsüchtigen und verschmitzten Betragen der Irren, ihrem Hange sich und andere zu beschädigen, Geräthschaften und Kleidungsstücke zu zerstören, und den Versuchen sich selbst zu entleiben u. s. w., so wie dem phlegmatischen, arbeitsscheuen, gedankenlosen, finstern Hinbrüten in den Betten, der ausgezeichneten Gleichgültigkeit und der abgeschmacktesten Unreinlichkeit“ diese Mittel der Lebens-Ordnung entgegengesetzt. Endlich wird der Kranke „aus seiner überspannten Geisterwelt zur wirklichen und objectiven Ansicht des Lebens gezwungen“ (463).

Die Arbeit hat also moralischen Wert, sie ist ein pädagogisches Mittel, sie heilt. Es ist der „Segen der Arbeit“ (466), welcher diese Heilkraft ausstrahlt.

An erster Stelle steht — wie schon im Dorfe Gheel, wie bei Fr. Willis, bei Langermann und Reil — die Garten- und Feldarbeit. Schneider erinnert an den ersten Arbeitsauftrag, der an den Menschen erging, „die Erde fruchtbar zu machen“ (466). Frauen sollen außerdem nähen, stricken, sticken (463).

Dem polaren Prinzip der res non naturales entspricht es aber, daß Schneider auch das „Unterhaltungszimmer“ erwähnt: dort soll man „Aufsätze über verschiedene faßliche Gegenstände“ vorlesen und anhören, man soll zeichnen, malen, Holzschneiden, tanzen, Theater spielen, musizieren, deklamieren und „Klassiker übersetzen“ (464 u. 468).

Eine „ebenso zweckmäßige und heilsame Beschäftigung der Irren“ nimmt Schneider aus einer Anregung von Horn auf: das „Ziehen eines Wagens“. Horn ließ in der Charité zu Berlin „einen leichten viersitzigen Wagen bauen, in welchem bequem vier Geisteskranke sitzen und geführt werden können. An der Deichsel desselben sind Handhaben mit Strängen so befestigt, daß fünf und zwanzig bis dreißig Geisteskranke sich hintereinander aufstellen, und diesen Wagen im Irrengarten nach einer besonders vorgeschriebenen Ordnung und unter besonderer Aufsicht ziehen können. Die schnelle Bewegung, die dabey gestatteten Ruhepunkte, die Richtung des Weges u. s. w. werden dabey pünktlich vorgeschrieben, und wenn diese Beschäftigung auch wenig Vergnügen gewähren sollte, so ist doch diese Abwechslung von Beschäftigung nach Horns Zeugnisse für den Gemüthszustand des Irren sehr erfreulich“ (465).

Als eine weitere Idee von Horn schildert Schneider die „militärischen Exerzir-Übungen ... sowohl für männliche als weibliche Irre“. Diese Übungen seien, so heißt es, „umso nützlicher und wohlthätiger für die Kranken, je neuer, fremdartiger und imponirender dieses Geschäft für sie ist“; denn dadurch werde ihre Aufmerksamkeit von ihrem innern Leben abgezogen und „auf neue bestimmte, ungewohnte und mitunter auch lästige Gegenstände gerichtet und fixirt“. Zu diesem Behufe werden die Kranken — „sowohl höhern als niedern Standes, sowohl männlichen als weiblichen Geschlechts“ — in Reih und Glied gestellt, mit schweren hölzernen Gewehren ausgerüstet „und von einem tüchtigen mit lauter Stimme kommandirenden Unteroffizier in voller Uniform exerziert“ (465).

e) Kontakte — Isolation

Als letztes Mittel der „Materia diaetetica“ nennt Schneider den Krankenbesuch. Er plädiert grundsätzlich — wie Willis, Pinel, Reil, Esquirol u. a. — für das therapeutische Prinzip der Isolation. Aber seine Äußerungen sind weniger strikt. „Der Besuch von Verwandten, Freunden und Bekannten kann zuweilen von heilbringender Wirkung sein.“ Zu häufiger Besuch bewirkt jedoch das Gegenteil, da sich die Kranken dabei „mancher unliebsamer Vorgänge“ erinnern. So werden oft die bereits erzielten Erfolge des Arztes zerstört (469). Schneider befürwortet — wie Esquirol — bei schwerer Kranken die striktere Isolation, in der Rekonvaleszenz häufiger werdende Besuche.

Dabei kommt Schneider auch auf einen jahrhundertealten Usus zu sprechen, der offenbar zu seiner Zeit da und dort noch immer im Schwange war: Unberufene und neugierige Menschen dringen in die Anstalten ein, „um die Irren zu belauschen und zur Unterhaltung gleichsam zu reizen, Proben ihrer verkehrten Einbildungsart abzufordern, und sich mit ihnen auf die lächerlichste Weise zu belustigen“. Wer dies kann, so sagt Schneider, „in dem ist alle Gemüthlichkeit, alles Gefühl für Unglück und Tugend, alle Ehrfurcht für den leidenden unglückseligen Zustand solcher höchst bedauernswürdiger Menschen erstorben; denn in ihm ist kein Herz und kein Geist, und besser wäre es, ihn auf irgend eine Art öffentlich zu brandmarken, damit die Welt sich vor einem Menschen hüte, der weiter nichts als die Form des Menschen hat!“ Schon Pinel hatte geschildert, welche Anfälle von Wut und Zorn bei manchen Wahnsinnigen ausbrechen, „wenn Possenreißer, welche das Hospital besuchten, sich eine barbarische Kurzweil damit machten, sie zu necken und zu reizen!“ Viel schlimmer aber ist es noch, so fährt Schneider fort, wenn die Wärter der Irrenanstalten — „aus einem ruchlosen und egoistischen Herzen“ — daraus eine Quelle von Nebeneinnahmen machen (500). (Es war ein alter Brauch, daß das Personal der Zucht- und Tollhäuser gegen Trinkgeld die Irren dem Publikum zur Schau stellte.)

f) Materia psychica

„Endlich kommen wir auf ein weites, kaum übersehbares Feld, auf welchem wir zwar zahlreiche und mannigfaltig sich durchkreuzende Fußstapfen, aber noch keine geregelte Bahn erblicken, um hier glücklich zum Ziele zu gelangen.“ Mit diesem Satz leitet Schneider die dritte Abteilung seiner Heilmittellehre ein (473). Er findet keine Krankheit „die schwieriger, sowohl auf physischem als auf psychischem Wege zu heilen ist“, als das Irresein. Die besonderen Schwierigkeiten, deren der Arzt in der Psychiatrie gewärtig sein muß, sind folgende: Oft wird er vom Geisteskranken „entweder gehaßt oder von ihm auf eine widerliche und verschmitzte Weise geliebt“. Hinzu kommt oft der „unbändige Starrsinn, alle Arzneyen zu verweigern“. Auch muß dem Arzt das „unaufhörliche Jammern, Toben, Lärmen, Schreyen und Heulen in die Länge doch wahrhaft recht lästig werden“. Ist man einmal in die Lage versetzt, in der Gesellschaft eines auch nur „Halbverwirrten“ zu leben, und muß man „mit seinen groben Excessen, da er nicht immer zum Einsperren geeignet ist, geduldige Nachsicht haben“, so wird man dafür Verständnis aufbringen, daß „der seelenfeste Gleichmuth auch des streng philosophischen Therapeuten bey einer solchen überaus harten Prüfung wankt“ (437 f.).

Zu allen diesen schweren Aufgaben, die dem „psychischen Arzt" gestellt sind, kommen „beym Mangel einer kräftigen Wache" die sehr unangenehmen Situationen, seine eigenen Kräfte gebrauchen zu müssen (474).

Schon gar nicht aber kann der Arzt auf Dank rechnen: Muß er Unheilbare für immer im Irrenhaus festhalten, so schreiben dies die Angehörigen seinem Mangel an Können zu. Hat er Geheilte entlassen, so schämen sich diese zumeist ihres Leidens und vergessen den Arzt, der ihnen geholfen hat, rasch, „und nur das Herz des gemeinen, durch Kultur nicht verpfuschten Mannes fühlt sich von lebendiger Dankbarkeit gegen seinen verdienstvollen Heilarzt verpflichtet" (474).

Dies schickt Schneider seinem Kapitel über die psychischen Behandlungsmethoden voraus. Denn der Arzt muß sich dieser „das Gemüth tief verletzender Schwierigkeiten" stets bewußt sein, will er „standhaft, geduldig, unverdrossen und mit philosophischem Gleichmuthe die Heilung ... bis an das äußerste Ende durchführen". Allzu leicht droht ihm das „Ermüden unter einer solchen drückenden Last" (475).

Daß aber die „psychische" Heilmethode — auch Schneider spricht noch synonym von der „moralischen" Behandlung — der richtige Weg ist, daran gibt es keinen Zweifel. Hier beruft er sich ausdrücklicher als zuvor auf die Alten: Er nennt Asclepiades den „Vater der psychischen Medizin". Dieser habe als erster „die Musik, die Peitsche, den Zwang zu gewohnten Geschäften, das Binden, den Zwang durch Hunger und Durst, den Wein und die Liebe" als psychische Heilmittel empfohlen. Auch Celsus machte hauptsächlich auf das „moralische Verhalten" aufmerksam. Caelius Aurelianus, „dieser herrliche Mann", erkannte „die eiserne Nothwendigkeit, die Irren durch einen besondern Vorsteher leiten zu lassen, der im Stande ist, den Tobsüchtigen ein gemischtes Gefühl von Furcht und Achtung einzuflößen" (475 f.).

Schließlich hebt Schneider hervor, daß „stets individualisirt werden muß" (479), daß es also keine schematisch anwendbaren Regeln gibt. Hieraus wiederum wird verständlich, warum logische Argumente allein im Umgang mit dem Geisteskranken nichts vermögen. Nasse wird zitiert, der erklärt, „durch Beweisführungen und durch Zurechtweisungen ohne alle Aufregung des Gefühls, der Phantasie, des Gemüths" — habe bis jetzt noch niemand einen Irren geheilt (479).

Die einzelnen Mittel, die Schneider hier ausführlich bespricht, sind zum Teil schon unter den Abteilungen Materia medica und Diätetik erwähnt worden. Einige der von ihm dargelegten Prinzipien sollen aber noch etwas ausführlicher referiert werden.

g) Die Verwahrung der Irren

Daß dem Irren nicht nur seine physische, sondern auch seine „psychische Freiheit" beschränkt oder entzogen werden muß, gehört zu den „düsteren Seiten des Menschen" (486). Was Schneider mit psychischer Freiheit meint, erklärt er zunächst nicht näher. Es wird nur darauf hingewiesen, daß der psychisch Kranke oft nicht nur die „Schranken des geselligen Lebens, der Sittlichkeit und Ordnung . . . durchbricht", sondern sich auch oft „an keinen Raum und Zeit mehr bindet und in ungeregelter Weise sein Traumleben durchlebt" (487). Durch äußeren Zwang zunächst kann er wieder in die umgrenzte Ordnung zurückgeführt werden. Freilich darf man mit den Zwangs- und Beschränkungsmitteln nicht zu rasch und zu pauschal verfahren. Oft ist es „heilbringender", dem Kranken möglichst viel „physische Freiheit" zu lassen. Beschränkt man aber seine Freiheit, so soll dies möglichst schonend vor sich gehen und ohne großen Aufwand, eher „wie durch Zufall" (488). „Beschränkung führt den rohen ungebildeten Menschen zur Kultur, zur Wissenschaft, Kunst und zu aller Tugend. Beschränkung ist es auch, durch welche der aus Form und Ordnung getretene Mensch zu derselben, d. h. zur Vernunft zurückgeführt wird" (489).

Dem Willen müssen dabei in seinem oft „zügellosen Zerstörungstrieb . . . dadurch Schranken gesetzt werden, daß er mit den Gegenständen, auf welche er sich bezieht, durchaus in keine Berührung kommt". Abnorme Aufregung des Willens wird mechanisch abgeleitet und „die excentrische Kraft allmählich wieder in ihre Schranken zurückgeführt" (459). Schneider läßt in einer Art von energetischer Vorstellung die psychischen Kräfte des Tobenden einfach in Zwangskamisolen, Riemen und Bändern auflaufen. Dabei nimmt er an, daß sich mit den physischen auch die psychischen Energien in diesen Fesseln allmählich erschöpfen. In anderem Zusammenhang — etwa bei der Beschäftigungs- und Arbeitstherapie — denkt Schneider daran, psychische Spannungen und Aufstauungen in sinnvolle Produktionen umzusetzen.

Schließlich soll die Beschränkung nicht nur stufenweise nach den individuellen Erfordernissen angewendet, sondern auch stufenweise wieder reduziert werden. Es ist zwar — wie etwa Ernst Horn empfiehlt — nützlich, im Rahmen einer „schonenden Kuratel" (491) den Kranken sogar zu beurlauben [59]. Aber das Gefühl einer „kleinen noch dauernden Abhängigkeit" soll er nicht verlieren, er muß sich vielmehr „der Macht der Familie und des Arztes" bewußt bleiben, mit der diese „in jedem Augenblick den Zustand der Freiheit mit der Aufbewahrung in der Irrenanstalt zu vertauschen" vermögen (492).

h) Besondere Hilfsmittel

In einem speziellen Teil der „Materia psychica" zählt Schneider jene Mittel auf, „die im wesentlichen schon vor 1800 in England oder dann von Reil u. a. inauguriert wurden". Auch Schneider empfiehlt Donner und Blitz, türkische Musik und andere Effekte. Aber von dem großen Narren-Theater Reils rückt er doch deutlich ab.

Im einzelnen empfiehlt er: Erregung heftiger Leidenschaften und Affekte — so etwa des Gefühls eigener Kraft und Vollkommenheit, der Freude, der Begeisterung oder Überraschung, der Liebe usw. (523). Auch Angst, Furcht, Zorn, Wut, Ärger, Verzweiflung können heilsam wirken. Für die „Liebe" gibt es Indikationen wie auch „Contraindikationen". Nach einem Zitat von Heinroth „vollenden ein paar schöne Augen oft die ganze Kur" (539).

Ein anderes Mittel ist der „starke Sinnes-Eindruck", also Schmerz, Hitze, Frost, grelles Licht u. a.; ferner „das dunkle Zimmer", die Hungerkur, auch die körperliche Züchtigung in besonderen Fällen und die Belohnung für Wohlverhalten, dann die Wirkung von Musik und Gesang, wobei man spezifische Zuordnungen der einzelnen Irrsinnsarten zur „phrygischen, äolischen oder lydischen Musik" fand. Bei allen diesen Mitteln kann man sich immer wieder auf die Alten, besonders auf Cornelius Celsus und auf Caelius Aurelianus berufen (551—560).

i) Überwältigung der Irren

In einem besonderen Abschnitt erläutert Schneider, was der Arzt mit seinen Hilfskräften zu tun hat, wenn widerstrebenden Kranken die Arznei beigebracht werden soll oder wenn sie in einem „Paroxysmus von Tobsucht" bedrohlich werden. Hier

[59] Esquirol (1816) gab hier sehr differenzierte Hinweise zur Vorbereitung der Entlassung — wir würden sagen: zur Resozialisierung eines Kranken.

werden viele der Taktiken und Handgriffe erläutert, die auch heute noch im Unterricht für Pflegepersonal exerziert werden — vom erzwungenen Schluckakt durch Nasezuhalten bis zur Annäherung einer Gruppe von Pflegern von drei Seiten — „nolens volens" (575 f.).

k) Der „Heilarzt"

Ein freundlicheres Kapitel empfiehlt dem Arzt das richtige Verhalten im Umgang mit Rekonvaleszenten: Er soll die Erinnerung an die Vergangenheit, an die Familie und die Freunde jetzt wieder wecken. Alte liebe Gewohnheiten, Kunst und Musik sollen wieder geübt werden (578).

Aber mit solchen Anweisungen ist die Aufgabe des Psychiaters noch nicht genügend umrissen. Schneider bringt gegen Ende seines Buches einen eigenen Abschnitt mit der Überschrift: „Autorität, Charakter und generelle Hilfsmittel des Heilarztes." (494)

Es ist für uns heute schwierig, genau das zu treffen, was mit „Autorität" und — allgemeiner —, was mit „Charakter" gemeint ist, weil sich inzwischen manche sprachlichen Bedeutungen gewandelt haben. Erschwerend kommt hinzu, daß ein Begriff wie „Autorität" bei den anderen Autoren jener Zeit nicht durchweg eindeutig abgegrenzt ist: die Vorstellungen wechseln vom Bild des liebenden Vaters bis zum unerbittlichen, auf bedingungslose Unterwerfung bedachten Despoten.

Gerade am Beispiel der „Unterwerfung" kann gezeigt werden, daß hier nicht rundweg die Haltung des Besiegten oder Sklaven gegenüber der Macht oder Willkür gemeint ist: Schneider will verständlich machen, daß Gehorsam und Unterwerfung dem Heilungsprozeß dienen. Er vergleicht die Situation des Geisteskranken gegenüber dem Arzt mit einer Situation, in der wir selber uns befinden würden, wenn wir plötzlich mit einem uns völlig fremden und fremdartigen Menschen zu tun hätten. „Wie wird uns da zu Muthe seyn?" Vieles an ihm wäre uns unverständlich — so wie dem Irren gerade das Normale des Arztes unverständlich sein muß. Daraus könnte etwa „Geringschätzung" oder gar „Haß gegen den Andern" in uns entstehen. Hingen, stellen wir uns das Gegenteil, den verständigen Arzt oder — im Vergleich — „einen menschenfreundlichen und gebildeten Menschen vor, der mit zarter Schonung und nachsichtsvoller Aufmerksamkeit" unserem eigenen Ideengang zu folgen und zunächst einmal beizupflichten sich bereit zeigt, — „wie werden wir von einem solchen Manne denken?" Wir werden unversehens „zur stillen Dankbarkeit und vertrauensvollen Ehrfurcht gegen das Benehmen eines solchen Mannes uns vielfach verpflichtet fühlen". Von diesem Vergleich ausgehend, sagt Schneider von dem guten Heilarzt: „Was vermag dann wohl in der Folge nicht ein solcher Mann, der, bey fortgesetztem Umgange mit uns, unsere tiefsten Falten zu durchblicken Gelegenheit hat, über uns selbst! Und wie unvermerkt werden auch wir seinen Ansichten nach und nach Gerechtigkeit widerfahren lassen" und — hier folgen nun die uns heutigen Betrachtern so ominösen Ausdrücke — wir werden „seine Ansprüche sogar mit Gehorsam und Unterwerfung ehren" (499 f.). Schneider und mit ihm andere Autoren seiner Zeit meinen hier also nicht die Zuchtrute, sondern eher das „sanfte Szepter" Schillers. Er zitiert in diesem Abschnitt Schillers Verse: „Auch dem Menschen, der dir im engen Leben begegnet / Reich ihm, wenn er sie braucht, freundlich die Hand" (495). An einer anderen Stelle spricht er von den Zwangsmitteln — „und zwar von der sanften Gewalt der Liebe bis zur äußeren mechanischen" (489).

Nur wenn man von der ganzen Vielfältigkeit dessen ausgeht, was unter Autorität und Macht, unter Willen, Regime, Unterwerfung, unter Gehorsam und Strafe zu verstehen ist, kann man den Ideen dieser „Heilärzte“ gerecht werden. Nur so „kommen wir zur Beachtung jener nothwendigen Bedingungen, welche die Gründung der Autorität, des Ansehens und der Macht des Arztes zum Zwecke hat, ohne welche durchaus keine rationelle und glückliche Heilung Platz greifen kann“. Soll aber, so meint Schneider, „eine solche ausgezeichnete und für den Kranken erfolgreiche Autorität des Arztes gegründet werden, so muß dieser ein Mann seyn, dessen Gemüthlichkeit und Geist auf einer hohen Stufe von Vollkommenheit gleichzeitig sich befinden“. So haben wir es bereits bei Jacobi kennen gelernt. Schneider fährt fort: „Hohe und tiefe Menschenfreundlichkeit, vielseitige, umfassende Bildung des Geistes durch Wissenschaft, durch tiefe physiologische und anthropologische Kenntnisse, durch Kunst, Talent, Welt und Energie des ganzen Characters in Wort und That müssen in jedem Augenblicke den Mann von Werth beurkunden; seine Sinne seyen geschärft und als treue Wächter für die Außenwelt empfänglich, sein Herz sey fromm, es schließe sich der leidenden Menschheit auf und werde gerührt durch das vielfache Leiden der Seelenkranken: er schone die zarten Seiten des Menschen, und ehre im Irreseyn den Menschen, dennoch den Bruder“ (595).

Statut der Illenau (Roller)

Wir beschließen die Dokumentation des Umgangs mit Geisteskranken, indem wir aus einem Dokument berichten, das deshalb von besonderer Verbindlichkeit ist, weil es sowohl die Ansichten eines der führenden Psychiater jener Zeit und seiner Freunde, wie auch die Einstellung der verantwortlichen Behörde wiedergibt. Es handelt sich um das „Statut für die Heil- und Pflegeanstalt Illenau".

Christian Friedrich Wilhelm Roller, der Direktor der Illenau, hat es ausgearbeitet, und „Seine Königliche Hoheit der Großherzog haben mittelst höchster Entschließung aus Großherzogl. Staats-Ministerium vom 14. Oktober l. J. (1843), Nr. 1699 gnädigst geruht, nachstehendem Statut für die Heil- und Pflegeanstalt Illenau die höchste Genehmigung zu ertheilen".

Was hier zum Ausdruck kommt, ist die konsequente Verwirklichung jener — um 1800 noch neuen — Ideen, daß der Geisteskranke behandelt werden könne, also auch mit allen möglichen, sinnvollen und tauglichen Mitteln behandelt werden müsse.

In oft recht paradoxer Weise waren manche dieser angepriesenen Mittel den humanitären, pädagogischen, philanthropischen und caritativen Ideen der Zeit um 1800 entgegengestanden. Jetzt — bei Roller und seinen Freunden — haben sich diese Ideen weitgehend in der Anwendung der Mittel verwirklicht. Und es ist von Bedeutung, daß sich hier nicht nur ein einzelner Arzt zu seiner Sache bekennt, sondern daß die Formen des Umgangs mit dem Geisteskranken in einem verbindlichen Dokument für die damals vorbildlichste psychiatrische Institution — die badische Anstalt Illenau — statuiert werden: ein Dokument dafür, daß die Psychiatrie eine Sache der Medizin und eine Sache der Gesellschaft in gleichem Maße ist.

Im Illenauer Statut, das 1844 in Kraft tritt, heißt es u. a.: „§ 28. Die Kranken unterliegen, so lange sie in der Anstalt sind, in allen ihren Lebensverhältnissen den Anordnungen der Direction, und sind durch die dem gesammten Dienstpersonal ertheilten Instructionen und durch die von den Beamten der Anstalt und von den obern Staatsbehörden geführt werdende Aufsicht in Betreff einer zweckmässigen Behandlung und der Geheimhaltung ihrer Krankheitszustände gesichert.

§ 29. Die möglichst sorgfältige menschenfreundliche Behandlung der Kranken bildet die erste Pflicht aller Beamten und Officianten der Anstalt. Die Anwendung von Beschränkung und Zwang soll genau nach dem klar erkannten unumgänglichen Bedürfnis zum Zweck bemessen sein, und mit der thunlichsten Schonung und Heilighaltung der Menschenwürde stattfinden. Jede körperliche oder geistige Mißhandlung ist strenge untersagt; dagegen gehört zu den wesentlichen Mitteln, durch welche die Anstalt heilsam auf die Verpflegten einzuwirken suchen wird, eine den gesammten Dienst, die häuslichen Einrichtungen und alle innern Bewegungen des Instituts beherrschende strenge Ordnung, sodann eine angemessene, den verschiedenen Zuständen und Verhältnissen der Verpflegten entsprechende Beschäftigung derselben, wozu in dem großen Haushalt, in den mannichfachen Werkstätten, in der eigenen Oekonomie und auf dem zu Garten, Feld, und Wald angelegten, hinreichend isolirten Gebiete der Anstalt reiche Gelegenheit vorhanden ist. Zu diesen Mitteln gehören ferner Aufmunterungsgeschenke aus dem dazu bestimmten Etatsatz und, in passender Abwechslung mit der Arbeit, eine erheiternde Unterhaltung durch Unterricht, Lectüre, musikalische Übungen, Spiele, Spaziergänge und dergleichen.

§ 30. Die Kranken werden gemäß ihren von früher her gewöhnten Bedürfnissen in drei verschiedenen Verpflegungsklassen eingerichtet, die sich insbesondere in Betreff der Wohnung und Kost unterscheiden. Übrigens haben die Kranken aller Verpflegungsklassen gleichen Antheil an den vorhandenen Mitteln zur Bewirkung ihrer Heilung, und auf alle soll der Fleiß und die Aufmerksamkeit der Beamten und insbesondere der Ärzte in gleichem Maaße gerichtet sein."

Roller teilt diesen Statut 1844 im 1. Band der neu begründeten Allgemeinen Zeitschrift für Psychiatrie mit[60]. Ein Jahr später erscheint Griesingers Lehrbuch der Psychiatrie. Damit ist die Phase der beginnenden Psychiatrie zu Ende. Die Kluft zwischen psychiatrischer Forschung und psychiatrischer (Krankenhaus-)Praxis reißt auf — noch nicht bei Griesinger selbst, aber bei seinen Epigonen.

---

[60] Roller (1844), S. 241 f.

IV. Teil

Ideengeschichtliche Leitlinien und Bilder

Das „Moralische"

> ... seine Leidenschaften nach dem Rate der Weisen zu überwinden und seine Seele durch die moralischen Maximen der alten Philosophen zu stärken. Die Schriften eines Plato, Plutarch, Seneca, Tacitus, die Quaestiones Tusculanae des Cicero werden gebildeten Köpfen nützlicher sein als künstlich zusammengesetzte Formeln von tonischen und antispasmodischen Mitteln ... Kann man denn alle die Veränderungen oder Ausartungen der Function des menschlichen Geistes abzeichnen, wenn man nicht über die Schriften eines Locke oder Condillac tief nachgedacht und sich mit ihren Grundsätzen sehr vertraut gemacht hat?
>
> *Pinel 1801*

Moralphilosophie

Von allen Begriffen, die den Anfang der wissenschaftlich-institutionalisierten Beginn der Psychiatrie bestimmen, ist „moral" der gewichtigste und folgenschwerste. Er bezeichnet die Art und Weise, wie Fr. Willis und Chiarugi, Pinel und Langermann, Reil und die „anthropologischen" Ärzte um Nasse, Hayner, Jacobi, Heinroth mit ihren Kranken umgegangen sind. Das „Moralische" in der „Curmethode" wird von den deutschen Autoren um 1800 (Reil, Langermann 1805) mit „psychisch" übersetzt. Aber Friedrich Nasse erinnert 1823 in seinem großen, programmatischen Aufsatz „Die Aufgaben der Anthropologie" [1] an die — um 1820 fast vergessene — Geschichte der Anthropologie und an ihren „Begründer" Otto Casmann (1562—1607). Nasse geht auf Casmann nicht näher ein. Schlägt man aber in dessen „Psychologia anthropologica sive animae humanae doctrina" (1594) nach, so findet man dort die Definition der „menschlichen Natur": Sie erscheint „in zweifacher Form — geistig und leiblich, ist aber im Grunde eins". Dieser anthropologische Begriff einer „gedoppelten Natur" (Walchs Philosophie Lexikon, 1726) entfaltet sich im 17. und vor allem im 18. Jahrhundert, findet mehr und mehr Eingang in die medico-philosophischen Diskussionen (von Pinel bis zu dem Kreis der führenden Psychiater um 1820/30) und wird immer — auch bei den meisten deutschen Autoren — definiert als „physisch und moralisch" [2].

Die Verbindung des Begriffes „moralisch" mit „Behandlung" (regimen, management, régime, traitement) taucht zuerst in England im Anschluß an William Batties „Treatise on Madness" (1758) auf. Battie selbst bezeichnet aber sein „management"

[1] Nasse, Zeitschr. für die Anthropologie, 1. Heft, S. 1—29.
[2] Siehe Schrenk (1968 c).

noch nicht als „moral". Er läßt in seinen Behandlungsmethoden die physisch-moralische Doppelnatur des Menschen noch ungeschieden und befindet sich damit noch strikter auf dem Boden des regimen sanitatis, d. h. der hippokratisch-galenischen Diätetik [3].

In den 20 Jahren vor Pinels großer „medico-philosophischer" Darstellung des „traitement moral" (1801) und vor Reils „rhapsodischer" Ausbreitung der „psychischen Curmethode" (1803) häuft sich der Gebrauch des Begriffes „moral" zusehends im Sprachgebrauch der Irrenärzte und ihrer Kampfgenossen — so bei Fawcett (1780), bei Th. Arnold (1782/84), Harper (1789), Daquin (1791), Chiarugi (1793/94); ferner bei C. F. Pockels in seiner Schrift über die „moralische Natur" des Menschen (1788), wie auch in seinen „Bemerkungen über das Cellische Zucht- und Irrenhaus" (1794); weiter bei J. Ferriar (1795), Erasmus Darwin (1796), Langermann (1797), Crichton (1798) und bei Good (in seiner Gefängnis- und Irrenhausbeschreibung, 1798).

Die philosophische Position von Fr. Willis zu untersuchen, ist nur schwer möglich, weil von ihm keine schriftlichen Zeugnisse vorliegen. Hingegen konnten wir Pinels „medico-philosophische" Fundierung bereits näher bestimmen.

In seinem „Traité médico-philosophique" (1801) bezieht er sich wiederholt und ausdrücklich auf John Locke und auf die „Moralphilosophie" [4]. Schon in der Einleitung zitiert er die französische Ausgabe einer grundlegenden moralphilosophischen Schrift: „The Theory of Moral Sentiments" von Adam Smith (1759) [5].

Geht man davon aus, daß Reil mit seinen „Rhapsodieen" im wesentlichen das Gedankengut Pinels und damit auch des englischen Moral management vermittelt — ob in spekulativ entstellter Form oder nicht, so wird allein schon entlang dieser Leitlinie die Schottische Moralphilosophie für die Ideengeschichte unseres Themas von Bedeutung sein. Andere Leitlinien führen von den „Schotten" über die Ethik Kants in die Ideenwelt zahlreicher deutscher Philosophen und auch Psychopathologen herüber. Hutchesons und Humes Lehre vom „moral sense" wird für Kant zur „Folie seiner Ethik" [6], sie wird von da weitergeleitet zu den Psychiatern: wiederum zu Reil (über dessen Freund Hoffbauer), zu Jacobi u. a. Vor allem Friedrich Groos (1768—1852), Vorgänger Rollers in der badischen Irrenanstalt Heidelberg, bezieht die Moralphilosophie sehr stark in die Psychopathologie und in seine forensische Psychiatrie (Freiheitslehre) ein. Zur selben Zeit, als Pinels und Reils Werke erscheinen, erörtert Cabanis den Begriff „moral" in seinem „Rapport du physique et du moral de l'homme" (1802): „Moral" gehört zusammen mit Physiologie zur Anthropologie. (Ferner gehört hierzu das Studium der „Ideen" — „Ideologie".) So beruht auch die Erziehung und die erziehende ärztliche Behandlung auf „Moral", aber — nach Cabanis — auf einer „physiologisch begründeten Moral".

Gehen wir über die Anfänge des „moralischen" regimen, des Management, des Traitement und der Cur hinaus — bis hin zu dem tiefgreifenden Einschnitt der Griesingerschen Psychiatrie (ab 1845): der Begriff des Moralischen wird von nahezu allen namhaften Autoren — in oft recht divergierendem Sinne — gebraucht:

---

[3] William Pargeter spricht noch in seinem Werk von 1792 vom „management" ohne den Zusatz „moral".

[4] Pinel (1801), S. XXVII, 48, 80 f., 237 u. a.

[5] Pinel gibt diesen Hinweis auf Adam Smith in einer Fußnote S. XXVII, die aber bei seinem Übersetzer Wagner in der deutschen Ausgabe (1801) fehlt.

[6] Gadamer (1965), S. 22.

Esquirol (1816 u. f.), Haslam (1817), Heinroth (1818 u. f.), Hayner (1818), Burrow (1819 u. f.), Georget (1820), Jacobi (1822), Fr. Groos (1824 u. f.), Chr. Weiss (1824 und schon 1811), J. P. Schneider (1824), Ideler (1827 u. f.), Combe (1831), J. C. Prichard (1835: „moral insanity“ [7]), P. W. Jessen (1838) u. a.; schließlich F. Leuret mit seiner Schrift „Du traitement moral de la folie“, die, als sie 1840 erschien, in Frankreich als überholt galt, aber in Deutschland noch große Anerkennung fand.

Freilich bleiben die Einflüsse der verschiedenen philosophischen Strömungen — so auch der Moralphilosophie — auf die Psychiatrie eher immer diffus und oft nur vage nachweisbar. Was Karl Jaspers etwas süffisant über die späteren Anstaltspsychiater des 19. Jahrhunderts sagt, gilt zwar gewiß nicht für einen Pinel und Esquirol und nicht für Jacobi, vielleicht aber doch schon für Reil ebenso wie für den Pfarrer Willis oder für den Apotheker Haslam am Bethlem Hospital zu London: „Ideen und Begriffe der Philosophen und Psychologen finden gerne Eingang“, aber ihre Anwendung in der Psychiatrie ist meist „unklar“ [8].

So bleibt gerade hier allenfalls die Möglichkeit, einen Blick auf die geistesgeschichtliche Umwelt zu werfen, in welcher — vielleicht aber auch neben welcher die Praktiker des „moral management“ gelebt und gewirkt haben. Dieser Orientierungsgang kann also nicht fugenlos in unser Thema einbezogen werden. Er ist eher ein Exkurs [9]:

a) Locke — Shaftesbury

Die Entwicklung der Schottischen Moralphilosophie setzt schon vor dem 18. Jahrhundert ein. An ihrem Anfang steht A. A. C. Shaftesbury (1671—1713) [10]. Auf seine Erziehung hatte John Locke (1632—1704) einen entscheidenden Einfluß: Grundlage der Moralphilosophie ist der Glaube an die Harmonie sowohl im Weltganzen, wie auch im gesellschaftlichen Zusammenhang und ebenso im Seelenleben des Einzelnen. Locke ist der bestimmende Denker für die gesamte englisch-französische Aufklärung. Er hat Naturwissenschaften und Medizin studiert und wird zum Begründer des Empirismus: die Erfahrung ist für ihn die alleinige Erkenntnisquelle — und zwar in der bestimmten Form, daß sie als Sinneseindruck entsteht und von der ursprünglich unbeschriebenen Seele — tabula rasa — aufgenommen, im Gedächtnis geordnet, kategorisiert wird. Aus dieser Konzeption entwickelt er den Sensualismus, der dann besonders von Hume, Condillac, Helvetius — und so auch von Pinel — aufgenommen wird (nil est in intellectu, quod non prius fuerit in sensu). Der pädagogische Elan der

---

[7] Dieser Begriff bekommt in seiner Weiterentwicklung eine folgenschwere Bedeutung — für die forensische Psychiatrie, für die Vorstellung von der „dégénérecence“, für den Zusammenhang von „genio e folia“ (Lombroso) und gar „Genie, Irrsinn und Ruhm“ (Lange-Eichbaum bis in die neuesten Auflagen), schließlich für die Wertung des „lebensunwerten Lebens“ (Binding und Hoche, dazu neuerdings die Suche nach Herz-Spendern in psychiatrischen Anstalten Australiens).

[8] Jaspers (1953), S. 705 f.

[9] Da Leibbrand-Wettley in ihrer umfassenden Geschichte der Psychopathologie (Der Wahnsinn, 1961) auf die Moralphilosophie nicht näher eingehen, glauben wir, hier etwas weiter ausholen zu dürfen.

[10] Shaftesbury selbst hat, soviel wir sehen können, in der psychiatrischen Literatur keinen Niederschlag gefunden. Allerdings bringt das Motto, das Jacobi seinen „Sammlungen“ (1822) voranstellt, recht gut den Geist Shaftesburys zum Ausdruck: „Und wahrhaft über sich selbst ...“ (s. oben). Dieser Satz stammt von Jacobis Vater.

Aufklärung — auch in der Psychiatrie — kommt aus dieser sensualistischen Idee: Geisteskrankheit ist durch verkehrte Sinneserfahrungen entstanden; diese müssen in einer intensiven Umerziehung (moral management/traitement) durch heilsame Eindrücke ersetzt, verdrängt werden.

Die Linie von Locke über Shaftesbury vermittelt Ideen aus der Antike in die Moralphilosophie des 18. Jahrhunderts: Shaftesburys Lebensideal ist der sensus communis, die „soziale Tugend" Marc Aurels [11]. Er will das Menschenbild der griechischen Antike, die Kalokagathie, erneuern. Vernunft und Ordnung, Moral und Tugend führen zur Glückseligkeit im Sinne der alten beatudo, zum allgemeinen Wohlergehen (public good), zum Gemeinwohl (common weal). In der Politik bedarf es einer gerechten und weisen Verwaltung. Sie muß das Gute in allem suchen. Über allem aber waltet ein universaler Geist, von dem alle „Heilkraft" für das Gemeinwohl, für die Schönheit der Dinge und für die Ordnung des Universums kommt (Shaftesbury, The Moralist, 1709).

Für die Begriffsgeschichte vom „sensus communis" zum „common sense", die weiter zum „moral sense" (Hutcheson und Hume) und schließlich zur Ethik Kants führt, bildet neben Shaftesbury auch Giovanni Battista Vico (1668—1744) ein Bindeglied. Für ihn ist „sensus communis" nicht nur eine allgemeine Fähigkeit, die den Menschen zueigen ist, sondern „zugleich der Sinn, der Gemeinsamkeit stiftet"; also „nicht die abstrakte Allgemeinheit der Vernunft, sondern die konkrete Allgemeinheit, die die Gemeinsamkeit einer Gruppe ... darstellt" (Gadamer) [12]. Freilich hat Vico auf die Geistesgeschichte — zumal in Deutschland um 1800 — nicht annähernd eine so weitreichende Wirkung wie Shaftesbury.

b) Moral sense und Wert der Arbeit

Auf Locke und Shaftesbury (um 1700) folgt zunächst Francis Hutcheson (1694 bis 1747). Er ist ein eifriger Anhänger Shaftesburys und bezieht 1729 einen Lehrstuhl für „Moralphilosophie" in Glasgow. Sein Hauptwerk, die „Philosophiae moralis institutio ..." erscheint 1742 in Glasgow: „Moral sense" ist für ihn die natürliche Empfindung im Urteil über richtiges und falsches Handeln und über Harmonie und Schönheit, zugleich auch — im Geiste der antiken Tradition — über die harmonischen Proportionen der Lebensordnung und der Lebensmittel, also der Diätetik.

Hutchesons Nachfolger auf dem Glasgower Lehrstuhl für Moralphilosophie wird Adam Smith (1723—1790). Er ist zwar bekannt als Begründer der neueren Nationalökonomie. Diese geht aber aus seinen moralphilosophischen Reflexionen — vor allem über den „Wert" der Arbeit hervor: Die menschliche Arbeit ist der einzige wertschaffende und wertbestimmende Faktor [13]. Sein Hauptwerk trägt den Titel „The Theory of Moral Sentiments" (1759). Unter Hinweis auf diese Schrift nennt ihn Kant (in einem Brief an Markus Herz) „meinen Liebling". Auch Pinel verweist auf dieses Werk in einem Kontext, der bei der „Analyse der menschlichen Handlungen" auch „die Wirkung der Sympathie in Anschlag zu bringen" empfiehlt, — einer Sympathie,

---

[11] Siehe hierzu Gadamer (1965), S. 21—22.

[12] Gadamer (1965), S. 16—18 und 21; Vgl. hierzu auch die neu versuchten „Ansätze zu einer Psychopathologie des common sense" von W. Blankenburg (1969).

[13] Eine Ideengeschichte der Arbeits- und Beschäftigungstherapie, die die historische Entwicklung der Arbeitsmoral untersucht, wird u. a. hier bei A. Smith anknüpfen.

so heißt es bei Pinel, „welche an fremden Übeln teilnimmt, sich individualisiert, sich durch verschiedene Umstände verstärkt; welche zur Quelle moralischer Leiden wie auch moralischen Vergnügens wird“ [14].

c) Crichton

Pinel bringt diesen Passus in seiner Darlegung der Untersuchungen von Alexander Crichton [15] über „... the nature and origin of mental derangement“ (1798). Pinel nennt Crichtons Werk „tiefsinnig“: es ist „voll neuer Resultate und neuer Beobachtungen nach den Grundsätzen der neuen Physiologie abgefaßt“. Freilich befaßt es sich mehr mit „Kenntnissen über Wahnsinn“ und trägt nicht unmittelbar zur Therapie desselben bei. Aber Pinel zieht dieses Werk allen anderen einschlägigen englischen, deutschen und französischen vor, weil es „einen genauen Begriff von dem Ursprung, der Entwicklung und den Wirkungen der menschlichen Leidenschaften auf die tierische Ökonomie“ gibt und weil man daraus lernen kann, wie es zur Krankheit, d. h. zur „Umkehrung unserer moralischen Fähigkeiten“ kommt.

Crichton wird hier für Pinel zum Gewährsmann und Vermittler der moral-philosophischen Ideen, und Pinel schätzt ihn umso mehr, als „Crichton sich zu einem sehr ausgedehnten Gesichtspunkt emporgeschwungen“ hat, den nach Pinels Meinung die „Metaphysiker und Moralisten“ nicht erreichen können. Hier nun steckt Pinel seinen eigenen „sehr ausgedehnten Gesichtspunkt“ ab, indem er zugleich zeigt, in welcher Weise er von den Untersuchungen der Moralphilosophie ausgeht, aber sich auch über deren engeren Gesichtspunkt „emporschwingt“. Er fordert, man müsse — wie die Moralphilosophie — die menschlichen Leidenschaften in ihrem Ursprung und Wesen detailliert untersuchen: aber diese müssen in der Irrenheilkunde „als bloße Erscheinungen der animalischen Oekonomie ohne irgend eine Idee von Moralität oder Immoralität“ untersucht werden. Auf diese Weise gelangt man zu den notwendigen Kenntnissen der Beziehung zwischen den menschlichen Leidenschaften und den „konstitutiven Principien unseres Wesens, auf welche sie einen vorteilhaften oder nachteiligen Einfluß haben können“ [16].

Hier wird deutlich, daß Pinel nicht nur gelegentlich einen Blick auf die Philosophie auch der Engländer und Schotten wirft, sondern daß die Schottische Moralphilosophie eine Grundlage seiner eigenen Medico-Philosophie der menschlichen Leidenschaften ist und damit auch Ausgangspunkt für seinen „moral“-therapeutischen Umgang mit Geisteskranken.

So gelangt also über Pinel das Gedankengut der Moralphilosophie in die „Rhapsodieen“ Reils und weiter in den Bereich der beginnenden deutschen Psychiatrie. Daneben gibt es direkte Import-Verbindungen: Reils Freund J. Chr. Hoffbauer versieht das von Pinel gerühmte Werk Alexander Crichtons 1810 mit Anmerkungen und Zusätzen, nachdem es bereits im Erscheinungsjahr des englischen Originals (1798) auch in einer deutschen Kurzfassung erschienen war. Hoffbauer erörtert u. a. die therapeutischen Methoden Crichtons, die dort aus der „Physiologie des menschlichen

---

[14] Pinel (1801), Original S. XXIII.

[15] Alexander Crichton (1763—1856), siehe auch oben: I. Teil, S. 50 und Anm. I, 72 u. 73.

[16] Pinel (1801), S. XXI f. (dtsch. S. XVIII f.).

Geistes“ entwickelt werden. Auch Heinroth hebt die Bedeutung Crichtons besonders hervor [17].

d) Th. Reid, F. H. Jacobi und das „Sokratische“ in der Medizin

Nach Adam Smith wird Thomas Reid (1710—1796) auf den Glasgower Lehrstuhl berufen (1764). Er war schon 1752 in Aberdeen Professor für Moralphilosophie geworden — im selben Jahr wie Adam Smith in Glasgow. Im Anschluß an den Begriff „moral sense“ (Hutcheson) führt er nun den „common sense“ in die Schottische Moralphilosophie ein: Wiederum geht es hierbei um die natürliche Empfindung. Im Gegensatz zu den sensualistischen Vorstellungen, vor allem im Gegensatz zu Hume, ist der „common sense“ dem Menschen eingeboren, also nicht durch die rezeptive Tätigkeit der Seele erworben. Durch Reid erfährt demgemäß die große pädagogische Bewegung der zweiten Jahrhunderthälfte und damit auch der „moral“-therapeutische Impetus viel weniger Impuls als durch die Sensualisten. Aber das moralphilosophische Ideal Shaftesburys — die Harmonisierung der menschlichen Leidenschaften mit dem Ziel der Glückseligkeit — wird von ihm kräftig gefördert und auch durch seine Vermittlung von den „psychischen“ Ärzten des beginnenden 19. Jahrhunderts — zumal in Deutschland — aufgenommen. Man findet bei ihm die alten Prinzipien der lebensordnenden Diätetik bestätigt.

M. Jacobi begegnet schon früh im Düsseldorfer Elternhaus den Ideen gerade der Reidschen Moralphilosophie, weil sich sein Vater, der Philosoph F. H. Jacobi (1743 bis 1819) ganz unter dessen Einfluß stellt [18]. Um 1820 findet M. Jacobi Anschluß an die Gruppe der „psychischen“ oder „anthropologischen“ Ärzte, also an den Kreis um den Bonner Kliniker Friedrich Nasse und um Friedrich Groos, den „Stoiker“ oder „Sokratiker“ und Heidelberger Psychiater. Groos fordert in einer Polemik gegen den katholischen Mystizismus in der Medizin Windischmanns (1823) ausdrücklich, die Grundprinzipien der Stoa und der Moralphilosophie in die Medizin einzuführen. Sein Aufsatz gegen Windischmann in Nasses „Zeitschrift für die Anthropologie“ trägt den Titel: „Über etwas nicht Mönchisches, sondern Sokratisches, was der Heilkunde Noth tut“ (1824).

e) Empirische Psychologie

Von größter Wirkung auf die Schottische Moralphilosophie ist der Empirismus und der sich dort anbahnende Psychologismus des Edinburgher Philosophen David Hume (1711—1776). Seine Hauptwerke sind: Treatise on Human Nature (1739/40), Essays Moral and Political (1741/42), An Enquiry concerning Human Unterstanding (1751). In den 60er Jahren lebt er in Paris, tritt in Verbindung mit d'Alemebert, Diderot, Condillac, Condorcet, Helvetius, Rousseau, Cabanis und gewinnt auf diese Weise auch einen starken Einfluß auf Pinel und Esquirol.

---

[17] Leibbrand/Wettley erwähnen dies (1961, 494) und bemerken, Heinroth gehe überhaupt mehr auf die Engländer als auf die Franzosen ein. Man wird dies aber bei vielen deutschen Autoren — und gerade bei den „Psychikern“ — nicht verwunderlich finden, wenn man sagt: die „moralphilosophisch“ orientierten Engländer — die „analytisch-empirischen“ Franzosen. — Auf die einseitige Darstellung, die bei Crichton vorwiegend den Einfluß deutscher Philosophen und Ärzte betont, sind wir oben (I. Teil, S. 50) bereits eingegangen.

[18] Siehe hierzu Hermann W. Schulte (1961).

Wenn Pinel seinen psychiatrischen „Traktat“ einen „medico-philosophischen“ nennt, so ist in erster Linie die empirisch-analytische Einstellung seiner Auffassung von Medizin gemeint. „Philosophisch“ oder „philosophisch-anthropologisch“ soll bei ihm wie bei zahlreichen Ärzten seiner Zeit dasselbe bedeuten wie bei Kant der Titel seiner Schrift: „Anthropologie in pragmatischer Hinsicht“. Kant meint hier nicht nur das, was allgemein auf das Handeln, auf die Praxis bezogen ist, auch nicht nur was den Zusammenhang der Fakten, die Ursachen und Folgen beachtet, sondern was zur Wohlfahrt dient, also die Regeln der Lebensklugheit, die der „Glückseligkeit“ dienen. Philosophie ist die Kenntnis der „Lebens-“ und der „Heil-Mittel“ sowohl im Sinne der Stoa, wie auch im Sinne der hippokratischen Diätetik.

f) Stoische — diätetische Heilmittel

Diese Rückbesinnung auf die Antike wird von den Ärzten im ersten Drittel des 19. Jahrhunderts erneut gepflegt. So huldigt etwa der Olmützer Medizinprofessor Philipp Karl Hartmann (1773—1830) einer Idee, die sich in wesentlichen Punkten der Kantschen Kritik an Hufelands Lehre vom „langen Leben“ („Makrobiotik“ 1796) anschließt. Er legt seine Ideen nieder in einer Schrift, die schon im Titel eine stoische und hippokratisch-diätetische Konzeption ankündigt: „Glückseligkeitslehre für das physische Leben des Menschen; über die Kunst das menschliche Leben zu benutzen und dabei Gesundheit, Schönheit, Körper und Geistesstärke zu erhalten und zu vervollkommnen“ (1808) [19].

Wie für die öffentlichen Angelegenheiten ein gerechtes und weises Regiment, so ist für das Wohlergehen des Einzelnen das gute regimen sanitatis vonnöten. Die Harmonie des Gemütslebens, der Ausgleich der Leidenschaften (A-pathie) bildet den Kern dieser antiken und dann der moralphilosophischen Lebenslehre.

Die hippokratisch-galenische Vier-Säfte-Lehre gibt Anweisung für die rechte Proportion, für das gute Mischungsverhältnis der Körpersäfte, das im Krankheitsfalle durch Diät und andere Maßnahmen der Diätetik wieder hergestellt werden muß. Ebenso bedarf es gemäß der Morallehre des rechten Maßes, der geistig-sittlichen Harmonie. Wird das Wohlproportionierte, das Verhältnismäßige und Gemäße zerstört, so gewinnen das Böse, Gewalt und Willkür die Oberhand im Staat; im Gemüt bricht das Sanguinische durch, das Phlegmatische macht sich breit, das Cholerische herrscht oder die Melancholie drückt alles nieder.

So ist, wie Jacobi 1822 nocheinmal hervorhebt, „die Benutzung dieses dem Menschen eingepflanzten höheren Sinnes“ — nämlich des Sinnes „für Ordnung, Maaß und Takt“ — von „hoher Wichtigkeit ... für die Heilung der Gemüthskrankheiten“ ebenso wie für die Regelung der öffentlichen Angelegenheiten [20]. Schon zuvor hat Pinel in seiner medico-philosophischen Abhandlung über die Geisteskrankheiten geschrieben: „Der Grundsatz der Moralphilosophie ... läßt sich so gut in der Arzneykunde wie in der Politik anwenden“ [21].

Bezieht sich Pinel sowohl auf die antiken Philosophen wie auch auf Locke und auf die „Moralphilosophie“, so gehen die deutschen philosophierenden Ärzte noch

---

[19] Karl Daněk (1966) macht darauf aufmerksam, Hartmann habe diesen Titel in Anlehnung an Fichtes Schrift „Anweisung zum seligen Leben“ (1806) gewählt.

[20] Jacobi (1822), S. 114 f.

[21] Pinel (1801), S. 237 (dtsch. S. 252 f.).

mehr über die „Schotten" zurück auf die gemeinsame Quelle: auf Sokrates, Cicero, Seneca, Epiktet, Marc Aurel; es sind nicht nur die Philosophen, sondern auch die Ärzte, die Physiologen und Psychiater, welche die Tugenden der „Atharaxie" und der „Apathie" rühmen. Hufeland gibt seiner „Anleitung zur medizinischen Praxis" den Titel „Enchiridion medicum" (1836) — nach Epiktets „Encheiridion".

Moralistik

Der Exkurs in das Feld des Begriffes „moral" hat zunächst zur Schottischen Moralphilosophie und zu ihren Quellen in der Antike geführt. Ein anderer Bereich ist ebenfalls mit einem Moral-Begriff bezeichnet, unterscheidet sich aber doch deutlich von dem vorherigen: Michel E. de Montaigne (1533—1592) [22] dokumentiert in seinen „Essais" (1580) die Veränderung der geistigen Haltung des Menschen am Beginn der Neuzeit: Nicht das menschliche Wissen enthält die unverrückbare Wahrheit; es ist unsicher, unbeständig, nichtig. Alles Seiende ist stetigem Wechsel unterworfen. Einzig die Natur ist Richtschnur; nach ihr sind auch die Gesetze der Gesellschaft gebildet. Aus dem Gehorsam gegenüber der Natur entsprang die Ataraxia, die Montaigne an der Stoa, besonders an Seneca preist. Richtlinie wird für ihn das unabhängige, nur in den Gesetzen der Natur ruhende moralische Bewußtsein („science morale").

H. Friedrich (1967) spricht von Montaignes „Klassizität" als Moralist und erörtert den Begriff „Moralistik", den Montaigne selbst nicht definiert. Im Essay II, 10 heißt es, der Mensch, „de qui je cherche la cognoissance", werde sichtbar in der „diversité et verité de ses conditions internes en gros et en detail". Der Begriff „science morale", so erklärt H. Friedrich, sei zwar zu jener Zeit traditionell, er betreffe aber — abgeleitet vom lateinischen „mores" — nahezu alles, was sich, abgesehen vom bloß Physischen, auf den Menschen bezieht. Im Französischen zur Zeit Montaignes ist „les moeurs" ein wertfreier, empirischer Begriff: Man will aus Lebensformen, Bräuchen, Sitten und Artungen der verschiedenen Menschen und Völker erfahren, was der Mensch sei. Den Träger und Pfleger solchen Wissens nannte man später einen „Moralisten". Freilich spielt hier immer auch die Bedeutung von „Morallehrer" im Sinne der „guten Sitten" herein. Aber verbindlich bleibt, nach Friedrichs Auffassung, eine Bedeutung, die noch Sainte-Beuve in seinen Vorträgen über Port-Royal (1840/48) formuliert: „Vous êtes moraliste, et vous observez le mode; vous n'avez qu'un soin: voir ce qui est" [23]. Moralistik ist also nicht eigentlich eine Morallehre, insbesondere nicht bei der historisch so genannten Gruppe französischer Autoren des 17. und 18. Jahrhunderts. Sie ist nicht Moralphilosophie im Sinne der Schottischen Schule des 18. Jahrhunderts, wenngleich sie wie jene an die Antike, an die Stoa, besonders an Seneca anknüpft. Von Montaigne sagt H. Friedrich: „Der allgemeinste Zug, den seine science morale mit der europäischen Moralistik teilt, ist das Absehen von Moral." [24]

---

[22] Pinel (1801, S. 6) nennt Montaigne einen „scharfsinnigen Zensor der menschlichen Irrungen". An anderer Stelle bezieht sich Pinel auf Montaignes Diskussion über die menschliche Einbildungskraft (S. 180).

[23] zit. n. Friedrich (1967), S. 168.

[24] Friedrich (1967), S. 171.

Der Begriff „moral“ in der Psychiatrie

Will man nun den Begriff des „moral“ bei den Psychiatern der beginnenden Psychiatrie um 1800 näher bestimmen, so wird man ihn im Falle Pinels eher der wertfreien Moralistik zuordnen, auch wenn dieser sich immer wieder auf die Moralphilosophie bezieht: „Observer le mode, voir ce qui est“ — so könnte man die empirisch-analytischen Grundlagen seines Traitement moral charakterisieren. Francis Willis hingegen scheint, soweit überhaupt eine zureichende Beurteilung möglich ist, eher von „moralischen“ Wertungen auszugehen, wobei das angepaßte Wohlverhalten belohnt und die asozialen Untugenden bestraft werden.

Reil ist schwer der einen oder anderen Seite zuzuordnen. Als Kantianer müßte er unter dem Einfluß Hoffbauers durchaus der Schottischen Moralphilosophie begegnet sein. Er gibt jedoch davon kein Zeugnis. — Einen Moralisten kann man ihn aber sicher nicht nennen: An das nüchterne Beobachten und „Sehen, was ist“, kann er sich nicht halten. Ihn treibt die Gärung der naturphilosophischen Spekulation in die Ferne. Genau in diesem Punkt ist aus Pinels Psychiatrie die Psychiatrie des „deutschen Pinel“ geworden. Auch zur Moralistik nimmt er nicht Bezug. Der Begriff des „Moralischen“ beschäftigt ihn nicht: „Traitement moral“ wird bei ihm nicht zur „moralischen“, sondern zur „psychischen Curmethode“.

Bei den „anthropologisch“ interessierten Ärzten der Generation nach Reil ist der Begriff des „Moralischen“ wieder lebhaft im Gebrauch. Dabei stehen die „Psychiker“ der philosophischen Morrallehre, die „Somatiker“ der empirisch-wertfreien Moralistik näher. Doch ist eine solche Einteilung sehr grob und wird der Vielfalt des Moral-Begriffs bei diesen Autoren nicht gerecht. Nicht nur durchkreuzen sich die Fäden der Moralphilosophie und der Moralistik immer wieder zu anderen spekulativen Geweben, sondern durch Theologie, durch religiösen Mystizismus, durch Schellingsche Naturphilosophie werden so vielerlei Farben eingewoben, daß man bei diesen Autoren besser keine Einteilung in Schulen und Traditionen versucht, sondern die Eigenwilligkeit jedes einzelnen bestehen läßt. Am ehesten läßt sich Jacobi zu den Moralisten, Friedrich Groos zu den Moralphilosophen in Beziehung bringen.

Im Umgang mit den Geisteskranken betreiben manche Psychiater ein mehr oder minder rigoroses moralisierendes, das heißt wertendes, urteilendes und verurteilendes Traktieren; sie belohnen und bestrafen; sie kennen unvernünftige, böse, sündige Geisteskranke. Andere bemühen sich um einen möglichst nicht wertenden oder doch nicht diffamierenden, kritischen und selbstkritischen Umgang im Geiste der aufgeklärten Philanthropie.

Zu einer Wissenachaft wird diese beginnende Psychiatrie aber erst auf dem Weg über jene Autoren — Jacobi vor allem —, die den Menschen in seinem Verhalten, in seiner Artung, seinen Lebensformen und Sitten — „mores“ — beobachten und die, wie der Moralist Montaigne, von dem absehen, was „Moral“ ist. Der Naturforscher Goethe erläutert in den „Wahlverwandtschaften“ (in der Auseinandersetzung mit Ottilie und ihrem schwärmerischen Hauslehrer) sehr ausführlich, was mit dem Satz gemeint ist, „das eigentliche Studium des Menschen ist der Mensch.“ Goethe fordert eine beobachtende, empirische, vergleichende Anthropologie im Sinne der Moralisten. Sein Satz ist eine wörtliche Übersetzung aus Alexander Popes Essay on Man (1733 bis 1734): „The real study of the mankind is the man.“ Schon zu Anfang des 17. Jahrhunderts hatte der Stoiker Pierre Charron (1541—1603) diesen Satz in seiner

Schrift „De la sagesse" (1601) formuliert: „La vray sience et la vray estude de l'homme c'est l'homme." Charron war der Freund Montaignes.

So sind es die „Moralisten" unter den Psychiatern, die mit ihrer aufgeklärten, empirisch-analytischen Naturforschung die Entwicklung einer modernen Psychiatrie vorbereiten. Aber ihre immer entschiedenere Zuwendung zu den neuen naturwissenschaftlichen Methoden des 19. Jahrhunderts muß nicht auf Kosten ihrer humanitären Gesinnung gehen, sondern diese vermag sich — auch wenn es eher paradox erscheinen mag — gerade bei den nüchterneren „somatisch" orientierten Ärzten oft freier und wirkungsvoller zu entwickeln als in der Sünden- und Schuldpsychiatrie moralisierender Seel-Sorger.

Mit der Erneuerung der vor-naturwissenschaftlichen Medizin im ersten Drittel des 19. Jahrhunderts wird zwar die moralphilosophische Tradition mit ihren stoischen Idealen noch einmal belebt. Es geht — wie schon bei P. J. G. Cabanis, bei Ph. C. Hartmann und vielen anderen — um die vita beata. Aber in der Wende um die Jahrhundertmitte, also beim endgültigen Aufbruch der naturwissenschaftlichen Methoden, wird die Entscheidung nicht in der Alternative zwischen „Glückseligkeit" und Sündenvergebung, zwischen den Auffassungen von Friedrich Groos und Windischmann, zwischen „Sokrates" und „Petersdom" — wie es bei Groos einmal heißt — fallen: Die Ära Virchows entscheidet sich gegen jegliche moralisch wertende Grundeinstellung, sei sie nun mehr „sokratisch" oder mehr „mönchisch" (Fr. Groos) gefärbt. Sie will „wertfreie" — das heißt in unserem ideengeschichtlichen Zusammenhang: sie will „moralistische" Wissenschaft sein [25]. Im Entwicklungsgang der Psychiatrie in Deutschland wird Wilhelm Griesinger diesen Schritt tun (ab 1845).

So eröffnet unser Exkurs in die Moralphilosophie und dann in die Moralistik einen neuen Aspekt auf die naturwissenschaftliche Ära jener Jahrhundertmitte, speziell auf Griesinger (und — etwa im Zusammenhang mit der Sozialmedizin und der allgemeinen Anthropologie — auf Virchow [26]): Griesinger, der sich nicht nur naturwissenschaftlich, sondern — zumindest seit seiner Züricher Zeit (um 1860) — auch sozialpsychiatrisch engagiert, ist „Moralist" in dem oben geschilderten Sinne: er beobachtet das, was ist (voir ce qui est) und sieht dabei von einer moralischen Wertung ab. Entsprechend der Tat Pinels kann man von einem „geste de Griesinger" sprechen, welcher die Geisteskranken von den moralischen Ketten befreit und sie Kranke — in diesem Falle „Hirnkranke" — sein läßt wie andere Kranke auch.

Wenn wir in dieser Weise eine ideengeschichtliche Verknüpfung zwischen Griesinger und Pinel und zwischen Griesinger und den französischen Moralisten herstellen, so ist dies nicht nur eine Assoziation. Vielmehr kann die tiefgreifende Veränderung der Naturwissenschaften und der Medizin um 1850 als ein Versuch gesehen werden, die in Stagnation befindliche wissenschaftliche Entwicklung in Deutschland wieder in Bewegung zu bringen. Dieser Versuch eines Virchow, eines Du Bois-Reymond, eines Griesinger setzte an dem Punkt an, wo die Entwicklung in Deutschland um die Jahrhundertwende (1800 u. f.) abgerissen war: wo nämlich die Naturforschung nicht mehr — wie in Frankreich — getragen wurde von der empirisch-analytischen Philo-

---

[25] Ob sie das kann und ob sie das wirklich auch immer will, ist in einem anderen Kapitel der Wissenschaftsgeschichte zu untersuchen. Ein nicht eben nebensächlicher Wert für die Medizin, speziell für die Psychiatrie, ist und bleibt der „Lebens-Wert" und — nach Bindings und Hoches Formel — der „Lebens-Unwert".

[26] Siehe hierzu auch W. Jacob (1967).

sophie der Enzyklopädisten und Moralisten (Montaigne, Locke, Condillac, Condorcet), so etwa die „Medico-Philosophie" eines Cabanis und eines Pinel. In Deutschland wurde statt dessen die naturphilosophische Spekulation der Romantik zur geistigen Grundlage vieler Naturforscher und Ärzte.

Allerdings wäre es falsch, die Entwicklung in Deutschland mit dem Pauschalurteil „romantisch-spekulative Naturphilosophie" abzutun: Goethe war nicht Naturphilosoph. Das bezeugt später noch der entschiedenste unter den Naturwissenschaftlern, nämlich Rudolf Virchow, in seinem Vortrag über „Göthe als Naturforscher" (1861). In seinen Straßburger Jahren hat Goethe die französischen Enzyklopädisten und später die Pariser Naturforscher (Cuvier, Buffon, Geoffroy-St. Hilaire) studiert.

Auch die Gebrüder Humboldt waren keine spekulierenden Romantiker. Nicht zufällig hat sich Alexander mehr unter den Pariser als unter den deutschen Naturwissenschaftlern zuhause gefühlt. Und Goethes empirisch-analytische Forschungen sind von W. u. A. von Humboldt besonders stark angeregt. So ist schließlich auch der junge Jacobi viel stärker von Goethe, von den Humboldts und von den Naturforschern der Jenaer Universität geprägt, als etwa von seinem moralphilosophischen Vater.

Eine Zwischenstellung nimmt Johannes Müller ein, der Lehrer Virchows, Du Bois-Reymonds, Helmholtz', Brückes und auch — indirekt — Griesingers. Müller ermöglicht die wissenschaftsgeschichtliche Kontinuität der naturforschenden „Moralisten" in Deutschland — also von Albrecht von Haller und seinen Schülern über Alexander von Humboldt, Goethe und ihre Freunde zu der neuen Generation von Naturwissenschaftlern um 1850.

Der junge Griesinger studiert die Physiologie Johannes Müllers und Magendies. Seine Psychiatrie knüpft bei den Somatikern — besonders bei Jacobi — an.

Die „Leitlinie" von der Moralphilosophie und Moralistik (des 18. Jahrhunderts) zu den modernen Naturwissenschaften in der Medizin nach 1850 ist gewiß keine Leitplanke, an der entlang die Ideen- und Wissenschaftsgeschichte eine gesicherte Straße fahren kann. Aber sie gibt vielleicht einen skizzenhaften Entwurf eines möglicherweise gangbaren Wegs durch die noch kaum erschlossenen Dickichte des 19. Jahrhunderts.

Bildnisse, Bilder, Szenen

> Dies schön geglättete Jahrhundert, das man wohl das goldene bezeichnet hat, scheint Ähnlichkeit zu haben mit den Sirenen, deren obere Hälfte als reizende Nymphe sich zeigt, während die untere in einen grausigen Fischschwanz ausläuft.
>
> *Kurfürst Karl Theodor von der Pfalz an Voltaire, 1756*

Ärztliches Gebaren

In der Bemühung, im letzten Teil dieser Untersuchung aus den verschiedensten Aspekten ein Bild vom Umgang mit Geisteskranken zu gewinnen, wenden wir uns noch einmal der ärztlichen Anthropologie Jacobis zu: Ihn interessiert nicht nur der Kranke, den er in seiner Besonderheit empirisch-analytisch studieren und dementsprechend sachgemäß behandeln will; sondern für ihn ist in gleicher Weise der Arzt Gegenstand des Interesses und der Bemühung. Der Kranke ist nicht einfach Objekt des Umgangs, und der Arzt ist nicht einfach der Manager dieses „management" oder der Trakteur dieses „traitement", sondern es besteht ein Verhältnis der Gegenseitigkeit und Solidarität zwischen zwei Personen — dem Kranken und dem Arzt.

Der Ansatz Jacobis, daß der Arzt in seinem Verhalten, Gebaren, Auftreten ein wichtiges Moment im „management" oder „traitement" des Kranken sei, ist nicht neu. Schon von Fr. Willis wird dies als ein besonders wichtiges Mittel therapeutischer Einwirkung berichtet. Pinel übernimmt dieses Mittel von Willis und übt es fleißig aus, wenn auch in zweifellos weniger pathetisch-patriarchaler Form, sondern eher in der Haltung eines Meisters, dessen Überlegenheit in gelehrtem, kritischem Wissen und erfahrungsreichem Können beruht. Reil sodann veranstaltet so enthusiasmiertes Theater, daß er darüber die kritische und selbstkritische Reflexion oft vergißt und unfreiwillig zum tragikomischen Helden seiner eigenen Inszenierungen wird. Jacobi hat über ihn — oder doch über seinesgleichen — den oben zitierten Auftritt berichtet [27].

Was bei Jacobi aber neu hinzukommt, ist die selbstkritische Reflexion über eben dieses Mittel des ärztlichen Gebarens. Dabei findet er, daß seine großen Vorgänger und Lehrmeister zwar viel über die Wirkung „auf den Kranken", aber nichts über die Wirkung „vom Arzt" nachgedacht und doziert haben. Jacobi will also mit seiner Kritik an Reil, aber auch an Pinel und den andern Vertretern des moralischen Regimes nicht einfach deren humane Zuwendung zum Kranken noch mehr fördern und intensivieren, sondern er erkennt gerade hierfür ein entscheidendes Hindernis: Es beruht darin, daß bislang der Arzt *mit* dem Kranken umgegangen ist, während er nun nach einer Form des Umgangs *zwischen* Arzt und Krankem sucht. Um dahin zu gelangen, muß er aber das bisher Versäumte nachholen — nämlich nach der Person

---

[27] Siehe III. Teil, Kapitel über Jacobi, S. 102.

des Arztes fragen, seine Rolle in diesem Umgang kritisch reflektieren: er muß sich ein „Bild“ machen von diesem Arzt. Er fragt nach dem „Arzt in seiner Erscheinung“ und er prüft diese Erscheinung am „Bild der Menschheit“: Der Arzt soll „in seiner Erscheinung und in seinem Handeln das Bild der Menschheit im schönsten Sinne darstellen“ [28].

Was Jacobi hier zum Ausdruck bringt, ist nicht eine Erbaulichkeit, eine Sonntagspredigt für den rechten, guten „psychischen“ Arzt, nicht eine übliche Proklamation millionenumschlingender, götterfunkelnder Humanitas, sondern die geradezu experimentierende Prüfung einer speziellen therapeutischen Methode — nämlich: „Von Seiten des Arztes aber sey die psychische Einwirkung, soweit dies zu erreichen steht, eine . . . dem Erfordern des Falles genau angemessene.“ [29] Wie Pierre Charron (1601), wie Alexander Pope (1733/34) und wie Goethe (in den „Wahlverwandtschaften“ — Goethe war zu dieser Zeit schon lange Jacobis väterlicher Freund und Mentor), so erklärt auch er, das eigentliche Studium der Menschheit sei der Mensch. Er muß dies als Moralist fordern, um daran seine „psychische Einwirkung“ als Arzt richtig einschätzen zu können. Er muß das „Bild der Menschheit“ studieren, um das Bild des Arztes prüfen zu können.

Aus den vorgelegten Texten und Schilderungen sind Bilder von Ärzten — von Fr. Willis, von Pinel, Reil, Jacobi u. a. — schon skizzenhaft hervorgetreten. Eine Verdeutlichung würde sich aber nur durch eine detaillierte biographische, wissenschaftsgeschichtliche und allgemein historische Deskription erreichen lassen. Dies ist jedoch im Rahmen der vorliegenden Arbeit und mit unseren eigenen Möglichkeiten nicht zu leisten.

Versuchen wir es daher — anstatt mit einem wissenschaftlich gezeichneten Bild vom Menschen — mit gemalten Bildnissen der Menschen um 1800! Welche Haltungen stellen die Menschen des 18. und des beginnenden 19. Jahrhunderts zur Schau? Welche inneren Haltungen herrschen hinter den gemalten Gesichtern und Gesten? Wie stehen sie und verhalten sie sich zu ihrem Gegenüber — als Porträt zum Beschauer, als lebendige Person zu den ihnen begegnenden Personen — zum Beispiel als Arzt zu einem Kranken? Wie wandeln sich diese Wechselbeziehungen in den Bildnissen von der Zeit des Rokoko bis in die Zeit der Romantik? — im allgemeinen geselligen Umgang und im Umgang mit Geisteskranken?

Zwar wird sich — sieht man von Goyas und Hogarths (s. Abb. 1, S. 183) Irrenhaus-Szenen ab — bei einer solchen Betrachtung nicht viel vom Bild des Geisteskranken zeigen. Sein Porträt zählt nicht zur Ikonographie des Menschen, denn er ist nicht Mensch: er ist ein Nicht-mehr-Mensch oder —gemäß den humanitär-pädagogischen Anschauungen jener Zeit — ein Noch-nicht-wieder-Mensch. Ottilie in Goethes „Wahlverwandtschaften“ würde ihn zu jenen Kreaturen zählen, die man sich in den Schloßgärten zum Zwecke eines neugierigen Bildungsamüsement hielt — „Affen, wilde Tiere und Mohren“ — und die nach ihrem Urteil des „eigentlichen Studiums der Menschheit“ unwürdig sind [30]. So wurden in der Zeit jener „Menschheits“-Studien eines Alexander von Humboldt, eines Sömmering, Cuvier, Gall, Oken, Goethe auch die Irren in die Menagerien eingereiht und zur Unterhaltung und zur abschreckenden

[28] Jacobi (1822), S. 87.
[29] l. c., S. 87.
[30] Goethe, Wahlverwandtschaften.

Belehrung einem schamlosen Publikum zur Schau gestellt. Bildnisse von Irren waren also nicht gefragt. Wohl aber mag das Bild des Arztes aus den Bildnissen der Epoche noch anschaulicher werden.

Barock und Rokoko

Schon bald im 18. Jahrhundert hatten sich die Maler vom „zeremoniellen Perükkenporträt des Barock", das die Generation um Le Brun geschaffen und typisiert hatte, gelöst [31]. Die Irrenärzte übten aber um 1780—1800 und bis weit über die Anfänge der institutionalisierten Psychiatrie hinaus genau das in der offenen Gesellschaft überwundene Gehabe von neuem wieder ein. Der Arzt — noch im Zucht-, Waisen-, Siechen- und Irrenhaus nur mit den Funktionen eines hausärztlichen Beraters betraut — trat in Gestalt des Anstaltsdirektors in den Glanz eines roi soleil. Dieser Bildnistyp macht sich mit Imperator-Blick den Bewunderer untertan. Stolz in der Haltung, Souveränität in der Gebärde und — im Barockporträt — Prunk in der Kostümierung weisen den Begegnenden weit von sich zurück. Das Kleid eines Fr. Willis oder Reil muß freilich in recht kläglichem Kontrast gestanden haben zu dem barocken Anspruch seines Trägers, wobei dem Hallenser Professor wenigstens noch für offizielle Anlässe sein Ornat und der Thron des Katheders zur Verfügung standen.

Im Porträt des 18. Jahrhunderts, des Rokoko, gibt es eine derart pathetische Distanzierung des Beschauers nicht mehr. Das Rokoko-Bildnis sucht den Kontakt zu seinem Gegenüber. Es lächelt und winkt mit dem Blick, mit den Lippen, mit den Händen. Die Haltung ist lässig. Man schreitet nicht mehr in feierlichem Pomp einher. Man gibt sich ungezwungen. Die Choreographie der Auftritte vollzieht sich nicht mehr in Grave-e-affettuoso-Prozessionen, sondern sie ist leicht und frei improvisiert — oder doch mit äußerstem Raffinement wie zufällig hingetänzelt. Die gewaltige Kleiderpracht weicht der leichten Kostümierung. An Stelle mächtiger Wandgemälde in riesigen Sälen entsteht jetzt das intime Format für den Salon. Der opera seria folgt die opera buffa, der Tragödie eines Corneille und Racine die Komödie, das Singspiel, das improvisierte Liebhabertheater. Die Commedia dell'Arte bereitet dem Barocktheater ein Ende. In London geht Händels Opern-Monopol bankrott, weil es von John Gay (1685—1732) mit hinreißendem Hohn karikiert wird: 1728 hat England seine „Beggar's Opera" mit Macheath, mit Peachum, Polly und Lucy. Ein halbes Jahrzehnt vor Ausbruch der großen Revolution wird „Figaros Hochzeit" aufgeführt: die Gesellschaft ist entzückt von dieser Anprangerung ihrer eigenen Willkür und Sittenlosigkeit und von der Verherrlichung des Dritten Standes — und will freilich nicht begreifen, daß der Herr Graf ein Tänzchen wagt, das schnurstracks unter die Guillotine führt: Der Witz eines Beaumarchais und da Ponte, eines Molière, Goldoni und Carlo Gozzi setzt die Auftritte der Herren und Damen in Szene. Jede Figur nimmt für sich ihr privates und intimes Leben in Anspruch.

In dieser Phase der Kulturgeschichte entsteht das, was wir hier als „beginnende Psychiatrie" zu verstehen suchen: Am Ende des aufs feinste ausdifferenzierten Rokoko hebt die Psychiatrie mit einem Gestus an, der — von Land zu Land und von Philosophie zu Philosophie zwar verschieden — im ganzen eher ein anachronistisches

[31] Siehe hierzu Schönberger und Soehner (1963), S. 53.

Barock als eine moderne Manier ist. Hier wird eher eine „herkulische maniera grande“ imitiert als die „maniera gentile“ (Ortega) geübt. Dies gilt auch noch für das mittlere Drittel des neuen (19.) Jahrhunderts: Man errichtet die Anstalten nicht mehr in ausgedienten Klöstern und Schlössern, sondern man baut neu — zwar im klassizistischen Stil mit vielen natürlichen Gärten, mit Arkaden und Pavillons. Die Illenau Rollers wird zum Inbegriff der familiären Idylle. Aber der „Vater“ im Direktorium kann sich nur schwer vom Ballast seiner patriarchalischen Opernrolle befreien.

Exkurs in die Idylle

Im Porträtstil machen sich die neuen geistigen Strömungen in der zweiten Hälfte des 18. Jahrhunderts besonders deutlich bemerkbar. Aus der sentimentalen Literatur der Engländer geht immer stärker die Empfindsamkeit in die Bildnisse ein. Rousseau wird zum Verkünder dieser neuen seelischen Verfassung Die Leidenschaften und „Leiden des jungen Werther“ machen eine ganze Generation zu Genies und Selbstmördern. Der Adel zieht sich vom etikettierten Zeremoniell des Hofes zurück. „Vornehme Damen sitzen im schlichten Hauskleid oder mit Strohhut bei der Näharbeit, mit einem Buch auf dem Schoß, an ihren Gatten gelehnt oder von ihren Kindern umgeben [32].“ So werden jetzt die Bildnisse gemalt.

In England entsteht zu Beginn der zweiten Hälfte des 18. Jahrhunderts, also in der zweiten Phase der Kunst und Kultur des Rokoko, das Bild der arkadischen Idylle. Thomas Gainsborough malt nach 1750 nicht mehr die stilisierten Schäferspiele gelangweilter Aristokraten, sondern das Leben der Landleute. In Deutschland verbreiten Angelika Kaufmann und die Tischbeins diese neue Ansicht des Menschen.

Man kann zwar diese jetzt beginnende bürgerliche Epoche die „vor-romantische“ nennen. Aber was spielt sich hinter den Kulissen dieser „Vorromantik“ ab? Die Sätze, mit denen Reil seine „Rhapsodieen“ (1803) eröffnet, könnten die Schilderung der Caprichos von Goya sein: „Usurpateurs, Tyrannen, Sklaven, Frevler . . . Ahnenstolz, Egoismus, Eitelkeit, Habsucht . . . , der Rachsüchtige . . . , den halben Erdball mit dem Schwerdt zerstören“. Dies ist die Welt, „das große Narrenhaus draußen“, wie Reil sagt [33].

Nur in der Anstalt herrscht — wenn man Reil hört — Frieden. Dort „rauchen keine Dörfer, und keine Menschen winseln in ihrem Blute“ [34]. Unter dem Zepter des Direktors können die Menschen ohne Angst in Ruhe und Ordnung miteinander leben. So wollen es das „moralische Regimen“ und die „psychische Curmethode“. Je mehr sich der pädagogische Eros und die humanitäre Gesinnung in den neuen Institutionen oder doch in den enthusiastischen Traktaten der romantischen Psychiatrie etablieren, umso mehr können sich die Ärzte, die Direktoren und die Regierungsbehörden dem Traum von Arkadien, dieser fabelhaften Entdeckung des 18. Jahrhunderts, hingeben. Die pietistische Version dieses Traumlandes ist der Garten Eden.

„Seit Theokrit Arkadien zum Schauplatz idyllischen Lebens, seine einfachen, ländlichen Bewohner zu idealen Gestalten der bukolischen Dichtung erhoben hat, ist der Name des griechischen Berglandes zum Sinnbild einer paradiesischen Traumwelt geworden, in der die Menschen unter die ewige Sonne des goldenen Zeitalters in

---

[32] l. c., S. 55.
[33] Reil (1803), S. 1.
[34] ebenda.

frühlingshafte Gefilde entrückt sind, in das schönere, bessere und beglückende Land der Natürlichkeit."[35] Theokrit schrieb seine „Idyllen" für die vornehme Gesellschaft von Alexandria und Syrakus, Virgil seine „Eklogen" für das Rom des Kaiser Augustus. Petrarca und Boccaccio erneuern die Pastorale. Um 1500 malt Giorgione eine elysische Welt des vollkommenen Einklangs von Mensch, Natur, Musik und Liebe. Théret entdeckt in seiner Kosmographie die sagenhafte Insel Cythere; sie wird in Frankreich zum Ziel und Symbol der Sehnsucht[36]. Herder bezeichnet Arkadien als das Ziel unserer Hoffnungen und Wünsche[37]. Gellert, Gottsched, Gleim, Goethe sind nur einige der Dichter, die Schäferspiele in deutscher Sprache verfassen. Marie Antoinette läßt im Park von Trianon ein Bauerndorf errichten. Aber so tief die Sehnsucht nach dem Traumland Arkadien, nach dem Land- und Schäferleben und nach der Insel Cythere auch sein mag, so sehr sich die Königin am Melken und Fischen und Ernten und Feiern entzücken mochte, — bis zum Ende des Rokoko bleiben solche Dörfer und solche Idyllen ein künstliches Spielzeug, ein wohlgelungenes Arrangement. Erst bei Rousseau, in Goethes Lyrik werden die Menschen in ihrer Natur natürlich.

Gewiß hat die galante, raffinierte, frivole, ja „dangereuse" Kultur des Rokoko mit ihren „liaisons" in die ländliche Anstalt eines Francis Willis nicht Eingang gefunden. Den Stil der zeitgenössischen Psychiatrie und die Formen des Umgangs mit Geisteskranken hat sie nicht geprägt. Arkadische und bukolische Idyllen waren solche Institutionen nicht. Auch die Anwesenheit des königlichen Patienten in Greatford konnte die Welt des Pfarrer Willis nicht zu einem Schäferspiel hochstilisieren. Ein psychiatrisches Traumland wird hingegen durch den Ausruf eines Quäkers gekennzeichnet, von dem Tuke berichtet: „Da ihn einer seiner Freunde in der Retreat besuchte und ihn fragte, wie er den Ort nennte, antwortete er mit großem Ernst: ‚Eden, Eden, Eden!'"[38]

Das Paradies — nicht heidnisch-bukolisch, eher fromm und „ernst", die Einsamkeit, die „Isola" und gottselige Zurückgezogenheit, die Idylle und Isolation werden in der beginnenden Psychiatrie zu Therapeutica ersten Ranges: Willis treibt Psychiatrie auf dem Lande. Tuke errichtet seine Quäker-Retreat auf dem Lande. Pinel drängt mit seiner nosologischen Differenzierung der Geisteskranken und seinem Traitement moral aus den ummauerten Tobhöfen des Bicêtre und der Salpêtrière hinaus vor die Stadt nach Charenton an die Hänge der Marne: ein offener Carré isolé mit seinen Arkaden und dem freien Blick über grüne Wiesen und Felder ist seine Idee.

In Deutschland stellt der Reichsdeputationshauptschluß von 1803 ländliche Idyllen gleich serienweise zur Verfügung: Marsberg, Zwiefalten und viele andere Klöster stehen leer; hier zieht jetzt die Psychiatrie ein. Jacobi läßt sich im Kloster Siegburg einquartieren: hoch über der weit sich öffnenden Rheinebene, auf einem Bergkegel, gegenüber die malerische Silhouette des Siebengebirges. Als die badische Irrenanstalt in einem Heidelberger Kloster zu eng wird, verhandelt die badische Regierung zunächst über das entzückend gelegene Kloster St. Peter bei Freiburg und über das Kloster Tennenbach, das in einem verzauberten Wiesengrund im Schwarzwald-Vorgebirge bei Emmendingen versteckt ist.

[35] Schönberger und Soehner (1963), S. 80.
[36] l. c., S. 81.
[37] l. c., S. 80.
[38] S. Tuke (1813); dtsch. von Jacobi (1822), S. 250.

Dann kommt die Ära der Anstalts-Neubauten. Prototyp ist Rollers Illenau. Das Idealbild der Idylle und der Isolation als therapeutisches Mittel wird zu einem so ausschließlichen Prinzip, daß schon bald der kecke Griesinger die „ländliche Abgeschiedenheit" dieser Psychiatrie mit seinem Spott bedenken wird. Da man aber den Einflüssen aus der Um- und Mitwelt ein großes Maß von krankmachender Wirkung zuschrieb, wurde die Isolation von dieser gesellschaftlichen Welt als eine sinnvolle und zumeist unerläßliche Heilmaßnahme verstanden [39].

Aus diesem Grund suchte Christian Friedrich Wilhelm Roller bei der Planung einer badischen Anstalt um 1830 ein weitläufiges Gelände in freundlicher Landschaft. Seine Idee der „Isolation" ist nicht diejenige einer depravierenden Absperrung von der Welt, sondern einer „Isola", einer Insel der Zufriedenheit, des Friedens, der Heilsamkeit. Motive der englischen Parkkultur, des Roussseauschen Naturideals, der „Werther"-Goetheschen Heilsamkeit des Landlebens, der Jean Paulschen Kleinstadt-Beschaulichkeit klingen hier an [40]. Er schildert, wie beglückt seine Kranken waren, als sei beim Umzug aus Heidelberg in der Illenau einzogen:

„Zunächst waren es die aus den gebildeten Ständen, auf welche die reiche und herrliche Natur, welche eben noch in herbstlichen Farben prangte, die stille ländliche Umgebung fern von dem beengenden oder aufregenden städtischen Treiben, das freundliche Gebäude und die vollständige Sonderung von den störenden Kranken einen erfreulichen und nachhaltigen Eindruck hervorbrachte." Er fährt fort: „Aber auch die Kranken aus den unteren Ständen wurden . . . wohltätig afficiert . . . Eine Dame, welche seit vielen Jahren an Seelenstörung leidet, rief, als sie nach ihrer Ankunft sich etwas umgesehen hatte, in wahrer Rührung aus: Wie freundlich ist hier für uns gesorgt! Nun werden auch die Vorurtheile gegen diese Anstalten aufhören!" — Roller äußert die Überzeugung, daß es „kaum eine günstigere Lage für eine solche Anstalt geben kann. Aus allen Zimmern, die Zellen der Tobenden ausgenommen, genießt man eine freie und reizende Ansicht . . . nach der fruchtbaren, durch nahe Hügel und die fernen Vogesen begrenzten Rheinebene, über welche der weite Abendhimmel sich wölbt mit dem prachtvollen immer wechselnden Schauspiel der untergehenden Sonne, . . . nach dem an landschaftlichen Scenen so reichen, so freundlichen und großartigen Gebirge, das . . . immer neue überraschende Beleuchtungen vor das entzückte Auge führt. Und all das Schöne, was wir sehen, dürfen wir unser heißen. Die Kranken ergehen sich in den reizenden Umgebungen, wie in ihrem Eigenthum." [41]

Eine Generation zurück: der leidende junge Werther flieht in die heilsame idyllische Isolation. Diesen — psychisch kranken [42] — Werther läßt Goethe ausrufen: „Wie froh bin ich, daß ich weg bin!" Mit diesen Worten beginnt der Roman. Dann kommt Werther auf die Verhältnisse zu sprechen, die ihn in seine jetzige schlimme

---

[39] Siehe hierzu Schrenk (1967 b).

[40] Doch kauert am Grunde dieser Werther-Idylle eine Natur, die ein „ewig wiederkäuendes Ungeheuer" und das „offene Grab" genannt wird. Jean Paul fügt mitten in seine biedere Welt die gewaltigen Visionen des „toten Christus", der aufbrechenden Gräber, des unendlichen, leeren, gott-losen Weltenraumes und fürchterlicher Schlachtfelder ein („Siebenkäs", 1795; „Herbstblumine", 1813). Solche Halluzinationen verbergen sich hinter den poetischen wie hinter den psychiatrischen Idyllen.

[41] Roller (1844), S. 216 f.

[42] Goethe, Dichtung und Wahrheit, 13. Buch: Siehe hierzu Schrenk (1967 b).

Verfassung gebracht haben: eine unglückliche Liebe[43], dazu die Beengungen durch das Regime einer frühverwitweten Mutter: „Waren nicht... diese Verbindungen ausgesucht vom Schicksal, um ein Herz wie das meine zu ängstigen?" Dann heißt es aber: „Übrigens befinde ich mich hier wohl, die Einsamkeit ist meinem Herzen ein köstlicher Balsam in dieser paradiesischen Gegend . . . (Am 4. Mai 1771)." So kann Werther — wie es zu Anfang scheinen möchte — genesen.

Dies ist 10—15 Jahre, bevor die „moralischen" Isolations-Praktiken des Francis Willis ihre weltweite Berühmtheit erlangten, 30 Jahre vor Tuke, 70 Jahre vor Roller.

Was heute als ein „sozial-psychiatrisches" Problem gefaßt wird, beschäftigt schon die gesamte beginnende Psychiatrie. Der Unterschied liegt nicht darin, daß das Problem Krankheit — Gesellschaft damals nicht erkannt worden wäre, sondern darin, daß die therapeutische Aktion eine andere Richtung hatte: Um 1800 wollte man den Kranken heilen, indem man ihn aus einer krankmachenden Gesellschaft entfernte und bis zu seiner Genesung isolierte. Die heutige Sozialpsychiatrie geht von den gleichen Voraussetzungen aus. Nur versucht sie dem Kranken in und mit seiner Gesellschaft zu helfen und führt ihn, wenn sie sich überhaupt gezwungen sieht, ihn zu isolieren, so früh als möglich und mit allen nötigen Hilfen der Rehabilitation in seine Gesellschaft und Lebens-Ordnung wieder zurück: sozio-petale statt sozio-fugaler Sozialpsychiatrie.

Das Erbe des Bösen (Michel Foucault)

Die neuere Psychiatrie sucht sich „offen" zu halten zur Gesellschaft hin. Konkret ausgedrückt: Die Verbindungen des Kranken zu den Menschen und Dingen seiner Lebenswelt sollen während der klinischen Kur nicht abreißen oder doch so weit als möglich erhalten bleiben bzw. wieder hergestellt werden.

Es ist aber nicht nur die Krankheit, die auf die Kommunikationsfähigkeit des Kranken störend oder oder gar zerstörend wirkt. Sondern allein schon durch die verkehrsgeographische Lage der Institution, in die ein Kranker gebracht wird, kann eine Kluft zwischen ihm und seinen Angehörigen, seinen Freunden, Bekannten, Kollegen — zwischen ihm und seiner ihm vertrauten Welt aufgerissen werden. Diese Kluft ist also nicht — wie z. B. bei der Isolierung von Seuchenkranken — durch die Krankheit selbst bedingt, sondern sie ist eine Folge der Auffassung, die sich die Gesellschaft und die (psychiatrische) Wissenschaft — also die herrschende Kultur — jeweils von den Geisteskrankheiten macht.

In der Fülle oft kurzlebiger „wissenschaftlicher" Theorien war diejenige von der Isolierung als eine Heilmaßnahme bemerkenswert stabil. Schon deshalb darf man fragen, ob es sich hier um eine ausschließlich wissenschaftlich (oder auch empirisch) fundierte Idee gehandelt haben mag.

Michel Foucault, den wir bereits einleitend referiert haben, ist diesen Fragen nachgegangen und hat eine kulturgeschichtliche Leitlinie gefunden, die er — vielleicht zu sehr vereinfacht — als eine gradlinige Entwicklung vom mittelalterlichen Pesthaus (Leprosorium) zum Irrenhaus des 17. und 18. Jahrhunderts darstellt. Gerade bei Foucaults Untersuchungen wird auf eindrucksvolle Weise klar, wie wichtig die psychiatrie-historischen Leitlinien sind, die außerhalb der Geschichte der Medizin verlaufen

[43] Unglückliche Liebe ist ein Hauptmotiv in der Pathogenese der psychischen Krankheiten — sowohl in der zeitgenössischen Dichtung und Trivialliteratur, wie auch in den fachpsychiatrischen Abhandlungen.

oder — besser — wie unerläßlich es ist, Medizingeschichte und zumal die Geschichte der Psychiatrie als ein Stück Ideen-, Kultur- und Geistesgeschichte zu sehen — auch als ein Stück politische (Sozial-)Geschichte.

Immer wieder beleuchtet Foucault von immer neuen Seiten die „Struktur des Wahnsinns". Er findet, daß es noch bis in die Renaissance den „Dialog" zwischen dem Geisteskranken und der Welt gab. Der Wahnsinn war noch unabgegrenzt überall mitten in der Gesellschaft (auch auf dem Theater, z. B. in „King Lear", in den Bildern des Hieronymus Bosch u. v. a.). Erst in der Aufklärung erfolgt die Abgrenzung (Aussperrung) der Wahnsinnigen von den Vernünftigen: sie werden interniert und isoliert [44].

Foucault sieht den Zusammenhang so: Am Ende des Mittelalters erlöscht in Europa die Pest. Das Ende der Kreuzzüge hat eine Unterbrechung der Infektionswege zur Folge. Auch hat man gelernt, auf seuchenhygienische Maßnahmen (Quarantäne von Menschen und Importware) zu achten. „Die Lepra zieht sich zurück und hinterläßt ... jene niedrigen Orte und Riten", die im Dienst der Lepra-Bekämpfung gestanden hatten, die aber „nicht dazu bestimmt waren", diese Krankheit „zu heilen, sondern sie in einer geheiligten Entfernung zu halten, sie zu bannen" [45]. Mit dem Aussterben der Lepra und der Leprakranken verlieren zwar die „Orte und Riten" ihr Objekt, auf das sie zweckhaft gerichtet waren. Jedoch sie bleiben weiterhin bestehen — jetzt ohne Bestimmung. Das bedeutet, daß sich im Bewußtsein der Öffentlichkeit „jene Werte und jene Bilder" halten, die mit den Vorstellungen vom Leprakranken verbunden waren, also die Vorstellung, daß er gesellschaftlich auszuschließen und zu fürchten sei, — daß man ihn „fortschaffen", aber nicht nur „fortschaffen", sondern auch „verbannen" muß, — daß ein „Kreis der Verdammnis um ihn zu ziehen" sei [46].

So öffnen sich bis ins 17. Jahrhundert „am Rande der Gemeinden, vor den Stadttoren ... gleichsam große Uferflächen, die zwar das Böse (die Pest) nicht mehr heimsucht", die aber auch nicht wieder von der Gemeinschaft in Besitz genommen, genutzt und bewohnt werden, sondern die das Böse gleichsam „steril und für lange Zeit unbewohnbar zurückgelassen hat" [47]. „Über Jahrhunderte hinweg gehören diese Flächen nicht zur menschlichen Welt": sie sind wüst und leer, „so wie die Pest — also das Böse, nämlich Gottes Strafe für das Böse" — sie zurückgelassen hat [48].

In diese „Isolationen" strömt — gleichsam ex vacuo — neues „Böses", Böses von neuer Gestalt ein. Anders gesagt: Wenn die Pest verschwunden ist, muß Anderes herhalten, die Rolle des Bösen zu übernehmen. Die seit dem 15. Jahrhundert sich mehr und mehr entleerenden Pest-Bezirke „erleben durch eigenartige Beschwörungen eine neue Inkarnation des Bösen", eine „neue Fratze der Angst" erhebt sich über ihnen [49]: Die Gesellschaft erfindet neue „magische Reinigungs- und Vertreibungsakte" und neue Opfer an Stelle der Leprösen: aus der Leproserie wird das Hôpital général, das workhouse, das Zucht-, Waisen-, Siechen-, Armen- und Irrenhaus. Die Riten an diesen Orten haben wieder Objekte und Zwecke, auf die sie sich richten können. Die

[44] Siehe Einleitung, S. 16 ff.

[45] Foucault (1965 bzw. 1969), S. 22.

[46] ebenda.

[47] l. c., S. 19.

[48] l. c., S. 22. Foucault spricht von „Ufern" und „Flächen". Wir werden in unseren Erörterungen die Metapher und den Topos der „Insel" („Isola" — „Isolation") benutzen.

[49] l. c., S. 22.

Wertungen der Gesellschaft, ohne die sie sich selbst nicht konstituieren und regulieren kann, finden wieder ein Objekt: Man konnte sich selber feststellen, in dem man sich selber als „vernünftig“, den Anderen als „unvernünftig“ de-finierte, ab-grenzte; ihn sequestrierte, austrieb, in einen Bannkreis der Verdammnis unterbrachte und isolierte: man konnte sich von diesem „Andern“ unterscheiden, indem man ihn zu einem „Alienum“ machte. Aus der „Alienation“ ließ sich die eigene Identität sachlich, rational definieren.

Dank der Persistenz jener Strukturen, jener Bilder, Riten und Wertungen, die aus der Zeit der Lepra überdauert haben, sind aber die neuen Bewohner jener ausgegrenzten Inseln, so erklärt Foucault, nicht nur verbannt, sondern auch geschützt. Denn auch der Wahnsinn ist zwar „böse“; aber selbst als Böses „bleibt er ein Zeugnis Gottes“. Foucault zitiert ein Rituale aus dem 15. Jahrhundert (aus Vienne), in welchem auch der Lepröse mit „mein Freund“ angesprochen wurde. Es heißt dort: „Es gefällt unserem Herrn, daß du von dieser Krankheit befallen bist, und unser Herr läßt dir eine große Gnade zuteil werden, wenn er dich strafen will für Böses, das du in der Welt getan hast.“ Zwar wird der Lepröse aus der Gemeinschaft der Kirche und der Gesunden ausgeschieden, aber er wird nicht ausgemerzt. Das Rituale gibt dem Kranken die Versicherung mit auf den Weg: „Dennoch wirst du nicht der Gnade Gottes entbehren.“ So bleibt er im Dialog mit Gott, er bleibt auch in der Isolation Mensch; er behält Würde und Wert des Menschen, „denn unser Herrgott hält dich nicht aus seiner Gemeinschaft fern; wenn du Geduld hast, wirst du gerettet werden wie der Aussätzige, der vor der Tür des Reichen starb und direkt ins Paradies getragen wurde“ [50]. Bei Pieter Brueghel ist Christus auf dem Weg zum Kalvarienberg gemalt; alles Volk umgibt und begleitet ihn, und auch die Leprakranken wohnen — wenn auch aus größerer Entfernung — diesem Aufstieg bei. „Als hieratische Zeugen des Bösen erfüllen sie ihr Heil“ — gerade „durch diese Ausgeschlossenheit“. Die Isolation selbst wird dem Leprösen zur Heils-Chance [51].

Diese Heils-Paradoxie überdauert ebenfalls — so Foucault — als Bild, als Gestus und Wertvorstellung die Jahrhunderte und ist im 17.—18. Jahrhundert, wenn die sozial Schwachen, die Züchtlinge und Kranken in den leeren Räumen interniert werden, plötzlich wieder wirksam. Zwar hat das Heil des Jenseits an Verheißung verloren, aber es gibt die neue Heilsparadoxie: die Definition des Wahnsinns von der „Vernunft“.

Eine entscheidende Rolle spielt für Foucault die Dialektik von Freiheit und Internierung, von vernünftiger Gesellschaftsfähigkeit und unmündiger „Bestialität“ im Massengefängnis des Hôpital général. Die Dialektik besteht u. a. darin, daß die „Bestialität“, welche den Eingekerkerten und Angeketteten auferlegt wird, nichts anderes ist als die Bestialität derer, die dies anordnen [52]. Auch die „Freiheit“ (oder was Foucault so bezeichnet) entsteht für die Irren nicht durch die Befreiung von den Ketten; im Gegenteil, „Freiheit“ herrscht — so Foucault — gerade im Status der Bestialität und wird durch die humanitäre Geste eines Pinel oder Tuke plötzlich unterdrückt, weil dem Wahnsinnigen jetzt der moralische Zwang auferlegt wird, sich der Philanthropie, der Pädagogik und dem Moral management zu fügen: sich zur Rückkehr in

---

[50] Rituale der Diözöse von Vienne, gedruckt unter Erzbischoff Guy de Poissien um 1478, zit. bei Charret: Histoire de l'Eglise de Vienne, S. 752 (Foucault, S. 22).

[51] Foucault (1969), S. 22.

[52] l. c., S. 482 f. und S. 497 f.

die Vernunft, Mündigkeit und „Freiheit" zwingen zu lassen. Pinel zwingt seine Ketten-Befreiten aus der „Freiheit" ihres Bestien-Daseins heraus und in die Ordnung sozialer Rollen hinein. Tuke „zwingt" seine wahnsinnigen Quäker von York aus ihrer Freiheit des Wahnsinnig-Seins heraus und nimmt sie in der heiter-friedlichen Natur und in der familiären Geborgenheit seines Asyls gefangen: auch er holt die Wahnsinnigen zwar aus der Bestialität heraus, kann ihnen aber nicht die menschliche Zugehörigkeit („Dialog") verschaffen, wie sie der Wahnsinn noch in der Welt der Renaissance haben durfte[53]. Vielmehr bewirkt Tuke, indem er die Kranken im Asyl unterbringt, das „Schweigen", die „Alienation".

Ein Zwischenglied zwischen den Leprösen des Mittelalters und den Wahnsinnigen der Aufklärung bilden für Foucault die Syphilitiker der Renaissance. Aber die Geschlechtskrankheiten werden — wenn auch zunächst in Leproserien interniert — so doch sehr rasch in die Krankenabteilungen (z. B. des Hôtel Dieu) aufgenommen. Das heißt aber: Die Syphilis wird von der Medizin als Krankheit akzeptiert[54].

[53] l. c., S. 520.
[54] l. c., S. 24.

Sozialpsychiatrie

„Wenn ich Fürst oder Gesetzgeber wäre, würde ich meine Zeit nicht damit verlieren, zu sagen, was getan werden müßte. Ich würde es tun oder schweigen. Ich bin als Staatsbürger eines freien Staates geboren. Wie schwach der Anteil auch sei, den meine Stimme an den öffentlichen Angelegenheiten haben kann, so gibt mir doch mein Stimmrecht einen Anspruch darauf, mich über sie zu unterrichten. Wie glücklich bin ich, daß ich jedesmal, wenn ich über die Regierung nachdenke, bei meinen Untersuchungen immer neue Gründe finde, um *die* meines Landes zu lieben!"

Jean Jacques Rousseau, Bürger von Genf. Vorspruch zum Ersten Buch des „Contrat Social", 1762

Ausblick auf die Geschichte der Sozialpsychiatrie: Roller — Griesinger

Die historischen Leitlinien der beginnenden (Anstalts-)Psychiatrie in Deutschland führen — wenn man sie über das zeitlich abgegrenzte Thema dieser Untersuchungen hinaus weiterverfolgt — zu Roller, zu seinem Konzept dessen, wie eine Anstalt strukturiert sein müsse und zu Griesingers Kritik an diesem Anstaltskonzept. Der Streit zwischen Griesinger und Roller (Flemming, Damerow, Laehr u. a.) wird erst nach 1860 ausgetragen [55]. Aber die Vorgeschichte zu dieser für die Sozialpsychiatrie wichtigen Entwicklung spielt sich noch in dem hier behandelten Zeitabschnitt ab:

In der Konzeption und dann in der Planung und Verwirklichung einer dringend benötigten neuen Anstalt für das Großherzogtum Baden sind einige Motive enthalten oder sagen wir: verborgen, die nicht übersehen werden dürfen. Sie gehören nicht in die Kategorie der sachbedingten, sondern in diejenige der eher sachwidrigen, psychologisch-biographischen Motive.

Man muß annehmen — auch Dieter Jetter führt das näher aus [56] —, daß beim Zustandekommen des Illenauer Anstalts-Modells der ganz persönliche Affekt Rollers gegen die Heidelberger Medizinische Fakultät mitbestimmend war. Und wenn Roller später gegenüber den Reformplänen Griesingers (1865/68), die die „ländliche Zurückgezogenheit" der Anstalten kritisieren und für „Stadt-Asyle" plädieren, so heftig reagiert, so mögen hier nicht nur sachliche Erwägungen, sondern auch Emotionen mit im Spiele sein:

Aus den Untersuchungen von Max Fischer (1928) und von Eberhard Stübler (1926) und aus den Äußerungen von Roller selbst (1838) geht hervor, daß er in ständiger

---

[55] Griesinger stirbt 1868. Der 15 Jahre ältere Roller überlebt ihn um 10 Jahre und setzt sich erst 6 Jahre nach Griesingers Tod ausführlich mit dessen sozialpsychiatrischen Gegenthesen auseinander („Psychiatrische Zeitfragen", 1874). Laehr hingegen reagiert prompt (1868).

[56] Jetter (1966 b), S. 227—231.

Fehde mit der Heidelberger Fakultät lag, weil diese ihm, dem Nichtpromovierten und Nichthabilitierten verweigerte, akademischen Unterricht in Psychiatrie zu halten. Dies war umso bedauerlicher, als der Zweck der Verlegung der Geisteskranken von Pforzheim nach Heidelberg (1826) der „Errichtung eines psychiatrischen Klinikums" hätte dienen sollen (Roller). Friedrich Groos konnte mit seinen Vorlesungen, die er in Heidelberg um 1827/32 hielt, diesem Ziele nahekommen. Als er aus dem Amte schied und Roller sein Nachfolger wurde, hatte Baden in der Universitätsstadt eine psychiatrische Krankenanstalt, aber keinen akademischen Lehrer, einen vakanten Lehrstuhl, aber keine Klinik. Roller verweigerte den Studenten den Zutritt zu seiner Anstalt [57].

Nachdem er aber für die neu zu errichtende Anstalt die Wahl eines Areals am Fuße des mittleren Schwarzwaldes bei Achern durchgesetzt hatte, war die endgültige Distanzierung Rollers und der auf seiner Seite gegen die Heidelberger Fakultät stehenden Regierung (Innenminister Winter, Staatsminister von Reitzenstein und auch Großherzog Leopold selbst) vollzogen. Roller argumentiert zwar, die Illenau habe den Vorteil, daß sie, nicht weit von der Rheintalbahn entfernt, so geschickt zwischen Heidelberg und Freiburg liege, daß seine jungen ärztlichen Mitarbeiter ohne weiteres mit beiden medizinischen Fakultäten Kontakt zum Zwecke der Weiterbildung haben könnten. Aber man kann ebenso gut sagen, Roller habe mit der geographischen Lage der Illenau eine maximale Distanz von beiden Universitäten gefunden.

Die Argumente Rollers für die Illenau nahmen sich durchweg sachlich, ja ärztlich-ethisch aus. Im Namen der Kranken verwahrte er sich jetzt ausdrücklich gegen den akademischen Unterricht: „Eine Irrenanstalt darf nie als Klinikum (Ausbildungsstätte) benützt werden". Die klinische Visite mit Studenten oder die Demonstration von Kranken in Vorlesungen nennt er „aufregend und verletzend" (— und er hätte damit das Recht auf seiner Seite, wenn es nicht jeweils von dem klinischen Lehrer abhinge, ob eine Vorlesungsdemonstration oder eine Visite diese schlechte Wirkung auf Patienten hat oder nicht). Roller plädiert statt dessen für das französische Schema, nach welchem erst der „élève interne" in die Psychiatrie eingeführt werden soll, nicht schon der Student.

Bedenkt man, daß Roller — zusammen mit Jacobi, mit Flemming-Sachsenberg und mit Damerow-Halle-Nietleben — die großen Männer in der deutschen Psychiatrie um 1830/60 waren, so müssen die bald einsetzenden Reformbestrebungen Griesingers, die gegen diese etablierte Psychiatrie gerichtet waren, als ein geradezu aussichtsloses Unternehmen erscheinen. Aber die Generation der Universitäts-Psychiater nach 1860/70, auf die sich die künftige Entwicklung der neuen, naturwissenschaftlichen und klinisch-empirisch fundierten Psychiatrie stützen sollte, entschied sich für Griesinger und gegen die Anstalts-Psychiater. Dies geschah freilich aus einer fatalen Interesselosigkeit am Umgang mit Geisteskranken und damit an den eigentlichen Problemen der Anstalts-Psychiatrie.

Wie diese neue Anschauung von den „sog. Geisteskrankheiten", die — nach Griesinger — Hirnkrankheiten sind, selbst organisatorisch, architektonisch und geogra-

---

[57] Roller (1838), 1, 32, 36, 38 f., 44; Stübler (1926), 224 f.; M. Fischer (1928), 4; vgl. hierzu auch Jetter (s. o.).

phisch die Struktur der Anstalten veränderte und sich entschieden gegen die Vorstellungen Rollers und seiner Freunde richtete, soll hier nur kurz skizziert werden.

Nicht nur durch die Kritik von der Seite der Klinik-Psychiatrie (ab 1865), sondern auch aus der inneren Weiterentwicklung der Anstalten selbst kam es zu einer Reformbewegung, die von den Nachfolgern der großen Anstalts-Gründer, also Rollers, Damerows, Flemmings getragen worden sind.

Nach den ersten, oft improvisierten „Adaptionen" (Marsberg, Heidelberg, Siegburg u. a.) sind aus den vielerlei experimentierenden Erfahrungen vor allem die Illenau, Nietleben und Sachsenberg entwickelt worden: es sind ausdifferenzierte Modelle. Roller, Damerow, Flemming u. a. sahen in ihnen den weit in die Zukunft hinein gültigen Anstaltstypus. Aber schon Heinrich Schüle (1840—1916), der Nachfolger Rollers (nach Hergt), Ehrendoktor der Universität Freiburg (1872), Freund des Universitätspsychiaters Richard von Krafft-Ebing, setzt tiefgreifende strukturelle Veränderungen durch, um die er sich schon zusammen mit seinem Freund Krafft-Ebing bemüht hatte, als sie beide noch bei Roller (und Hergt) in der Illenau Assistenten waren. Insbesondere führt er das No-restraint-Prinzip ein, dem sich Roller — besonders in seiner Polemik gegen Griesinger — immer noch widersetzt hatte [58].

In der Anstalt Nietleben bei Halle kam es unter Damerows Nachfolger Johann Moritz Koeppe, Direktor ab 1846, zu einer ähnlichen Entwicklung. Auch er führte um 1870 das No-restraint-Prinzip ein, ging — wie Griesinger an der Berliner Klinik — konsequent den nächsten Schritt weiter zur Öffnung möglichst vieler bisher geschlossener Abteilungen — open-door-Prinzip — und gelangte so schließlich zu einer institutionellen Struktur, die es bislang in Deutschland noch nicht gab: die sog. „agricole Kolonie" oder „Irrenkolonie" [59].

Aus den Reformen in Nietleben entwickelte sich die Kolonie Alt-Scherbitz; Colditz erhielt die Kolonie Zschadrass; Einum wurde eröffnet; vor allem einige Großstädte gründeten gegen Ende des Jahrhunderts für ihre Anstalten Kolonien. Auch Griesinger in Berlin hatte sich schon 1865/68 für die „agricole Kolonie" eingesetzt und sich dabei auf das Beispiel der seit dem Mittelalter in dem Orte Gheel bei Antwerpen geübten Betreuung von Geisteskranken berufen. Man hatte dort Geisteskranke zu dem Gnadenbild von Gheel gebracht und sie dann auch in die Pflege der Bauern gegeben. Andachten, liebevolle Betreuung und eine sinnvolle Beschäftigung in der Landwirtschaft waren die Heilmittel in Gheel. Griesingers Vorbild war ferner die „Kolonie" des österreichischen Barons Mundy und die 1847 gegründete Ferme „Fitz-James" bei Clermont (Oise), die 500 Männer und 100 Frauen in der Landwirtschaft beschäftigte. Das Bicêtre in Paris hatte schon seit 1832 die Ferme „St. Anne" als landwirtschaftliche Kolonie für 100 Kranke. Damerow rühmte die „Cretinen-Anstalt Abendberg", gegründet 1840, als die erste Kolonie in Europa [60].

Man würde allerdings diese Fortschritte in der institutionellen Struktur der Anstalten und in der Behandlung der Kranken falsch beurteilen, wenn man sie nur als eine gegen die Begründer der klassischen Anstalt, also gegen Roller, Damerow u. a. gerichtete Reform verstehen würde. Vielmehr muß man bedenken, daß die Öffentlichkeit eine so weitgehende Öffnung der Anstalten, wie sie in den „Kolonien" und auch in der „Familienpflege" der Kranken — ebenfalls nach dem Vorbild von Gheel —

[58] Siehe hierzu Schüle (1913), S. 432 f.

[59] Siehe hierzu Paetz (1893) und Kraepelin (1896), S. 309.

[60] Damerow (1844), S. XV.

gegeben ist, nicht toleriert hätte, wenn nicht die Generation Roller-Damerow das Vertrauen dieser Öffentlichkeit in die Psychiatrie in den früheren Jahrzehnten begründet und dem Geisteskranken eine menschenwürdigere Stellung im Bewußtsein der Öffentlichkeit verschafft hätte.

In einem Punkte hat allerdings Schüle als späterer Repräsentant der Anstaltspsychiatrie rigoros mit den Anschauungen seines „Meisters" Roller gebrochen. Und hier findet sich ein bemerkenswerter Versuch, die Kluft zwischen Anstalt und Klinik zu schließen: Schon in den sechziger und vor allem in den siebziger Jahren, als die Regierung in Karlsruhe die Errichtung weiterer psychiatrischer Institutionen beschloß, betrieb Schüle mit aller Energie die Gründung psychiatrischer Universitätskliniken in Freiburg (eröffnet 1887) und Heidelberg (eröffnet 1888). Schüle hat sich nicht gescheut, den Groll seines von ihm so hoch verehrten Lehrers Roller auf sich zu laden und schon unter Rollers Direktoriat für die Errichtung dieser Kliniken zu plädieren [61].

Schon als junge Assistenten hatten Schüle und Krafft-Ebing „mit Freude und jugendlichem Wagemut" somatische Forschungen getrieben, vor allem auf Anregung Krafft-Ebings, der zuvor einige Monate bei Griesinger in Zürich gewesen war. In der Illenau wurde „täglich thermometriert, sphygmographiert, Augen und Ohren gespiegelt, elektrisch untersucht, ... gehärtet, gefärbt, mikroskopiert ... noch vor Edinger, Meynert und Nissl ...". Und jeden Monat einmal „wurde mit aufgespeicherten Präparaten nach Freiburg gepilgert" zu Ecker und zu Kussmaul [62].

Soweit der Überblick über die Entwicklung jener Institutionen, in denen sich die weiteren Entwicklungsphasen abgespielt haben. Zwar wird man nicht rundweg — mit Jaspers — sagen dürfen, um die Mitte des 19. Jahrhunderts sei mit dem Auftreten Griesingers die Anstaltspsychiatrie zu Ende gegangen [63]. Aber doch hat von da ab die neue Universitäts-(Klinik-)Psychiatrie „das Szepter geführt". Dieser Umbruch hat durch Verschulden beider Seiten jene Kluft zwischen Anstalts- und Klinikpsychiatrie bewirkt, die sich bis heute so heil-los auswirkt, die noch nicht geschlossen ist und die einer sinnvollen Entwicklung der Psychiatrie so außerordentlich hemmend im Wege steht. Aber man wird auch nicht übersehen dürfen, daß es schon vor 100 Jahren Versuche gab, zu einer Zusammenarbeit zwischen Anstalt und Klinik zu gelangen, die der Psychiatrie als einem noch jungen Fach der Medizin Geltung verschaffen und den Kranken dieses Faches Nutzen bringen sollten. Schüles Bemühungen um die Gründung psychiatrischer Kliniken, seine Kontakte zur Universitätsforschung und die außerordentliche Achtung, die er in den Kreisen der Universität genoß, sind ein Beispiel für die Chancen, die in der Entwicklung der Psychiatrie des 19. Jahrhunderts enthalten waren.

Psychiatrie in der Gesellschaft

Gregory Zilboorg datiert eine „erste psychiatrische Revolution" mit dem Beginn der Neuzeit, mit Paracelsus und Johannes Weyer [64]. Aber eine Psychiatrie, die sowohl die Wissenschaft, wie auch die Praxis, wie auch ihre Institutionen in einem Begriff

---

[61] Schüle (1913), S. 12.
[62] l. c., S. 12 f.
[63] Jaspers (1959), S. 705 f.
[64] Zilboorg (1941).

zusammenfaßt, entsteht erst am Ende des 18. Jahrhunderts (Pinel), gelangt erst am Anfang des 19. Jahrhunderts zur Entfaltung und wird um die Mitte des 19. Jahrhunderts noch einmal ganz neu konstituiert (Griesinger).

Wir glauben daher, daß man eher von psychiatrischen Revolutionen am Ende des 18. Jahrhunderts und um 1845/50 sprechen kann. Dabei ist der Ausdruck Revolution nicht nur eine historisierende Assoziation zu den politischen Revolutionen von 1789 und 1848: Ohne die Französische Revolution und ihre Wegbereiter hätte die Psychiatrie des 19. Jahrhunderts wohl kaum entstehen können; Philippe Pinel, der zu ihren glänzendsten Persönlichkeiten zählt, hätte vielleicht nicht oder noch nicht 1793 in Paris Geisteskranke von Ketten befreien können, und die Vormärz-Gesinnung deutscher Ärzte und Forscher war für die „Medizinische Reform" (Virchow 1848/49). Und für die kritische Auseinandersetzung mit tradierten Lehrmeinungen und Strukturen eine treibende Kraft. Dies gilt in der Psychiatrie für Griesinger, aber auch schon für J. B. Friederich, der seine Würzburger Professur verliert (1832) und für Flemming-Sachsenberg, der 1852 aus Protest gegen reaktionäre Eingriffe von seinem Posten als Direktor zurücktritt.

Was sich am Ausgang des 18. Jahrhunderts anbahnt, ist — 250 Jahre nach Weyer und Paracelsus — die Wiederentdeckung des Geisteskranken als eines Kranken, dessen sich in einem ganz neuen Ansatz die Medizin mit ihrer Wissenschaft, der Staat mit seiner „medicinischen Polizey" und die Gesellschaft mit ihrem neuen aufgeklärt-humanitären Verantwortungsbewußtsein anzunehmen beginnt. In dieser psychiatrischen Revolution wird freilich der Geisteskranke nicht neu-entdeckt, sondern zum wiederholten Male — nach der Hexenverfolgung des 15. und 16. Jahrhunderts und nach der Zucht- und Tollhaus-Politik des 17. und 18. Jahrhunderts — wiederentdeckt. Die antike Medizin war mit der Problematik der Geisteskrankheiten vertraut. Auch das Mittelalter setzte sich — soviel die medizinhistorische Forschung bis jetzt in Erfahrung bringen konnte — mit diesen Phänomenen auseinander. Besonders das arabische Mittelalter hatte wahrscheinlich eine Wissenschaft, eine Praxis und eine Institutionalisierung der Psychiatrie, wie sie die Neuzeit vor 1800 nicht aufzuweisen vermochte [65].

Vergleichen wir aber das Leben der Kranken und Schwachen in unseren heutigen Anstalten mit demjenigen, das aus der früheren Psychiatriegeschichte überliefert ist, so finden wir allenthalben die Früchte jener aufgeklärt-humanitär-karitativen Ideen, die sich seit nunmehr 170 Jahren in der Psychiatrie entfalten: Viele der heute bestehenden Heil- und Pflegeanstalten wurden um die Mitte des letzten Jahrhunderts oder früher gegründet. Sie trugen damals den Namen und das ausdrückliche Programm von „Humanitäts"-Anstalten. Schon Pinel hat sie so genannt.

Heute heißen sie Krankenhäuser und haben die Aufgabe übernommen, nicht nur ihre Pfleglinge so humanitär wie möglich zu verwahren und zu bewachen, sondern ihre Kranken — nicht anders als in einer Klinik — zu behandeln. Das ist die Konsequenz, die Griesinger als Naturwissenschaftler zog. Freilich halten die Fortschritte in der Psychiatrie nicht mit denen der Zivilisation, der Technik und Wirtschaft und nicht mit denjenigen einer allgemeinen Aufklärung Schritt. Schon 1832/33 heißt es in einem Reisebericht von Mandt und Rust: „Es ist eine Tatsache, daß unsere Zeit, welche fast

[65] Schipperges (Manuskript o. D.).

alle Seiten des menschlichen Wissens und Strebens mit Riesenschritten der Culmination entgegenzuführen strebt, die Behandlung der Irren so auffällig vernachlässigt." [66]

Vielerorts ist aber in den letzten Jahren eine äußere und innere Umstrukturierung der Anstalten im Gange. Gefängnisartig gesicherte Massenquartiere lösen sich auf. Die alten Grundrisse weichen der Struktur moderner Kliniken oder aufgelockerter Wohngemeinschaften. Mit großen finanziellen Anstrengungen des Staates und der Kommunen, mit kostspieligen Anstalts-Neubauten, — Umbauten und Innenausstattungen wurde eine Entwicklung eingeleitet, die das Leben der Kranken immer mehr zu einem menschlichen Leben machen will und die auch das gesundheitspolitisch-volkswirtschaftliche Interesse der Behörden und Regierungen für sich zu gewinnen beginnt.

Eine Umstrukturierung jedoch, welche die Psychologie des Einzelnen und der Gruppe bedenkt, hat mehr und noch anderes als nur Modernisierung, Hygienisierung, Desodorisierung einer Krankenabteilung zu berücksichtigen. Sie bemüht sich, dem von der allgemeinen menschlichen Gesellschaft Abgesperrten und an eine Institution Ausgelieferten einen neuen Raum, eine angemessene Lebenswelt zu schaffen. Somit ist sie immer auch der Anfang eines menschlicheren Verständnisses dieser Menschen.

Gerade das sind aber keine Neuentdeckungen unserer heutigen Psychiatrie, sondern allenfalls Wieder-Entdeckungen. Es sind in der zweiten Hälfte des 18. Jahrhunderts die Ideen einiger Ärzte, einiger menschlich gesonnener Anstaltsgeistlicher, einiger liebevoll-tatkräftiger Anstaltsverwalter und „Zuchtmeister", der Quäker-Gemeinde zu York, die Neues wollen und Neues tun.

Zahlreiche Psychiater und auch die verantwortlichen Behörden im 19. Jahrhundert haben die Nützlichkeit von Kontakten der Psychiatrie, besonders der Anstalt zur Öffentlichkeit erkannt. Durch ihre praktische Tätigkeit waren sie unausweichlich mit der Auseinandersetzung zwischen Psychiatrie und Gesellschaft konfrontiert: mit den Verfahren und Gesetzen der Unterbringung Geisteskranker, mit der Regelung der Verpflegungskosten, mit Pflegschaften und Entmündigung, mit forensischen Aufgaben, mit Problemen der Rekrutierung, Ausbildung und Führung von ärztlichem und pflegerischem Personal, mit der Formulierung von Reglements und Hausordnungen, mit betriebswirtschaftlichen Fragen, mit Fragen der Gestaltung von Arbeits-(Therapie-)Plätzen und von Wohnräumen (Krankenabteilungen für chronisch Kranke) und schließlich immer wieder mit Planungen und Errichtungen neuer Anstalten. Der Psychiater dieser ersten Epoche mußte weitgehend soziale Probleme berücksichtigen, anfassen und lösen. So wurde 1847 auf der 23. Versammlung der Gesellschaft Deutscher Naturforscher und Ärzte in Aachen die bereits erwähnte „Section für Anthropologie und Psychiatrie" gegründet. Sie hatte sich nicht zur Aufgabe gestellt, Probleme der naturwissenschaftlichen Anthropologie, der Entwicklungsge-

[66] In den USA bedurfte es in unserer Zeit — 1963 — der Sonderbotschaft des Präsidenten John F. Kennedy an den Kongreß, damit die praktischen Probleme der Psychiatrie ernsthaft in Angriff genommen werden konnten. Eine entsprechende Initiative von seiten höherer Repräsentanten der deutschen Bundesländer oder der Bundesrepublik gibt es nicht. Daß in sog. Entwicklungsländern die psychiatrischen Anstalten, soweit es solche gibt, mitunter noch vorpinelische Zustände haben, auch wenn mächtige und hochzivilisierte Kolonialmächte dort generationenlang gewirkt haben, berichten O. E. Haisch (1962) und E. Wulff (1967): Chronisch Kranke sind im Asyl von Saigon „zu hunderten nackt in riesigen Sälen eingesperrt"; ihre einzige Lagerstatt ist eine an den Wänden entlanglaufende Zementpritsche; die Exkremente fließen in Bodenrinnen ab; „unruhige Kranke werden mit Eisenfesseln an die Wände fixiert" (Wulff).

schichte des Menschen, der Rassen- und Völkerkunde zu untersuchen oder aber die von vielen Ärzten und Naturforschern im 18. und beginnenden 19. Jahrhundert gepflegte philosophisch orientierte Anthropologie zu fördern. Sondern die Konzeption ist hier weitgehend dieselbe wie diejenige Friedrich Nasses in seiner „Zeitschrift für die Anthropologie", die 1823 aus der „Zeitschrift für psychische Ärzte" hervorgegangen war. Die Angehörigen dieser Sektion — Flemming von der Anstalt Sachsenberg bei Schwerin, Ruer aus Marsberg in Westf. u. a. — hatten sich zur Aufgabe gemacht, eine „Reform des Irrenwesens" unter „Teilnahme der bürgerlichen Gesellschaft" ins Werk zu setzen (Hahn). Man hatte deshalb von Anfang an auch einflußreiche Vertreter des öffentlichen Lebens in diese Sektion aufgenommen, die sich allerdings von den Diskussionen dieser ersten Aachener Sitzung nicht recht angesprochen fühlten; Flemming berichtet, für „Kaufleute, Geistliche usw." sei es dort „viel zu medizinisch und nicht anthropologisch genug zugegangen". Er hatte auf dieser Aachener Versammlung in einem geschichtlichen Rückblick ausgeführt, wie sich „um die Sorge für die Irren" nacheinander „Philanthropie, Philosophie, dann Medizin" gekümmert haben. Vonnöten sei aber jetzt ein Zusammenwirken aller dieser Kräfte. Hahn hatte in seiner Eröffnungsrede erklärt, es herrsche noch immer ein „höchst beklagenswerter Zustand der Anstalten"; die wenigen, die es gäbe, seien zu klein. Er spricht auch direkt das Problem der Beziehung zwischen Psychiatrie und Sozial- bzw. Gesundheitspolitik an: „Jetzt (seit den dreißiger, vierziger Jahren) seien die Regierungen aus der früheren Gleichgültigkeit kräftig aufgerüttelt". Der Beschluß (1846 in Kiel) zur Gründung dieser „Section für Anthropologie und Psychiatrie" sei „nicht allein wegen des wissenschaftlichen Interesses" gefaßt worden, sondern auch wegen des bedeutenden sozialen Nutzens" [67].

Die Universitäts-Psychiater (nach Griesinger) erkannten zumeist nicht mehr, daß auch sie vor solche Aufgaben gestellt sind: sie schlossen sich selber mehr und mehr von der Gesellschaft ab. Da aber die Psychiatrie im letzten Drittel des 19. und in der ersten Hälfte unseres Jahrhunderts weitgehend von der wissenschaftlichen Forschung dieser Kliniker repräsentiert wurde, mußten viele gegenseitige Forderungen zwischen Psychiatrie und Gesellschaft unerfüllt bleiben: Die wissenschaftliche Psychiatrie mit ihrer vorwiegend hirnforschenden Neuropsychiatrie und systematisierenden Psychopathologie hatte sich gegenüber diesen Forderungen weitgehend verschlossen. Die Anstaltspsychiatrie aber in ihrer geographischen Isoliertheit, dazu im Ressentiment befangen und von Behörden und Öffentlichkeit mehr und mehr im Stich gelassen, schließlich — in Deutschland — durch die eugenische Ideologie schon vor 1933 (Hoche u. a.) und durch Hitlers „Euthanasie-Erlaß" (1939) weitgehend liquidiert, war solchen Forderungen immer weniger gewachsen. Die noch weit ins 19. Jahrhundert hineinwirkende „medicinische Polizey-Wissenschaft" eines Johann Peter Frank, die im ausgehenden 18. Jahrhundert eine Medizin von politischem und sozialem Verantwortungsbewußtsein war und die sowohl der Medizin wie der Gesellschaft ganz bestimmte Aufgaben gestellt und Leistungen abverlangt hatte, blieb in der Psychiatrie der letzten hundert Jahre ohne anhaltenden Effekt [68].

---

[67] Hahn (1848); Flemming (1848).

[68] Auch Virchows „Medizinische Reform" (ab 1848) konnte in die von ihm selbst inaugurierte naturwissenschaftliche Orientierung der Medizin (in Deutschland) keine ebenso wirksam sozialmedizinischen Vorstellungen einbringen — so entschieden er sich auch zeitlebens dafür eingesetzt hatte. (Siehe hierzu Ackerknecht, 1957 und Jacob, 1967). Virchow und Grie-

Die „geschlossene“ und die „offene“ Psychiatrie

Die (vorklassische) Anstalts-Psychiatrie und (klassische) Klinik-Psychiatrie können als „geschlossen“ charakterisiert werden. Die neuere Psychiatrie mit ihren Impulsen aus der Psychoanalyse, aus der anthropologischen Medizin und aus der Soziologie soll hingegen „offen“ sein. Ihre Institutionen, die bisher abgelegen und in ihrer Funktion sozio-fugal orientiert waren (isolierend und isoliert), sollen sozio-petal werden; sie sollen näher an die Bereiche herangerückt werden, in denen der Kranke in gesunden Tagen gelebt hat und wohin er wieder zurückgeführt (resozialisiert, rehabilitiert) werden soll. Diese Sozialpsychiatrie tritt mit der von ihr bisher ausgesperrten Gesellschaft in Kommunikation, ja sie verlegt wichtige Funktionen (der Beratung und Prävention, der Rehabilitation, selbst der Therapie) aus der Klinik und Anstalt hinaus — „extra muros“ (Müller) in das allgemeine soziale Feld der Gemeinde, des Berufs- und Privatlebens [69].

Eine solche Öffnung, als Programm für die praktische klinische Psychiatrie verstanden, ist das Neue an dieser dritten Phase (nach der vorklassischen und klassischen Phase). Denn richtunggebend für die gesamte Entwicklung seit Willis und Pinel war, wie wir sahen, das Prinzip der Isolierung. Diese wurde freilich nicht mehr — wie im 17. und 18. Jahrhundert — als eine Sequestrierung des sozial störenden oder gefährlichen Irren verstanden. Man stieß ihn nicht mehr in die Hoffnungslosigkeit eines Zucht- und Tollhauses, wie dies in der absolutistischen Sozialpolitik Usus war. Sondern man wollte ihn aus dem Getriebe der Welt herausnehmen, das ihn krank gemacht hatte. Er sollte Genesung finden in der zwar neuen, ja fremden, aber friedlichen und diätetisch geregelten, also heilsamen Welt der abgelegenen Humanitäts-Anstalt .

Es war Wilhelm Griesinger, der in den sechziger Jahren des letzten Jahrhunderts — nun nicht als Begründer der klassischen Neuropsychiatrie, sondern als energischer Reformer der äußeren und inneren Stuktur der psychiatrischen Institutionen — dieses sakrosankte Prinzip der Isolierung zu kritisieren wagte: Er empfahl eine neue, heute erneut diskutierte Institution, nämlich das von ihm sogenannte „Stadt-Asyl“. Doch sah er darin nicht etwa die einzig taugliche Lösung. Aber diese Institution war offener, sie lag näher am Lebenskreis der Kranken, konnte besser mit der Gesellschaft kommunizieren und war somit für eine große Gruppe von Geisteskranken nützlicher als die traditionelle Anstalt der vorhergegangenen 50 Jahre.

Mit seinen Argumenten für das Stadt-Asyl suchte Griesinger allerdings zugleich sein besonderes Anliegen des akademischen Unterrichts, also der Universitäts-Klinik, zu fördern. Und hier stieß er auf den energischen Widerstand der mächtigen Gruppe

---

singer verfolgen übrigens in dieser Hinsicht ganz ähnliche Ziele und können sie — in ganz ähnlicher Weise — nicht einmal annähernd erreichen. Gerade für diese Generation von Forschern und Ärzten läßt sich die Wissenschaftsgeschichte von der politischen Ideengeschichte (vor und nach „1848“) nicht trennen.

[69] 1961 weist Max Müller im Einleitungsartikel zum Band „Soziale Psychiatrie“ des Handbuches „Psychiatrie der Gegenwart“ darauf hin, daß hier Beiträge zur Psychiatrie folgen, „die in keinem früheren Hand- oder Lehrbuch der Psychiatrie erwähnt sind und vor 20 oder 30 Jahren auch noch nicht hätten geschrieben werden können“.

Max Müller charakterisiert die Sozialpsychiatrie als eine „entscheidende Wandlung der Psychiatrie der Gegenwart“. In ihr vollziehe sich eine „Ablösung der Psychiatrie von ihrer Ursprungsstätte, dem psychiatrischen Krankenhaus, ihr Einströmen nicht nur in fachliche Grenzgebiete, sondern ins öffentliche Bewußtsein, und die Verlagerung der praktischen psychiatrischen Tätigkeit extra muros“.

der Anstalts-Psychiater, insbesondere auf den jahrzehntealten Affekt des Nestors Roller.

Für die Errichtung von Stadt-Asylen plädierte Griesinger mit einem Argument, das in sich logisch erscheint und typisch ist für Griesingers originäres Denken. Er argumentiert in seinem großen Aufsatz über „Irrenanstalten und deren Weiterentwicklung in Deutschland", mit welchem er zu Beginn des Jahres 1868 sein „Archiv für Psychiatrie und Nervenkrankheiten" eröffnet [70]: Geisteskrankheiten sind Hirnkrankheiten, also Organkrankheiten wie andere Organkrankheiten auch. Aus diesem Grunde ist die Psychiatrie zu institutionalisieren wie andere medizinische Fächer auch.

Wie weitreichend sozialmedizinisch oder besser: medizin-soziologisch diese seine Argumentation war, hat Griesinger selbst nicht hervorgehoben. Er betont jedoch, daß der Arzt im Stadt-Asyl den großen Vorteil habe, den zur Aufnahme angemeldeten Kranken sogleich in seiner Wohnung, in seiner Familie und Lebenswelt aufsuchen und sich damit ein viel besseres Bild von dessen „psychologischer Krankheitsgeschichte" machen zu können. Auch sieht Griesinger, daß die Nähe des Asyls zur zugehörigen Stadt die therapeutisch nutzbare Möglichkeit bietet, dem Kranken Besuche von Angehörigen und Freunden zuzuführen, ihn nach Hause zu beurlauben, ihn auf Probe zu entlassen und ihn in einer wirkungsvolleren ambulanten Nachfürsorge zu betreuen. Er kritisiert an der „ländlichen Abgeschiedenheit" der Anstalten, daß sie gerade diese Kontakte zur Gesellschaft nicht haben — ja aufgrund ihrer traditionellen Isolierungs-Idee gar nicht haben wollen.

Freilich kann man Erklärungen dafür finden, daß Griesinger nicht zu einer systematisch angelegten Sozialpsychiatrie gelangen konnte: Er war bis in die ersten sechziger Jahre hinein voll beschäftigt mit der Leitidee seiner neuen Psychiatrie, nämlich mit der naturwissenschaftlich zu fassenden, hirnorganischen Ätiologie der Geisteskrankheiten. Er war die meisten Jahre seines Berufslebens mit Innerer Medizin, Seuchenhygiene und allgemeinem Gesundheitswesen beschäftigt. Er hat eine damals bedeutende Arbeit über Infektionskrankheiten geschrieben. Erst nach Abschluß der Arbeiten an der zweiten Auflage seines Psychiatrie-Lehrbuchs (1861) konnte er anfangen, sich intensiv mit den Problemen der Reform der psychiatrischen Institutionen zu befassen. Erst jetzt — nach einer Studienreise durch England (1861) und vor allem in den letzten zweieinhalb Lebensjahren, also in Berlin 1865—68 — beginnt ihn die Beschäftigung mit der Reform ganz in Beschlag zu nehmen, aber auch seine Kräfte allzusehr aufzuzehren. Es bleibt ihm keine Zeit mehr, zu experimentieren, Erfahrungen zu sammeln. Er stirbt im Herbst 1868 einundfünfzigjährig.

Der Kern seiner Idee ist die Gleichheit oder Gleichstellung, d. h. die „sog. Geisteskrankheit" — wie er sich auszudrücken pflegte — ist gleichzustellen den übrigen Krankheiten. Dies hat medizin-soziologisch zur Folge, daß der Geisteskranke allen anderen Kranken gleich ist, sein Krankenhaus ist gleich dem chirurgischen oder internistischen. Die Unterschiede zwischen einer psychiatrischen Abteilung oder Klinik und einer anderen Fach-Abteilung oder Klinik sind nicht größer als die Unterschiede zwischen einer chirurgischen und internistischen oder venerologischen. Diese Verschiedenheit der Fächer wird aber bei weitem vom Prinzip der übergeordneten Gleichheit — nämlich als Medizin — überwogen.

---

[70] Griesinger (1868), S. 8—43.

Somit war es erst Griesinger in der Mitte des 19. Jahrhunderts, der mit seinem medizinisch fundierten Gleichheits-Prinzip das alte, vorpsychiatrische, rein ordnungspolizeiliche Gleichheits-Prinzip des Zucht- und Tollhauses überwunden hat. Die Idee von „Freiheit-Gleichheit-Brüderlichkeit“ (1789), die Pinel mit so viel Elan in die Psychiatrie hineingetragen hatte, war jedoch auch hier nicht verwirklicht.

Zwar haben schon William Tuke im Quäker-Retreat, Chiarugi in Florenz, Pinel in Paris, Langermann in Bayreuth u. a. die Geisteskranken aus der Gleichstellung mit Kriminellen und Asozialen befreit und ihnen mit der Parole von der Heilbarkeit ihrer Krankheit einen neuen Status verschafft. Aber es war dies — trotz der ernstgemeinten Proklamation aller humanitären Ideale — nicht der Status des Menschen unter Menschen, wie ihn alle Menschen — auch die Kranken — haben sollten. Es blieb ein Sonderstatus. So wie die Befreiungstat Pinels den Geisteskranken bei weitem noch keine wirkliche „Freiheit“ bringen konnte, so konnte auch die Loslösung aus der „Gleichheit“ mit sozial störenden und gefährlichen Elementen noch nicht die wirkliche Gleichheit mit den Menschen bringen. Wie denn auch die philanthropische oder caritative Gesinnung der „Brüderlichkeit“ oftmals eher eine herablassende Geste edelgesinnter Menschen oder liebevoller „Väter“ (Anstaltsdirektoren und Landesfürsten) war, nicht aber eine wirkliche Brüderlichkeit mit allen psychotherapeutisch wirksamen Konsequenzen [71].

Schon unmittelbar nach dem Tode Griesingers entfaltet sich die Psychiatrie in den Universitäts-Kliniken als strenge hirnanatomische, histologische, physiologische, biochemische, serologische Laborforschung und als eine nicht so sehr am einzelnen Kranken, sondern vor allem an der großen Kasuistik, also oft im Krankengeschichtsarchiv stattfindende Deskriptions- und Klassifikations-Arbeit. Damit erhielt die Psychiatrie ihren wissenschaftlichen Überbau, dem die Gesamtmedizin, also die Fakultät, nun erst die volle Anerkennung zu gewähren bereit war. Aber die Verbindung mit ihrem anderen Teil, mit der Anstalts-Psychiatrie, riß oft ab, und Impulse aus der psychiatrischen Forschung konnten oft nur noch schwer Eingang in die Anstalten finden. Nicht selten waren dann die vorgesetzten Verwaltungsbehörden der Meinung, ihre Anstalts-Psychiatrie bewältigte die Sicherungs- und Pflegeaufgabe recht und schlecht — und damit sei es genug; größerer Investitionen an klinischer Einrichtung oder an personeller Besetzung bedürfe es nicht. Humanitäre Ideen waren angesichts von Sozialdarwinismus und Volksgesundheits-Ideologien schon seit dem ausgehenden 19. Jahrhundert immer weniger gefragt. Sie erfuhren zwischen 1920 und 1930 ihre Perversion: „lebensunwertes Leben“ sollte von seinem sinnlosen Leiden zum Wohl des Ganzen erlöst werden dürfen (Hoche-Binding). Im Nationalsozialismus endlich war der Geisteskranke wieder auf dem Status der Zucht- und Tollhaus-Politik angelangt. 1939 wurde er, wie es vierhundert Jahre früher in einer Ekstase von Seelenrettung und Menschenverachtung geschehen war, nun unter dem zynischen Motto des Gnadentodes zum Heil der Volksgemeinschaft „liquidiert“. Und auch diesmal war es nicht herrschendes Staatsrecht, das ihn diffamierte, und es war auch diesmal nicht eine Regierung, die ihn exekutierte, sondern eine Weltanschauung, die die Macht ergriffen

[71] In zahlreichen Erörterungen des historischen Phänomens der Französischen Revolution werden zwar die Begriffe der Freiheit und der Gleichheit meist ausführlich diskutiert. Aber gegenüber dem Begriff der Brüderlichkeit scheint eine bemerkenswerte Ratlosigkeit zu bestehen. Siehe hierzu auch Schneider (1824, S. 595): „... und ehre im Irreseyn den Menschen, dennoch den Bruder“.

hatte: Hitler schrieb seinen Euthanasie-Erlaß nicht als Kanzler und Regierungschef, sondern als Führer der Partei. — Auch die Hexen wurden nicht im Namen weltlicher Gerichte verbrannt.

Die „Öffnung" der Psychoanalyse

Ab 1900 entwickelt sich abseits der Fakultät eine Sparte der medizinischen Psychologie und Psychotherapie, die in der Folgezeit so außerordentlich an Bedeutung gewinnt, daß heute keine Psychiatrie mehr denkbar ist ohne die wissenschaftliche Basis und ohne den praktisch-therapeutischen Anteil, der von seiten dieser Sparte, der Psychoanalyse Sigmund Freuds, beigetragen wurde. Denn erst durch die tiefenpsychologische Kenntnis der zwischenmenschlichen Beziehung hat die Psychiatrie ein Rüstzeug gewonnen, das ihr ermöglicht, normale und krankhaft abgewandelte Beziehungen zwischen Partnern und Gruppen besser zu verstehen, als dies mittels anderer Methoden möglich war.

In der Geschichte der Psychotherapie, soweit sie sich innerhalb der Psychiatrie abspielt, findet man um 1800 das „moral management" und den „traitement moral". Psychotherapie ist im 19. Jahrhundert weitgehend eine Sache der Psychiater. Aber das vorausgehende 17. und 18. Jahrhundert hatte Beiträge — oder doch Vorarbeiten — zur (Suggestions- und Hypnose-) Psychotherapie des 19. Jahrhunderts geliefert, die nicht aus einer eigentlichen Psychiatrie entwickelt wurden, sondern aus Sydenhams, Thomas Willis', Hallers, Cullens und Browns Neurophysiologie und Neuralpathologie. Von Vorentwürfen zur später folgenden Psychoanalyse Freuds kann man jedoch bei allen diesen Phänomenen nicht sprechen.

Auch die moderne Psychotherapie entwickelte sich nicht folgerichtig innerhalb der Psychiatrie. Freuds Psychoanalyse findet in Wien nur unter großen Vorbehalten Zugang zur Psychiatrie. In Zürich hingegen wird sie von Eugen Bleuler, C. G. Jung und Ludwig Binswanger sogleich aufgegriffen und integriert. In Deutschland wird sie bekämpft und diffamiert — und zwar auch aus wissenschaftlichen Gründen von seiten der Vertreter der in Deutschland so hervorragend entwickelten klassischen Neuropsychiatrie und Psychopathologie. Schließlich tat der schon vor dem Ersten Weltkrieg herrschende und in den zwanziger Jahren immer mehr zunehmende Antisemitismus seine Wirkung [72].

Das Ergebnis dieser wissenschaftlichen Entwicklung war eine „deutsche" Psychiatrie, in der es keine psychoanalytisch fundierte Psychotherapie gab (sieht man von Ausnahmen ab) und eine „schweizerische", „angloamerikanische" usw. Psychiatrie, in der die Psychoanalyse und Tiefenpsychologie integrierender, mancherorts sogar hypertrophierender Bestandteil wurde.

Noch in den Jahren nach dem Zweiten Weltkrieg mußte in Deutschland ausdrücklich proklamiert werden, Psychotherapie sei „Therapie auf tiefenpsychologischer Grundlage", eine Formulierung, die nicht aus dem Lager der Psychiatrie, sondern aus dem Ghetto der Psychoanalytiker kam [73]. In den deutschen psychiatrischen Kliniken

---

[72] Siehe hierzu Briefwechsel Freud — Abraham (hrsg. 1965); Freud (1966) und Binswanger (1956).

[73] „Über die Stellung der Psychotherapie in der Heilkunde" (Heidelberger Denkschrift) Psyche 1 (1947/48), S. 456—459; dazu die „Präambel des Berliner Institutes für Psychotherapie zur Heidelberger Denkschrift", ebenda S. 460.

und Anstalten wird diese Psychotherapie nur langsam und oft nur unter dem Druck reiner Prestige-Sorgen zugelassen.

Aber auch die Psychoanalyse hatte anfänglich das Gepräge strengster Isoliertheit. Zwar werden hier gerade die zwischenmenschlichen Beziehungen analysiert, aber dies geschah hinter hermetisch verschlossenen Türen. Vater, Mutter, nahe und ferne Beziehungspersonen, Gruppen und Gemeinschaften, schließlich die Gesellschaft als ganzes waren der wichtigste Gegenstand der Psychoanalyse. Aber als real vorhandene, ansprechbare Mitmenschen des Kranken wurden sie aus der psychoanalytischen Situation ausgesperrt. Sie wurden in absentia verhandelt. Erst in einem zweiten Entwicklungsschritt — nach 1930, hauptsächlich in den angelsächsischen Ländern — wurde diese methodische Abschließung durchbrochen, die Psychoanalyse öffnete sich zur Gesellschaft hin, nahm Anregungen von der Soziologie und Verhaltensforschung auf und wurde ihrerseits für diese Fächer interessant.

Damit waren neue Voraussetzungen gegeben, aus denen die Psychiatrie nun in viel weitere Bereiche der Praxis und der Forschung vordringen kann. So entwickelt die Sozialpsychiatrie heute Versuche, die sogar „außerhalb“ als Modelle dienen können — nämlich überall dort, wo eine Reform, Liberalisierung, Demokratisierung, Selbstverwaltung, Selbstgestaltung und Selbstverantwortlichkeit angestrebt wird. Was die „Vernünftigen“, mit denen Foucault zu recht so hart ins Gericht geht, nicht hätten für möglich halten können, was sich aber auch in Foucaults eigenen dialektischen Spekulationen nicht abzuzeichnen vermag, wird hier schrittweise verwirklicht: In den psychiatrischen Institutionen — den isolae der Unvernunft — entwickeln die Kranken zusammen mit ihren Ärzten und Pflegern neue Modelle für einen heilsamen Umgang der Menschen miteinander.

Aufklärung und Autorität

Das Moralische versteht sich von selbst.
F. Th. Vischer, 1878

Vergegenwärtigen wir uns noch einmal die Grundprinzipien des Umgangs mit den Geisteskrankheiten in der (deutschen) Psychiatrie um 1800, so finden wir ein außerordentlich reichhaltiges Angebot von speziellen therapeutischen Methoden und allgemeinen Maßnahmen. Dahinter verbirgt sich eine Fülle verschiedenster Theorien und Hypothesen, Einstellungen, Haltungen, Konzeptionen und Pläne. Diesen wiederum liegen die Ideen, Ideale und Ideologien, die Gesinnungen und Weltanschauungen der Zeit zu Grunde. Nicht leicht entwirrbar zeichnen sich Linien ab, an denen entlang man verfolgen kann, wie sich die einzelnen Praktiken (der Therapie und des Umgangs) aus wissenschaftlichen, philosophischen, politischen Thesen ableiten und wie diese wiederum aus den allgemeinen Ideen, aus Glauben, Unglauben und Aberglauben der Zeit entspringen.

Die konstituierte und institutionalisierte Psychiatrie beginnt in der Französischen Revolution. Diese Feststellung ist die — sehr vereinfachte — Formel für jenen weitläufigen und komplizierten Sachverhalt, daß die Geschichte der Psychiatrie ein Stück Geschichte der gelungenen und mißlungenen und noch in Gang befindlichen Aufklärung und ein Stück Geschichte der teils verwirklichten, teils noch immer verweigerten Menschenrechte ist.

Nirgends werden die Probleme der menschlichen Natur mit ihrer „physischen und moralischen“ Seite lebhafter erörtert als in Pinels philosophisch-politischem Freundeskreis. Von keiner Quelle strömen stärkere Ideen in die Vorstellungen der Psychiater ein als von den Enzyklopädisten und von der Philosophie des Sensualismus und seinen pädagogischen Konsequenzen: Was in der Gesinnung jener Zeit den Kindern und Häftlingen pädagogisch und humanitär recht war, war „medico-philosophisch" — um den berühmten Titel des Pinelschen Werks aufzugreifen — den Geisteskranken billig.

Die Aufklärung, die in der zweiten Hälfte des 18. Jahrhunderts zu einem Höhepunkt und vorläufigen Abschluß gelangt, schafft für alle Bereiche des Lebens neue Denkformen. Sie bewirkt neue „Ideen der Religion" und eine „Eroberung der geschichtlichen Welt" (Cassirer). Recht, Staat und Gesellschaft — der „Gesellschafts-Vertrag" (Rousseau) — werden durchdacht, kritisch erörtert, neu verstanden und neu konstituiert. Sozialwissenschaftliche Methoden werden entwickelt (C. H. de Saint-Simon 1760—1825; A. Comte 1798—1857) [74].

Nur im Zuge dieses Aufklärungsprozesses sind die großen gesellschaftlichen Umschichtungen, die neuen politischen Programme, die Ideen der Humanität, der Philanthropie und Pädagogik und der damalige Begriff der Anthropologie zu verstehen. Die Geschichte der Psychiatrie ist einer der Fäden im Gewebe dieser allgemeinen Entwicklung.

In der sozialen Bewegung der Aufklärung liegt konsequenterweise die Demokratisierung: es geht ihr um das Individuum, um jedes Individuum Mensch. Trotzdem behält sie unverkennbar aristokratische Züge, was sich z. B. bei Pinel deutlich nachweisen läßt und was ihm Hayner dann auch (1817) zum Vorwurf macht: so etwa die Befürwortung einschüchternder, auf Unterwerfung zielender Methoden. (Die Einstellung von Willis ist in dieser Hinsicht viel weniger interessant: er schaltet und waltet mit gottesfürchtiger Liebe und Strenge über sein Hauswesen, über seine Söhne, die bei ihm mitarbeiten, ebenso wie über die große Familie seiner Kranken und Bediensteten.) Wir müssen fragen, wie bei Pinel dieser Widerspruch zu verstehen ist.

Die Menschen sind — nach der Auffassung der Aufklärung — nicht durchweg gleich. Sie sind sogar sehr verschieden — z. B. in ihrem Reifegrad der Vernunft. Dies gilt auch noch nach und trotz der Verkündigung der égalité. „Gleich" sind die Menschen vor dem Staat, vor dem Gesetz. Gleich hohe Vernunft ist jedoch ein Fernziel. Hieraus ergibt sich folgerichtig der pädagogische Auftrag der Aufklärung: Der Pöbel ist „noch nicht" mündig und bedarf daher noch einer vorläufigen Bevormundung, um erzogen werden zu können und um aufhören zu können, „Pöbel" zu sein. Voltaire und D'Alembert, Adolph von Knigge und Friedrich II. geben davon übereinstimmend Zeugnis. Der „Antimacchiavell" des Kronprinzen (1740) will nicht einfach eine Polemik sein gegen Trennung des Moralischen und Politischen (Il Principe, 1513). Sondern Friedrich macht klar, daß der Herrscher das erkennen und tun muß, was seine Untertanen noch nicht erkennen und tun, nämlich das Vernünftige. Unter dieser Prämisse ist der Absolutismus Friedrichs des Großen und der aufgeklärte Geist, der in Sanssouci herrscht, nicht etwas Unvereinbares, sondern ein Phänomen im Prozeß der Aufklärung. Friedrich erklärt, dies bedeute, „daß der Herrscher, weit entfernt, der unumschränkte Gebieter über seine Untertanen zu sein, nur ihr erster Diener ist, das Werkzeug ihres Glücks".

Für Pinel im Herrschaftsbereich der Psychiatrie gilt Entsprechendes. Er ist ein durchaus aufgeklärter, aber zugleich ein aristokratischer erster Diener seiner Kranken

---

[74] Siehe hierzu E. Cassirer: Die Philosophie der Aufklärung.

und ein „Werkzeug ihres Glücks". Seine wiederholte Proklamation der reinsten aufgeklärten Philanthropie sind keine leeren Deklamationen.

Die ganze Psychiatrie, zumal die Anstaltspsychiatrie, zehrt bis heute von Pinels Philanthropie und seinem Ideal der „Humanitäts-Anstalt". Sie benützt die „Befreiungen" von 1800 nicht selten als Alibi für sich selber, für 1920 bis 1970, und ist in Versuchung, solche Mythologisierungen immer weiter zu pflegen, ja zu reproduzieren: etwa in der Figur und Tat von Hermann Simon. Es wäre nicht schwer, einen neuen (sozialpsychiatrischen) Mythos „Griesinger" oder den Mythos von einer Arzt-Patient-Solidarität bei Jacobi zu inaugurieren (— etwa anläßlich Jacobis 200. Geburtstag 1974).

Wir müssen uns hier noch einmal den Begriff der Aufklärung vergegenwärtigen — und zwar nach der Kantschen Definition, die wir schon erwähnt, aber noch nicht näher erörtert haben: „Aufklärung ist der Ausgang des Menschen aus seiner selbstverschuldeten Unmündigkeit" (1784). Kant erläutert dazu: „Unmündigkeit ist das Unvermögen, sich seines Verstandes ohne Leitung eines anderen zu bedienen." „Selbstverschuldet" nennt er die Unmündigkeit, also dieses Unvermögen des Verstandes, wenn es nicht durch einen Mangel an Verstand verursacht ist, sondern durch den „Mangel ... der Entschließung und des Mutes ..., sich seiner (des Verstandes) ohne Leitung eines anderen zu bedienen". Er fordert daher: „Sapere aude! Habe Mut, dich deines Verstandes zu bedienen! [75]

Im weiteren Verlauf seiner Erörterung kommt er auf die Frage zu sprechen, warum „ein so großer Teil der Menschen ... dennoch zeitlebens unmündig bleibt": Die Ursachen sind „Faulheit und Feigheit". Dabei gelangen auf der einen Seite viele Menschen wegen dieser Faulheit und Feigheit niemals zu den Errungenschaften der Aufklärung, auf der anderen Seite wird es aus demselben Grund „andern so leicht, sich zu deren Vormündern aufzuwerfen". Sarkastisch bemerkt Kant: „Es ist so bequem, unmündig zu sein."

Kants Definition der Aufklärung und seine kurzgefaßte Begründung kann als Grundlage einer Psychiatrie-Geschichte dienen, die versucht, die Formen des Umgangs mit dem Geisteskranken aufzuzeichnen. Wir haben gesehen, wie mächtig, ja oft überwertig die Idee der Psychiater ist, der Geisteskranke sei „unmündig". Daraus leitet der Psychiater sein Recht, ja seine humanitäre und philanthropische Pflicht der Bevormundung ab. Überall wird die Analogie zur Unmündigkeit des Kindes hervorgekehrt. Das führt aber nicht nur zu der Konzeption, psychiatrische Theorie sei weitgehend Pädagogik, was durch die sensualistische Lehre von der „tabula rasa" und der einzupflanzenden, bzw. wieder herzustellenden Vernunft besonders verlockend wird. Sondern die psychiatrische Grundvorstellung von einem unmündigen, zu entmündigenden und zu bevormundenden Mündel oder Kind wird zum Leitgedanken der Psychiatrie um 1800. Dabei verschafft sich der Psychiater auch die schöne Selbstgewißheit, in den Fußtapfen eines Lessing und Herder, eines Locke, Rousseau, Kant, Fichte, Schiller, eines Basedow, Salzmann, Campe zu schreiten, nicht mehr Zuchthaus-Direktor zu sein und Bosheit verwahren zu müssen, sondern die Unmündigkeit zur

[75] Vergegenwärtigt man sich die Thesen von Heinroth oder Ideler von der Geisteskrankheit als verlorener Freiheit aufgrund von Sünde oder ethischem Fehlverhalten, ferner die forensisch-psychiatrischen Gedankengänge von Fr. Groos und J. C. A. Grohmann um 1820, so wird klar, wie schwerwiegend der Schuld-Begriff auch für die Psychiatrie jener Zeit ist.

Mündigkeit und Vernunft leiten zu können und so zum Fortschritt des Menschengeschlechts beizutragen.

Diese erhebende Selbstinterpretation des ärztlich-psychiatrischen Tuns dürfte aber eines der entscheidenden Motive sein für die Verblendetheit mancher dieser Ärzte: sie traktieren oft auf drakonische Weise, wo sie doch eine „Erziehung" zur Mündigkeit und Vernunft praktizieren wollen.

Wenn wir also die Rolle des Psychiaters als die eines Erziehers Unmündiger erörtern, so wird folgendes deutlich: Der Psychiater um 1800 — und nicht nur dieser — muß sich als Vater fühlen und sich programmatisch bewußt oder auch unbewußt als Vater verstehen, denn die ihm Anbefohlenen versteht und deklariert er als unmündige Kinder. Die Analogie zur Autorität des Monarchen und seinen „Landes-Kindern" unterstützt dieses Selbstverständnis.

Wir haben in unserer Darstellung nur einige wenige solche „Väter" kennengelernt: Francis Willis, den Landgeistlichen aus Lincolnshire, Familienvater und Patriarch von Geblüt; dann den „Bürger" Pinel, den hochgebildeten Arzt-Philosophen mit der Geste des verantwortungsbewußten Hausherrn; Reil in seiner begeisterten, rhapsodischen Selbstherrlichkeit. Jeder dieser Ärzte und Anstaltsdirektoren, die hier vorgestellt werden konnten, verkörpert eine neue Version von „Vater": gütig, freundlich, liebevoll oder wohlwollend, geduldig, vergebend; strafend und streng, — unversöhnlich, verantwortungsbewußt, voll Lebensweisheit, selbstsicher im Besitz außerordentlicher Machtvollkommenheit, erfüllt von einem höheren Auftrag, von Unbedingtheit und Gottähnlichkeit. Und alle diese Attitüden werden nicht selten in der Aufmachung eines wissenschaftlich begründeten „regimen" oder „management" präsentiert.

Der Psychiater um 1800 — allen voran Pinel — will die Würdigung des Geisteskranken als eines Kranken: Der böse und gefährliche Zucht- und Tollhäusler wird zum armen unmündigen Gefangenen oder Irren. Der Irre wird von den Ketten befreit. Aber nun wird er in Zwangswesten, Zwangsschränke oder Zwangsstühle gesteckt und aufgrund des neuen philosophisch-wissenschaftlichen Erziehungsideals weitergequält. Der „Vater", der ihn beim „Ausgang aus der . . . Unmündigkeit" leiten und dann in die Mündigkeit entlassen sollte, fixiert ihn mit allen nur denkbaren Mitteln an das Herrschaftssystem seiner Autorität. Kaum einmal findet man in der zeitgenössischen psychiatrischen Fachliteratur einen Hinweis darauf, daß und wie der Rekonvaleszent schließlich aus der Abhängigkeit und Gehorsamspflicht gegenüber dem Patriarchen und „Archi-Jatros" — so die ursprüngliche Formel für „Arzt" — freizulassen sei. Im Gegenteil: dem Entlassenen muß auch weiterhin das Bewußtsein und die Furcht lebendig bleiben, vom Arzt immer noch abhängig zu sein und gegebenenfalls wieder ergriffen werden zu können.

Dieser patriarchale Anspruch des Psychiaters und der Psychiatrie gegenüber dem Kranken, der eine positive ärztliche, heilsame Seite und eine negative, heillose Seite hat, büßt um die Mitte des 19. Jahrhunderts einen Teil seiner Macht im Zuge der naturwissenschaftlichen Versachlichung der Medizin und auch der Psychiatrie ein. Nicht mehr die Figur des Arztes, sondern das wissenschaftliche Faktum ist jetzt — seit Virchow und in der Psychiatrie seit Griesinger — das Autoritäts-Prinzip: Die naturwissenschaftliche Objektivierung hat zwar das subjektiv-patriarchale Moment in der Rolle des Psychiaters ein Stück weit zum Schwinden gebracht. Die autoritäre Rolle hat sie aber zugleich von einer anderen Seite her von neuem gefestigt, nämlich gerade durch das Selbstverständnis des Naturwissenschaftlers: Dieser strebt nicht einfach nach Aufklärung der ungelösten Fragen in der Natur, sondern nach ihrer Beherrschung. Seine Beziehung zur Natur, mit welcher und an welcher er arbeitet, hat wiederum einen Herrschaftsanspruch. Dabei hat die Rolle des Naturwissenschaftlers — seit Roger Bacon — nicht die Charakterzüge einer Vater-Figur (wie beim Arzt und Psychiater vor 1850), sondern eines Richters: Schon Roger Bacon fordert im 13. Jahrhundert, der Naturforscher müsse die Natur „peinlich" befragen und ihr mit dieser Befragungsmethode ihre Geheimnisse entreißen. Mit „peinlich" meint er die Prozeduren des mittelalterlichen Untersuchungsrichters: was hier die Folterbank ist, auf welche das Opfer geworfen wird, ist dort der Experimentiertisch, auf welchen man das Forschungsobjekt spannen soll. — Diese Metapher des Naturforschers als richterliche Autorität begleitet alle Stationen der Geschichte der Naturforschung in der Neuzeit: Kant fordert die Natur vor die Schranken des Gerichts. Goethe wendet dagegen ein, sie lasse sich nicht „zwingen" mit den Mitteln der Folter, mit „Hebel und mit Schrauben". Virchow, der die naturwissenschaftliche Methode endgültig und mit dem Anspruch auf ein Alleinvertretungsrecht in die Medizin einführt, erklärt: „Die Naturforschung unserer Zeit sitzt als ein ernster Schwurgerichtshof über den Tatsachen zu Gericht" (1862).

Wenn aber das Schwurgericht tagt, so wird über gut und böse, über schuldig oder nicht schuldig beraten. Der Arzt, der dies tut, kann sich nicht eines aufgeklärten Fortschritts rühmen. Sein „management" ist nicht ein „moralisches", sondern ein urteilendes und verurteilendes, ein moralisierendes. So kommt es dahin, daß er mit Belohnungen und mit Strafen konditioniert und dies eine ärztliche Behandlung nennt.

Auch die Psychiatrie der Gegenwart befindet sich im Prozeß der weiterschreitenden Aufklärung. Dieser Prozeß ist besonders durch die Einführung der Psychoanalyse in die psychiatrische Klinik in Gang gekommen, d. h. durch die Einführung psychoanalytischer Begriffe in die psychopathologische Theorie, psychoanalytischer Methoden in die psychiatrische Behandlung und psychoanalytischer Grundhaltungen in die Weise des Umgangs mit dem Geisteskranken — freilich durch eine Psychoanalyse, die sich selber erst einmal öffnen und aus ihrem Elfenbeinturm heraustreten mußte. Gerade in diesem neuen psychiatrischen Konzept kann man — wenn man es unter dem Aspekt der vorliegenden Problematik auf eine kurze Formel bringen will — die Bemühung um eine fortschreitende Aufklärung, um einen Exodus aus der Unmündigkeit erkennen. Unser Versuch, den Umgang mit Geisteskranken in der Psychiatrie um 1800 darzustellen, ist also ein Stück Vorarbeit für eine bessere Analyse dieser Gegenwartsprobleme und für eine fruchtbare Konzeption dringend notwendiger Zukunftsprojekte.

Die Bemühungen der modernen Psychiatrie sind aber nicht nur eine interne Angelegenheit dieses Einzelfaches. Denn wie sich in der Geschichte der Psychiatrie die allgemeine geistes- und gesellschaftswissenschaftliche Entwicklung abzeichnet, so erweist sich auch die Gegenwartssituation und die Gegenwartsproblematik der Psychiatrie als ein Modell für die Gruppierungen, Ordnungen und Institutionen der Gesellschaft, die sich auf der Suche nach Form und Reform befinden.

Summary

The expression "sick hospital", which was coined for institutions of clinical medicine in general (Max Kibler), is also applicable to clinical psychiatry. A study of the history of psychiatric institutions will make us better able to observe and evaluate deficiencies and to assess the prospects for reform.

We shall understand the urgent actual problems of practical psychiatry more successfully and be able to plan future projects more rationally, if we turn back of the past and try to understand its historic development.

This article on the history of psychiatry arose directly from contemporary psychiatry. It was prompted by involvement in clinical psychiatry and association with mentally ill patients in clinics and institutions (1950—1951 and 1955—1965) and was developed as a scientific article in an institute of medical history (1965—1968). It makes no claim to have exhausted all historical sources, but does try to establish a few guidelines that lead to the present day and may also give some indication of future developments.

The history of psychiatry has been discussed with reference to psychopathologic theories, their scientific basis and their nosological systems in numerous monographs and articles notably by W. Leibbrand and A. Wettley. There have also been detailed historical studies on the architectural structure and functions of psychiatric hospitals (D. Jetter). The main emphasis in this study is therefore on the question of what happens to the patients within the walls of these institutions because of the prevaiting psychopathologic theories of the time, and *how the mentally ill were treated* in the early stages of clinical psychiatry (the half century about 1800)?

The study is based on the following facts:

J. Ch. Reil (1759—1813) is generally accepted as the founder of psychiatry in Germany. He is even referred to as the "German Pinel" as if he had created the scientific basis, the therapeutic practice and the first ideas for special psychiatric institutions as Pinel did in France. The first concern of the study, however, is to show that Reil is more probably Pinel's translator from French to German, from the enlightened "analytic empiricism" of the French Encyclopedists and Sensualists into the "Rhapsodies" of German, romantic natural philosophy.

If psychiatry does have any native origin in the Germany of 1800, thes should be sought in the work of Langermann. Basically, however, it is derived from P. Pinel (1745—1826). On the other hand, even Pinel is not the original source—neither in his practice of "traitement moral", nor in his theoretic background, so that studies dealing with the history of psychiatry repeatedly show how Pinel was influenced by the developing intellectual currents of the Parisian philosophers and scientists. But the lines of descent from English and Scottish writers to Pinel have been widely neglected, although these are the ones which had the most lasting influence on him. They also influenced psychiatry in Germany, either by way of Reil's transcription of Pinel or by direct study of Pinel by German psychiatrists in the third, fourth and fifth decades. The pioneers of German institutional psychiatry, Hayner, Jacobi, Roller and others, often passed on from Reil to Pinel or to direct study of the English writers.

Thus, for an adequate appreciation of the "beginnings" of German psychiatry around 1800—1840 it is necessary to

1. consider Pinel's psychiatry
2. examine the ideological and historical influences which are important to Pinel's psychiatry.

This study will deal with two influences which have hitherto been accorded too little importance:

a) the influence of the English "practitioners" (as Pinel calls them), especially that of English "moral management" (Francis Willis) on Pinel's "traitement moral",
b) the influence of Scottish moral philosophy and its doctrine of the "emotions" on Pinel's concepts of psychopathology and thus in turn on his "traitement moral".

The concept "moral" arises again and again in the history of psychiatry. Its meaning varies from "psychic" (as against "physical") to "well-mannered", "well-behaved", "decent", and "socially integrated". Thus the various interpretations of "morality" have a direct bearing on the way the mentally ill are treated. There is "moral" therapy in the sense of teaching, leading, conditioning and training, which, to comply with Pinel's requirements, should be based on "purest, most enlightened philanthropy".

But there is another kind of "moral" therapy, whereby the patient is educated by punishment; his immoral behavior is punished with bars, fetters and cleverly devised sadism prettified with science, while his moral good behavior rewarded with "certain privileges", favoritism, more kindly treatment, and finally release from the institution.

It follows, of course, that any study on treatment of the mentally sick involves evaluation not only of the welfare and woes of the psychiatric objects, but also of the role and behavior of the psychiatric subjects, that is, not only the patients, but also the doctors, medical orderlies, administrative staff, etc. The doctor, and still more the director, can be an amiable, well-disposed helper, a gracious, permissive patriarch, or a righteous punishing judge, whose concepts of right and judgement are necessarily influenced by his own interpretation of "moral".

Thus, any study on the treatment of the mentally ill is ultimately concerned with "personal and anthrophological experience of authority and solidarity" (V. v. Weizsäcker).

Zeittafel

1750

1755 Philippe Pinel geboren.

1758 W. Battie: „A Treatise on Madness" („management, regimen and cure of madness").

1759 Chiarugi geboren.

1760

1763 A. Crichton geboren.

1764 J. Haslam geboren (Apotheker am Bethlem Hospital, London).

1768 Joh. Gottfried Langermann geboren.
Friedrich Groos geboren (Irrenarzt in Pforzheim, dann Heidelberg).

1770

1772 Esquirol geboren.

1774 Maximilian Jacobi geboren.
Jägerschmid: Bericht über das Pforzheimer Siechen- und Tollhaus (die schweren Krankheitszustände sind nicht krankheits-, sondern milieu-bedingt — gegen Zwangsmittel).
Goethe: „Die Leiden des jungen Werther" (ein „kranker jugendlicher Wahn").

1775 Ch. A. F. Hayner geboren (siehe 1817).

1776 Th. de Bordeu-Montpellier gestorben (Vitalismus).

1777 Goethe: Singspiel „Lila" („eine psychische Kur bei Wahnsinn"); siehe dazu Diener 1971.

1780

1780 Condillac gestorben.
B. Fawcett, Pfarrer: „Nature, cause and cure of Melancholy" („herzliche Teilnahme" am Leiden, Ordnung der Lebensweise/Diätetik).

1781 Pinel übersetzt das Werk von Cullen (1778)

1783 K. Ph. Moritz und S. Maimon: „Magazin der Erfahrungsseelenkunde" (bis 1793).

1784 Wien: „Narrenturm" eröffnet.

1785 Pinel — Hausarzt in der Privatpension des Tischlers Belhomme („Maison Belhomme" für Geisteskranke) — bis 1790.
K. Ph. Moritz: „Anton Reiser. Ein psychologischer Roman".

1786 Marcus Herz: „Versuch über den Schwindel".

1787 W. Perfect: „Treatment ..." (möglichst freie und gewaltlose Behandlung).

1788 A. v. Knigge: „Über den Umgang mit Menschen" (mit Bericht über das Frankfurter Tollhaus).
Faber — Frankfurt a. M.: Bericht über das Tollhaus.
Tenon — Paris: Plan für ein „Hôpital pour les fous curables".
Chiarugi — Florenz: Beginn der Reform des dortigen Irrenwesens.
J. Brown gestorben (Sthenie — Asthenie).

1788/89 Fr. Willis behandelt den englischen König Georg III.

1789 „Freiheit — Gleichheit — Brüderlichkeit".
John Howard: Philanthropischer Reisebericht über die Gefängnisse und Krankenhäuser in Europa.
Chiarugi, Medizinprofessor in Florenz, wird Leiter des Bonifazius-Hospitals.
Pinel: „Sur le régime moral ..." (Pinels erste psychiatrische Publikation).

1790

1790 W. Cullen gestorben („Nervenkraft", „Neurose").

1791 Wagnitz (Prediger z. Halle): Vorschläge zur Verbesserung von Gefängnissen und Irrenanstalten.
Bayreuth: Gründung des Zucht- und Tollhauses (siehe auch 1805).

1792 W. Pargeter — Oxford: „Observations ..." („Management", „government").
Pinel im Hôpital de Bicêtre (bis 1794).

1793 Pinel: den ersten Geisteskranken werden im Bicêtre zu Paris die Ketten abgenommen („geste de Pinel").
Chiarugi: „Della Pazzia ..." („Cura morale").

1794 Würzburg — G. Chr. Siebold wird „Oberarzt" für Geisteskranke am Juliusspital.

1795 Lichtenberg: Beschreibung des „Leben eines Liederlichen" (J. Gay — W. Hogarth).
Pinel am Hôpital de la Salpêtrière (ab 1809 bis 1826 Médecin en chef).
Charenton — die Mönche des Klosters werden verjagt, die Kranken sind ohne Pflege.

1796 Chr. H. Spiess: „Biographien der Wahnsinnigen".
W. Tuke — York: Eröffnung der „Retreat" für geisteskranke Quäker.

1797 Langermann: „De methodo cognoscendi curandique ..."
Charenton — eine Behandlungsstation für Geisteskranke wird eingerichtet.

1798 A. Crichton: „The nature and origin of mental derangement" (Verbindung zur Schott. Moralphilosophie, Gewährsmann Pinels).
J. Haslam: „Observations ..."
Pinel: „Nosographie philosophique".
Heinrich Damerow geboren.
de la Rive: Beschreibung der Quäker-Retreat.

1799 Würzburg (Juliusspital) — Anton Müller wird Nachfolger Siebolds (siehe 1794).

1800

1800 Abraham Yolly in Genf verzichtet auf jede Art von Zwangsmittel, ebenso Roller sen. in Pforzheim.

1801 Pinel: „Traité médico-philosophique ..." (Traitement moral).
Johannes Müller geboren.

1802 Chr. Fr. W. Roller in Pforzheim geboren.
Cabanis: „Rapport du physique et du moral de l'homme".

1803 Reichsdeputationshauptschluß (Säkularisation).
Reil: „Rhapsodieen ... psychische Curmethoden".

1804 Pforzheim/Baden: nur noch Siechen- und Tollhaus (Kriminelle werden nach Bruchsal und Mannheim verlegt).
Cox: „Practical observations ..."

1805 Bamberg (Kloster): Eröffnung der Anstalt „St. Getreu".
Bayreuth: Eröffnung der Heilanstalt (Langermann).
Reil und Kayssler: „Magazin für psychische Heilkunde".

1806 P. J. Barthey, Lehrer Pinels in Montpellier gestorben (Vitalismus).

1807 Reil und Hoffbauer: „Beiträge ... Kurmethode auf psychischem Wege" (Zeitschr. bis 1810).
Fr. Willis gestorben.
Autenrieth — Tübingen empfiehlt sein „Pallisaden-Zimmer".

1808 E. Horn nimmt an der Berliner Charité die „Cox'sche Schaukel" in Gebrauch (und beschreibt ihre therapeutische Wirkung 1818).

1810

1810 Langermann wird „Chef des preussischen Medicinalwesens".

1811 Sonnenstein (Sachsen, Festung): Eröffnung der Heilanstalt mit Kranken aus dem Zucht- und Tollhaus Waldheim (Pienitz).

1812 Zwiefalten (Württemberg): Eröffnung der Anstalt (Kloster), Geisteskranke aus dem Zucht- und Tollhaus Ludwigsburg.
Esquirol an der Salpêtrière (ab 1813 bis 1825 Médecin ordinaire chargé du traitement des aliénés).

1813 Reil gestorben.
Hayner verkündet die Abschaffung aller Zwangsmittel aus seiner Anstalt Waldheim.
S. Tuke: „Beschreibung der Irrenanstalt für Quäker bei York" („Retreat"), übersetzt von Jacobi (1822).

1814 Marsberg (Kloster): Eröffnung der Anstalt (Ruer).
Fr. Groos betreut die Geisteskranken in Pforzheim.

1816 Jacobi wird preussischer Medizinalrat (Düsseldorf), um sich für die Planung und später Leitung einer Anstalt in der Rheinprovinz vorzubereiten,
Esquirol: „Abhandlung von den Seelenstörungen", übersetzt von Jacobi (1822).

1817 Hayner (Waldheim in Sachsen): „Aufforderung an Regierungen ..."
Esquirol beginnt an der Salpêtrière zu Paris mit akademischen Kursen in Psychiatrie.
Wilhelm Griesinger in Stuttgart geboren.

1818 Nasse u. a.: „Zeitschrift für psychische Ärzte" (bis 1822).
Schleswig: Baubeginn der Irrenanstalt (hauptsächlich nach Vorschlägen Esquirols).

1820

1820 Fr. Nasse — Bonn: Erste Vorlesungen über Psychiatrie (schon seit 1813 Exkursionen nach Siegburg).

1822 Jacobi: „Sammlungen".

1823 Nasse u. a.: „Zeitschrift für die Anthropologie".

1824 P. J. Schneider: „Heilmittellehre gegen psychische Krankheiten".
Würzburg (Juliusspital) — Joh. Luk. Schönlein wird Nachfolger Siebolds und Müller (siehe 1794) — dann Markus, Rinecker, Grashey, Rieger.

1825 Siegburg bei Bonn (Kloster): Eröffnung der Anstalt, Initiator ist Langermann — Berlin, erster Direktor M. Jacobi.

1826 Heidelberg (Kloster): Eröffnung des Irrenhauses, Umzug aus Pforzheim (Fr. Groos)
Esquirol wird in Charenton Médecin en chef (bis 1841).

1827 Fr. Groos: Psychiatrische Vorlesungen in Heidelberg (bis 1832).
Hildesheim — Heilanstalt eröffnet (Bergmann).

1829 Damerow: „Die Elemente der nächsten Zukunft der Medicin ..." (psychiatrische Anthropologie).
Coldiz/Sachsen: Eröffnung der Pflegeanstalt mit Kranken aus Waldheim (Hayner).
Roller in Heidelberg beginnt mit der Planung einer neuen Anstalt (Illenau 1842).

1830

1830 Friedreich: „Literärgeschichte der Psychiatrie".
Leubus — Heilanstalt eröffnet (Martini).

1831 Roller: „Die Irrenanstalt ..." (Programmatische Schrift der deutschen Anstaltspsychiatrie).

1832 Langermann gestorben.
J. B. Friedreich verliert wegen seiner politischen Gesinnung seine Würzburger Professur.
Gilbert beginnt zusammen mit Esquirol, den Neubau von Charenton zu entwerfen.

1834 Winnenthal/Württemberg (Schloss): Eröffnung der Heilanstalt (Zeller).
Zwiefalten/Württemberg behält nur Pflegebedürftige.

1835 Jacobi: „Irrenheilanstalten ..."

1837 Friedreich und Blumenröder: „Blätter für die Psychiatrie".
Illenau — Heil- und Pflegeanstalt: Baubeginn.
Nietleben bei Halle — Heil- und Pflegeanstalt: Baubeginn.

1838 Charenton: Beginn des Neubaus (Architekt Gilbert).
Jacobi, Nasse, Flemming, Jesse: „Zeitschrift für die Beurteilung und Heilung krankhafter Seelenzustände".
Hill in Lincoln: No-restraint-Prinzip.
Jacobi: Besuche der Quäker-„Retreat" bei York.

1839 Conolly in Hanwell: No-restraint-Prinzip.

1840

1840 H. Schüle geboren (Direktor der Anstalt Illenau/Baden, Ehrendoktor der Universität Freiburg).
Gründung der „Cretinen-Anstalt Abendberg"/Schweiz (Guggenbühl).
Griesinger als junger Arzt in der Anstalt Winnenthal bei Zeller.

1842 Illenau/Baden: Roller bezieht die neuerbaute Heil- und Pflegeanstalt (Auflösung der Anstalt Heidelberg).
bis 1845 Griesingers Briefwechsel mit Jul. Rob. Meyer, der in Winnenthal Griesingers Patient war.

1844	Damerow-Flemming-Roller: „Allgemeine Zeitschrift für Psychiatrie ...“ Nietleben bei Halle: Eröffnung der Anstalt (Damerow). Illenauer Anstalts-Statut (Roller).
1845	Griesinger: „Pathologie und Therapie der psychischen Krankheiten“ (2. Aufl. folgt 1861).
1846	J. M. Koeppe wird Nachfolger Damerows in Nietleben b. Halle (er führt dort um 1870 das No-restraint-Prinzip und die „agrikole Kolonie“ ein).
1847	Gründung einer „Section Anthropologie und Psychiatrie“ im Rahmen der „Versammlung Deutscher Naturforscher und Ärzte“. Gründung der Ferme „Fitz-James“ bei Clermont (Oise) — „agrikole Kolonie“.
1848	Virchow: „Medizinische Reform“. 48er-Revolution.
1849	Eichberg: Eröffnung der neuerbauten Anstalt (Snell).

1850

1852	Flemming tritt von seinem Posten als Direktor der Anstalt Sachsenberg aus Protest gegen reaktionäre Eingriffe von seiten der Behörden zurück.

1860

1861	Griesingers Studienreise nach England (u. a. zu Conolly-Hanwell — „No-restraint-Prinzip“).
1865	Griesinger von Zürich, wo er an der Planung des Burghölzli beteiligt war, nach Berlin berufen.
1866	Conolly in Hanwell gestorben (No-restraint-Prinzip).
1868	Griesinger: „Archiv für Psychiatrie ...“ (zusammen mit L. Meyer und C. Westphal); Eröffnung des 1. Bandes mit dem Aufsatz Griesingers über „Irrenanstalten und deren Weiterentwicklung in Deutschland“. Wilhelm Griesinger gestorben.

Literatur

Bei den älteren Autoren sind — soweit mir bekannt — Geburts- und Todesjahr angegeben. Notiert ist hier die zitierte und die benutzte Literatur.

Abraham, K.: siehe S. Freud (1965).

Ackerknecht, E. H.: Rudolf Virchow. Arzt, Politiker, Anthropologe. Stuttgart 1957.

— Die Pariser Spitäler von 1800 als Ausgangspunkt einer neuen Medizin. Ciba-Symposium 7, 98—105 (1959).

— Kurze Geschichte der Psychiatrie. 1. Aufl.: Stuttgart: 1957. 2. Aufl.: Stuttgart 1967.

— (Hrsg.) Esquirol, J. E. D.: Von den Geisteskrankheiten. Bern und Stuttgart (1968).

Alff, W.: Vernunft, Moral, Gesellschaft. In: Frankfurter Beiträge zur Soziologie. S. 411—430. Stuttgart 1955.

Arnold, T. (1742—1816): Beobachtungen über die Natur, Arten, Ursachen und Verhütungen des Wahnsinns oder der Tollwut. Leipzig 1784 ff.

Autenrieth, J. H. F. (1772—1835): Über die im Klinikum in Tübingen getroffenen Einrichtungen für Wahnsinnige. In: Versuche für die praktische Heilkunde. Bd. I, H. 1. Tübingen 1807—1808.

Bacon von Verulam, F. (1561—1626): Instauratio magna. Gesamtausgabe der Werke. Amsterdam 1663.

Baeyer-Katte, W. v.: Immanuel Kant über das Problem der abnormen Persönlichkeit. In: Conditio humana. Erwin Straus on his 75th birthday. S. 35—53. Berlin-Heidelberg-New York 1966.

Balint, M.: Trauma und Objektbeziehung. Psyche (Heidelberg) 5, 346—358 (1970).

Baruk, H.: La psychiatrie française de Pinel à nosjours. Paris 1967.

Battie, W. (1703—1776): A treatise on madness. London 1758.

Bayle, A. L. J. (1799—1858): Nouvelle doctrine des maladies mentales. Paris 1825, 1829.

Beattie, J. (1735—1803): Elements of moral sciences. Edinburgh 1790/93.

Beneke, F. E. (1798—1854): Beiträge zu einer rein seelenwissenschaftlichen Bearbeitung der Seelenkrankheitskunde. Leipzig 1824.

— Lehrbuch der Psychologie als Naturwissenschaft. Berlin 1845.

— Pragmatische Psychologie. Berlin 1850.

Berg, F.: Hygienens omfatting i äldre tider. Sex res non naturales. Lynchos (1962), 91—127. Ref. v. Ender (1966), 29.

Beuthner, J.: Der Dichter Lenz. Beurteilung und Behandlung seiner Krankheit durch seine Zeitgenossen. Diss. med. Freiburg i. Br. 1968.

Bigorre, A.: L'admission du malade mental dans les établissements de soins de 1789 à 1838. Dijon 1967.

Binding, K.: siehe A. Hoche (1920) S. 39.

Binswanger, L.: Erinnerungen an Freud. Bern 1956.

Bird, F.: Beobachtungen eines periodischen Irreseyns. Zschr. Antropol., II. Vierteljahresheft 1824, 408—422.

— Welche Ursachen bestimmen die Sexualität des Fötus? Zschr. Anthropol., II. Vierteljahresheft 1824, 483—496.

— Bemerkungen über Krankenhäuser für Wahnsinnige. Zschr. Staatsarzneikd. 1832, 172—241.

— Plan zur Stiftung einer Akademie für psychische Heilkunde. Zschr. Staatsarzneikd. 1834, 2. Heft.

Birnbaum, K.: Geschichte der psychiatrischen Wissenschaft. In: Bumke, O.: Handbuch der Geisteskrankheiten, Bd. I. Berlin 1928, 11—49.
Blair, P. (gest. 1729): Some observations on the cure of mad persons by the fall of water. (o. O.) 1725.
Blankenburg, W.: Werktherapie in der Psychiatrischen Klinik. Beschäftigungsther. 3, 3—5 (1967).
— Ansätze zu einer Psychopathologie des „common sense". Confin. psychiat. (Basel) 12, 144 bis 163 (1969).
Bleuler, M.: Geschichte des Burghölzlis und der psychiatrischen Universitätsklinik. In: Zürcher Spitalgesch. 2, 377—425 (1951). Zürich 1951.
Bloch, E.: Naturrecht und Menschenwürde. Frankfurt am Main 1961, S. 3.
Bodamer, J.: Zur Phänomenologie des geschichtlichen Geistes in der Psychiatrie. Nervenarzt 19, 299—310 (1948).
— Zur Entstehung der Psychiatrie als Wissenschaft im 19. Jahrhundert. Fortschr. Neurol. Psychiat. 21, 511—535 (1953).
— Wilhelm Griesinger und die Entwicklung der Psychiatrie im 19. Jahrhundert. Ein Beitrag zur Geistesgeschichte der Medizin. Tübingen o. J. Manuskr. (vom Autor freundlicherweise zur Verfügung gestellt).
Bollnow, O. F.: Die Pädagogik der deutschen Romantik. Stuttgart 1952.
Bolten, J. Chr. (1718—1796): Gedanken von psychologischen Kuren. Halle 1751.
Buess, H.: Zur Frage des therapeutischen Nihilismus im 19. Jahrhundert. Schweiz. med. Wschr. 87, Beiheft 14, 444—447 (1957).
Bumke, O.: Die gegenwärtigen Strömungen in der Psychiatrie. Berlin 1928.
Burrows, G. M. (1771—1846): Cursory remarks on legislative regulation of the insane, with observations on some defects in the present system. London 1819.
— An inquiry into certain errors relative to insanity and their consequences physical, moral and civil. London 1820.
— Untersuchung über gewisse, die Geisteszerrüttung betreffende Irrthümer und ihre Einflüsse auf die physischen, moralischen und bürgerlichen Verhältnisse des Menschen. Übersetzt nebst einer Abhandlung über die Seelengesundheit von J. C. A. Heinroth. Leipzig 1822.
— Commentaries on the causes, forms, symptoms and treatment moral and medical of insanity. London 1828.
Buzorini, L.: Untersuchungen über die körperlichen Bedingungen der verschiedenen Formen von Geisteskrankheiten. Preisschrift, von der Tübinger Medicinischen Facultät gekrönt. Ulm 1824.
— Grundzüge einer Pathologie und Therapie der psychischen Krankheiten. Stuttgart und Tübingen 1832.
Cabanis, P. J. G. (1757—1808): Du degré de certitude de la médicine. Paris 1798.
— Rapport du physique et du moral de l'homme. Paris 1799.
Calmail, L. F. (1798—1895): De la paralysie, consideré chez les aliénes. Paris 1826.
Casmann, O.: Psychologia anthropologica ... Hannover 1594; Secunda pars anthropologiae ... Frankfurt 1596.
Cassirer, E.: Die Philosophie der Aufklärung. Tübingen 1932.
Chiarugi, V. (1759—1820): Della pazzia in genere e in specie, trattato medico analitico. Firenze 1793/94.
Comenius, J. A. (1592—1672): Opera didactica omnia. Dtsch.: Große Didaktik. Hrsg.: A. Flintner. Düsseldorf-München 1954.
Condorcet, M. J. A. (1743—1794): Fragment zur „10. Epoche" des „Esquisse d'un tableau historique des progrès de l'esprit humain" (1793—1794); siehe W. Alff 1955.
Conolly, J. (1794—1866): An inquiry concerning the indications of insanity with suggestions for the better protection and care of the insane. London 1830.
— Treatment of the insane without mechanical restraints. London 1856. (Dtsch. von C. M. Brosius, Lahr 1860).
Cox, J. M. (1763—1818): Practical observations on the insanity and considerations on the manner of treating diseases of the human mind. London 1804.
— Praktische Bemerkungen über Geisteszerrüttungen, mit Beilagen über die Ausstellung von Zeugnissen und Gutachten in Fällen von Wahnsinn. Aus dem Englischen nebst einem Anhang über die Organisation von Versorgungsanstalten von Reil. Halle 1811.

Crichton, A. (1763—1856): An inquiry into the nature and origin of mental derangement. London 1798.
— Über Natur und Ursprung der Geisteszerrüttung. Ein gedrängter Auszug aus dem Englischen. Leipzig 1798.
— Über die Natur und den Ursprung der Geisteszerrüttung; ein kurzes System der Physiologie und Pathologie des menschlichen Geistes. Mit einigen Anmerkungen und Zusätzen von Hoffbauer. Leipzig 1810.

Croce, B.: Geschichte Europas im neunzehnten Jahrhundert. 2. Aufl. Wien-Zürich 1947.

Cullen, W. (1710—1790): Anfangsgründe der praktischen Medizin. Aus dem Englischen. Leipzig 1778.
— Kurzer Inbegriff der medicinischen Nosologie oder systematischen Eintheilung der Krankheiten. 3. Aufl. Leipzig 1786.
— Nosology: or, a systematic arrangement of disease, by classes, orders, genera, and species; with the distinguishing characters of each. Edinburgh 1800. Zuerst in Latein. Edinburgh 1772.

Damerow, H. (1798—1866): Die Elemente der nächsten Zukunft der Medicin, entwickelt aus der Vergangenheit und Gegenwart. Berlin 1829.
— Bericht über die Irrenanstalt zu Siegburg unter Leitung Jacobis. 1830. Entworfen von weiland Dr. Heinrich Damerow, veröffentlicht von Heinrich Laehr in der Festschrift anläßlich des fünfzigjährigen Bestehens der Provinzial-Irrenanstalt zu Nietleben bei Halle. Leipzig 1897. S. 7—60.
— Paracelsus über psychische Krankheiten. Wissensch. Ann. ges. Heilkd. **28**, 389—427 (1834).
— Ueber die relative Verbindung der Irrenheil- und Pflegeanstalten in historisch-kritischer, sowie in moralischer, wissenschaftlicher und administrativer Beziehung. Leipzig 1840.

Daněk, K.: Hartmann und seine Rolle in der Entwicklung der Medizinischen Anthropologie. Scripta medica (Prag) **39**, 6—7 (1966).

Daquin, J. (1733—1815): Philosophie de la folie. Chambéry 1791.

Darwin, E. (1731—1802): Zoonomia; or, the law of organic life. London 1794—1796.
— Arzneikundliche Abhandlungen. Leipzig 1810.

Defoe, D. (1771—1831): Essay on projects. London 1692.
— Robinson. 1719.

Degkwitz, R.: Über den Wandel der Zwangsmittel und die Vermeidbarkeit ihrer Anwendung bei der Pflege psychisch Kranker. Nervenarzt **23**, 418—421 (1952).

Diener, G.: Goethes „Lila". Heilung eines „Wahnsinns" durch „psychische Kur". Frankfurt a. M. 1971.

Dilthey, W.: Gesammelte Schriften. Leipzig und Berlin 1913 ff.

Domrich, O.: (Rezension des Lehrbuchs Griesingers) Neue Jenaische Allg. Lit. Ztg. 1846, Nr. 198—200.

Dörner, K.: Bürger und Irre. Zur Sozialgeschichte und Wissenschaftssoziologie der Psychiatrie. Frankfurt a. M. 1969.

Eckert, G.: Der Merkantilismus. Braunschweig 1949.

Ender, A. M.: Grundlinien der diätetischen Epilepsiebehandlung im Rahmen der allgemeinen Heilkunde des 18. und 19. Jahrhunderts. Med. Diss. Heidelberg 1966.

Ennemoser, J. (1787—1854): Historisch-psychologische Untersuchungen über den Ursprung und das Wesen der menschlichen Seele überhaupt und über die Beseelung des Kindes insbesondere. Bonn 1824.
— Zur Entwicklungsgeschichte des Menschen in psychischer Hinsicht. Zschr. Anthropol., I. Vierteljahresheft (1824 b), 95—115.
— Ueber die nähere Wechselwirkung des Leibes und der Seele mit anthropologischen Untersuchungen über den Mörder Adolf Moll. Bonn 1825.
— Anthropologische Ansichten, oder Beiträge zur besseren Kenntnis des Menschen. 1. Theil. Bonn 1828.
— Anthropologie. Stuttgart 1848.

Erlenmeyer, A.: Uebersicht der öffentlichen und privaten Irren- und Idiotenanstalten aller europäischen Staaten. Neuwied 1863.

Esquirol, J. E. D. (1772—1840): Folie. In: Dictionnaire de Sciences Médicales. XVI, 1816.

Esquirol, J. E. D. (1772—1840): Des maladies mentales, considérées sons des rapports médical, hygienique et médico-légal. Paris 1838.
— siehe Ackerknecht (1968) und Jacobi (1822).
Eulner, H.-H.: Johann Christian Reil (1759—1813). Neue Z. ärztl. Fortbild. **49**, 472—474 (1960).
— Glatzel, W.: Die Psychiatrie an der Universität Halle. Wissensch. Zschr. d. Martin-Luther-Universität Halle-Wittenberg **VII**, 197—217 (1957/58).
Faber, J. H.: Topographische, politische und historische Beschreibung der Reichs-, Wahl- und Handelsstadt Frankfurt am Mayn. 1788.
Fawcett, B.: Observations on the nature, cause and cure of melancholy. Shrewsbury 1780.
Ferenczi, S.: Schriften zur Psychoanalyse. 2 Bd. Hrsg.: M. Baling. Frankfurt a. M. 1970 f.
Ferriar, J.: Medical histories and reflexions. London 1795.
Feuchtersleben, E. Freiherr v. (1806—1849): Ueber das erste Hippocratische Buch von der Diät. Wien 1835.
— Zur Diätetik der Seele. Wien 1838.
— Lehrbuch der ärztlichen Seelenkunde. Wien 1845.
Fischer, F.: Irrenhäuser. München, Wien, Basel 1969.
Fischer, M.: Zur Geschichte der Heil- und Pflegeanstalt Pforzheim vom Jahre 1803 bis jetzt. Allg. Z. Psychiat. **34**, 353—366 (1877).
Fischer, M.: Die Landesirrenanstalt in Heidelberg (1826—1842). Sozialhyg. Mitt. **12**, 4—10 (1928).
Fischer, W.: Ein Dichter-Arzt und Romantiker, Justinus Kerner. Wiss. Ztg. d. Friedrich-Schiller-Universität Jena **9**, 491—499 (1959/60).
Fischer-Homberger, E.: Das Zirkuläre Irresein. Züricher medizingeschichtliche Abhandlungen. Hrsg.: E. H. Ackerknecht. Neue Reihe Nr. 53. Zürich 1968.
Flemming, K. F. (1799—1888): Maximilian Jacobi's Doctorjubiläum. Allg. Z. Psychiat. **4**, 346 bis 348 (1847).
— Ueber die Section für Anthropologie und Psychiatrie auf der Versammlung zu Aachen. Allg. Z. Psychiat. **5**, 105—115 (1848).
— Pathologie und Therapie der Psychosen. Berlin 1859.
Flügel, F. E.: Die Entwicklung der klinischen Psychiatrie. Hippokrates (Stuttg.) **9**, 905—909 (1938).
Fodéré, M.: Über den Kropf und den Cretinismus. Aus dem Französischen von Lindemann. Berlin 1796.
— Traité du délire. Paris 1816.
Foucault, M.: Maladie mentale et Psychologie. Paris 1954.
— Histoire de la folie à l'age classique. Paris 1961. Dtsch: Wahnsinn und Gesellschaft. Frankfurt a. M. 1969.
— La naissance de la clinique. Paris 1963.
Frankl, V., Gebsattel, V. E. v., Schultz, J. H. (Hrsg.): Handbuch der Neurosenlehre und Psychotherapie. München-Berlin 1959.
Freud, S.: Zur Geschichte der psychoanalytischen Bewegung. Neudruck München 1966.
— Abraham, K.: Briefe 1907—1926. Frankfurt 1965.
Friedreich, J. B. (1796—1862): Versuch einer Literaturgeschichte der Pathologie und Therapie der psychischen Krankheiten. Von den ältesten Zeiten bis zum neunzehnten Jahrhundert. Würzburg 1830.
— Systematische Literatur der ärztlichen und gerichtlichen Psychologie. Berlin 1833.
— Historisch-kritische Darstellung der Theorien über das Wesen und den Sitz der psychischen Krankheiten. Leipzig 1836.
Friedrich, H.: Montaigne. 2. Aufl. Bern und München 1967.
Gadamer, H. G.: Wahrheit und Methode. Tübingen 1965.
Gebsattel, V. E. v.: Prolegomena einer medizinischen Anthropologie. Berlin-Heidelberg 1954.
Georget, E. J. (1795—1828): De la folie; consideration sur cette maladie, son siège et ses symptomes; la nature et le mode d'action de ses causes, sa marche et ses terminaisons, les differences qui la distinguent du délire aigu, le moyens du traitement, qui lui conciennent, suivies de recherches cadaveriques. Paris 1820.

Georget, E. J. (1795—1828): Über die Verrücktheit, ihren Sitz, ihre Zufälle, ihre Ursachen, ihren Gang und ihre Ausgänge, ihre Verschiedenheit vom hietzigen Delirium, ihre Behandlung, nebst Resultaten von Leichenöffnungen. Übersetzt und mit Beilage von Heinroth. Leipzig 1821.

Gerlach, J.: Leib und Seele in der Darstellung bei J. A. Chr. Heinroth (1773—1843). Med. Diss. Freiburg i. Br. 1965.

Glaus, A.: Justinus Kerner und die Psychiatrie. Bibl. psychiat. neurol. Fasc. 100. Basel-New York 1957, S. 79—93.

Good, J. M.: Über Krankheiten der Gefängnisse und Armenhäuser. Übers. u. Anm. v. C. v. Harrach. Wien 1798.

Griesinger, W. (1817—1868): Pathologie und Therapie der psychischen Krankheiten. 1. Aufl. Stuttgart 1845; 2. Aufl. Stuttgart 1861; 5. Aufl., gänzlich umgearbeitet und erweitert von Dr. Willibald Levinstein-Schlegel. Berlin 1892.

— Über Irrenanstalten und deren Weiterentwicklung in Deutschland. Arch. Psychiat. 1, 8—43 (1868/69 a).

— Weiteres über psychiatrische Cliniken. Arch. Psychiat. 1, 500—504 (1868/69 b).

— Gesammelte Abhandlungen. Bd. I u. II. Hrsg.: Wunderlich. Berlin 1872.

Grohmann, A.: Entwurf zu einer Genossenschaftlichen Musteranstalt für Unterbringung und Beschäftigung von Nervenkranken. Stuttgart 1899.

Grohmann, J. Chr. A. (1769—1847): Psychologie der Verbrecher aus Geisteskrankheiten oder Degeneration; ein Versuch. Z. psych. Aerzte 1818 a, S. 174—200.

— Ueber krankhafte Affektionen des Willens; ein Beitrag zur Beurtheilung krimineller Handlungen. Zschr. psych. Aerzte 1818 b, S. 471—506.

— Physiologische und psychologische Bemerkungen. Zschr. Anthropol. III. Vierteljahresheft 1823, 265—272.

— Unglückliches Ende einer Künstlerin durch Ekstase des Gefühlslebens. Zschr. Anthropol. II. Vierteljahresheft 1824, 371—374.

Groos, F. (1768—1852): Über Spontaneität, moralische Freiheit und Nothwendigkeit. Zschr. Anthropol. I. Vierteljahresheft 1824 a, 23—94.

— Bemerkungen über Bertrand's Werk über den Somnambulismus. Zschr. Anthropol. I. Vierteljahresheft 1824 b, 115—155.

— Über etwas nicht Mönchisches, sondern Sokratisches, was der Heilkunde Noth tut. Zschr. Anthropol. 1824 c, 284—312.

— Untersuchungen über die moralischen und organischen Bedingungen des Irreseyns und der Lasterhaftigkeit. Für Aerzte und Rechtsphilosophen. Heidelberg und Leipzig 1826.

— Über das Wesen der Seelenstörungen und ein daraus hergeleitetes Eintheilungsprinzip derselben. Mit Berücksichtigung der Erfahrungen Esquirols und der moralischen Theorie Heinroth's. Heidelberg 1827.

— Entwurf einer philosophischen Grundlage für die Lehre von den Geisteskrankheiten. Heidelberg und Leipzig 1828. (etiam sub titulo: Psychiatrische Fragmente, I. Bändchen.)

— Ideen zur Begründung eines obersten Prinzips für die psychische Legalmedizin. Heidelberg 1829.

— Der Skepticismus in der Freiheits-Lehre in Beziehung zur strafrechtlichen Theorie der Zurechnung. Heidelberg 1830.

— Die geistige Natur des Menschen. Bruchstücke einer psychischen Anthropologie. Mannheim 1834.

Grünthal, E.: Geschichte der makroskopischen Morphologie des menschlichen Großhirnreliefs nebst Beiträgen zur Entwicklung der Idee einer Lokalisation psychischer Funktionen. Bibl. psychiat. neurol. Fasc. 100. Basel-New York 1957, 94—128.

— Über Theorien der Großhirnfunktion im 19. Jahrhundert von Gall bis Meynert. Confin. psychiat. 1, 51—63 (1958).

Gruhle, H. W., Jung, R., Mayer-Gross, W., Müller, M. (Hrsg): Psychiatrie der Gegenwart. Berlin-Göttingen-Heidelberg 1960—1967.

Guislain, J. (1797—1860): Traité sur l'aliénation mentale et sur les hospices des aliénés. Amsterdam 1826.

— Traité sur les phrénopathies. Bruxelles 1833; (Dtsch. Stuttgart 1838).

Guts Muths: Gymnastik für die Jugend. Schnepfenthal 1793.

— Spiele zur Uebung und Erholung für die Jugend. Schnepfenthal 1796.

Hagen, S.: Daniel Defoe, Robinson Crusoe. In: Dtsch. Bücher-Komm. 1970, S. 70.

Hahn: Eröffnungsrede der „Section für Anthropologie und Psychiatrie" auf der Versammlung der Naturforscher und Ärzte zu Aachen 1847. Allg. Z. Psychiat. 5, 313—318 (1848).

Haindorf, A. (1782—1862): Versuch einer Pathologie und Therapie der Gemüths- und Geisteskrankheiten. Heidelberg 1811.

Haisch, O. E.: Rapport final sur l'organisation des sevices de Santé Mentale en Vietnam. Ms. Saigon 1962 (zit. n. Wulff 1967).

Halemeyer, R.: Die Pflege und Behandlung Geisteskranker im „Waisenhaus" zu Pforzheim um die Mitte des 18. Jahrhunderts bis zur Gründung der Anstalt Illenau. Diss. med. Freiburg i. Br. 1966.

Hall, G.: Der Beitrag des Philosophen J. Chr. Hoffbauer zur Entstehungsgeschichte der Psychiatrie. Med. Diss. München 1959.

Harper, A. (gest. 1790): A treatise on the real-cause and cure of insanity; in which the nature and distinctions of the disease are fully explained, and the treatment established on new principles. (o. O.) 1789.

— Abhandlung über die wahre Ursache und Heilung des Wahnsinns. Aus dem Englischen übersetzt von Consbruch. Marburg 1792.

Hartmann, P. C. I. (1773—1830): Glückseligkeitslehre für das physische Leben des Menschen. Dessau und Leipzig 1808.

Haslam, J. (1764—1844): Observations on insanity, with practical remarks on that disease. London 1798.

— Beobachtungen über den Wahnsinn. Aus dem Englischen übersetzt Stendal 1800.

— Observations on madness and melancholy. Sec. ed. London 1809.

— Considerations on the moral management of insane persons. London 1817.

— Über psychische Behandlung der Wahnsinnigen. Übersetzt von Dr. Wagner, nebst Anmerkungen von Dr. Horn. Z. psych. Aerzte 2, 105—156 (1819).

Hayner, Chr. A. F. (1775—1857): Aufforderung an Regierungen, Obrigkeiten und Vorsteher der Irrenhäuser zur Abstellung einiger schwerer Gebrechen in der Behandlung der Irren. Leipzig 1817.

— Ueber einige mechanische Vorrichtungen, welche in Irrenanstalten mit Nutzen gebraucht werden können. Z. psych. Aerzte 1818, 339—366.

Heer, F.: Europa — Mutter der Revolutionen. Stuttgart 1964.

Heimann, H.: Karl Wilhelm Idelers „Versuch einer Theorie des religiösen Wahnsinns" nach 100 Jahren. Bibl. psychiat. neurol. Fasc. 100. Basel-New York 1957, 68—78.

Heinroth, J. Chr. A. (1773—1843): Lehrbuch der Störungen des Seelenlebens oder der Seelenstörungen, und ihrer Behandlung. 2 Theile. Leipzig 1818.

— Lehrbuch der Anthropologie. Leipzig 1822.

— Anleitung für angehende Irrenärzte zur richtigen Behandlung ihrer Kranken. Leipzig 1825

— Von den Grundfehlern der Erziehung und ihren Folgen. Leipzig 1828.

— Über Erziehung und Selbstbildung. Leipzig 1837.

— Orthobiotik oder die Lehre vom richtigen Leben. Leipzig 1839.

— Übersetzung: Burrows, Untersuchung ... Leipzig 1822.

Herting, J.: Carl Wigand Maximilian Jacobi, ein deutscher Arzt. Görlitz 1930.

— Die Idioten- und Geisteskrankenfürsorge des Robinsondichters Daniel Defoe (1661—1731). 147. Tagung der Rhein. Gesellschaft für Geschichte, der Naturwissenschaften, Medizin und Technik, 13. Nov. 1930; ref. In: Proteus 1, 263 f. (1931).

Herz, M. (1747—1803): Versuch über den Schwindel. Berlin 1786.

Hill, R.: An essay on the prevention and cure of insanity. London 1814.

Hoche, A., Binding, K.: Die Freigabe der Vernichtung lebensunwerten Lebens. Ihr Maß und ihre Form. Leipzig 1920.

Hoffbauer, J. Chr. (1766—1827): Untersuchungen über die Krankheiten der Seele und die verwandten Zustände. 1. Theil Halle 1802; 2. Theil Halle 1803; 3. Theil Halle 1807.

— und Reil: Beyträge zur Beförderung einer Curmethode auf psychischem Wege. Bd. 1 Halle 1808; Bd. 2 Halle 1812.

Horn, E. (1774—1848): Beschreibung der in der Irrenanstalt des Königlichen Charité-Krankenhauses zu Berlin gebräuchlichen Drehmaschine, ihrer Wirkung und Anwendung bei Geisteskrankheiten. Z. psych. Aerzte 1818, 219—230.

Horn, W. (1803—1871): Reise durch Deutschland, Ungarn, Holland, Italien, Frankreich, Großbritannien und Irland. 4 Bde. Berlin 1831.

Howard, J. (1726—1790): Nachricht von den vorzüglichsten Krankenhäusern und Pesthäusern in Europa. Dtsch. von G. L. W. Köstler. Leipzig 1791. (Original London 1789.)

Hubert, H. B.: Friedrich Groos. Med. Diss. München 1957.

Hufeland, Chr. W. (1762—1836): Makrobiotik ... Berlin 1796; Enchiridion medicum ... Berlin 1836.

Huizinga, J.: Der Herbst des Mittelalters. Stuttgart 1919.

Hume, D. (1711—1776): Gesamtausgabe Edinburgh 1827 und 1836; London 1856.

Hunter, R., Macalpine, I. (Ed.): A treatise on madness. By William Battie ... and remarks on Dr. Battie's treatise on madness by Jon Monro. London 1962.

— Three hundred years of Psychiatry 1535—1860. A history presented in selected English texts. London-New York-Toronto 1963.

— An inquiry concerning the indications of insanity with suggestions for the better protection and cure of the insane. London 1964 a.

— Description of the retreat ... London 1964 b.

Hutcheson, F. (1694—1747): Philosophiae moralis institutio ... Glasgow 1742.

Ideler, K. W. (1795—1860): Anthropologie für Ärzte. Berlin 1827.

— Grundriß der Seelenheilkunde. Berlin 1838.

— Biographien Geisteskranker. Berlin 1847.

— Ueber das Verhältnis der Seelenheilkunde zu ihren Hülfswissenschaften. Allg. Z. Psychiat. **3**, 394—430 (1846).

Jacob, E. G.: Daniel Defoe, Essay on Projects (1692). Eine wirtschafts- und sozialgeschichtliche Studie. Leipzig 1929, Diss. phil. Leipzig 1929.

Jacob, W.: Medizinische Anthropologie im 19. Jahrhundert. Stuttgart 1967.

Jacobi, M. (1774—1858): Sammlung für die Heilkunde der Gemüthskrankheiten. Elberfeld 1822. I.) Samuel Tuke, S. 1—264, II.) Esquirol, 265—484.

— Ueber die Anlegung und Einrichtung von Irren-Heilanstalten mit ausführlicher Darstellung der Irrenanstalt Siegburg. Berlin 1835.

— Annalen der Irrenheilanstalt zu Siegburg. Köln 1837.

— Nachricht über einige öffentliche Irrenanstalten in England. Zschr. Beurtheilg. u. Heilung krankh. Seelenzustände **1** (1838).

— Irrenanstalten. In: Encyclopäd. Wörterbuch d. medic. Wissenschaften. Hrsg.: Busch, Gräfe, Horn, Lind, Müller, Osam. 19. Bd. Berlin 1839, 62—198.

— On the constructions and management of hospitals for the insane. Transl. by John Kitching; introduct: Observ. London 1841.

— Über die gänzliche Beseitigung körperlicher Beschränkungsmittel bei der Behandlung von Irren. Allg. Z. Psychiat. **1**, 583—589 (1844).

Jaspers, K.: Allgemeine Psychopathologie. Berlin-Göttingen-Heidelberg, 7. Aufl. 1959.

Jessen, P. W. (1793—1875): Insania. In: Enzyclopäd. Wörterbuch d. medic. Wissenschaften. Hrsg. von den Professoren der medic. Fakultät zu Berlin D. W. Busch, C. F. v. Gräfe, E. Horn, H. F. Link, J. Müller, E. Osam. 18 Bd. Berlin 1838, 500—592.

Jetter, D.: Zur Planung der Schleswiger Irrenanstalt (1817). Sudhoffs Arch. Gesch. med. **45**, 127—140 (1961 a).

— Zur Architektur islamischer Krankenhäuser. Sudhoffs Arch. Gesch. med. **45**, 261—273 (1961 b).

— Das ideale Irrenhaus im Spiegel historischer Baupläne. Confin. psychiat. (Basel) **5**, 1—30 (1962 a).

— Ursprung und Gestalt panoptischer Irrenhäuser in England und Schottland. Sudhoffs Arch. Gesch. med. **46**, 27—44 (1962 b).

— Geschichte des Hospitals. Bd. 1: Westdeutschland von den Anfängen bis 1850. Beiheft zu Sudhoffs Arch. Gesch. med. Hrsg.: J. E. Hoffmann, K. Rothschuh, H. Schipperges, R. Schmitz, J. Steudel, B. Sticker, R. Zaunick. Heft 5, Wiesbaden 1966 a.

— Zur Typologie des Irrenhauses im Zeitraum von 1780 bis 1840. Med. Habil.-Schr. Heidelberg (1966 b), als Monographie erschienen: Wiesbaden 1971.

— Die psychiatrischen Krankenhäuser als Anstalten besonderer Art. Beitrag zur Typologie der französischen und deutschen Irrenanstalten. Confin. psychiat. (Basel) **9**, 198—222 (1966 c).

Jetter, D.: Das Krankenhaus des 19. Jahrhunderts, bauliche Entwicklung und gesellschaftliche Funktion. Studien zur Medizingeschichte des 19. Jahrhunderts. Bd. I: Der Arzt und der Kranke in der Gesellschaft des 19. Jh. Stuttgart 1967, S. 70—81.

Kallmorgen, W.: Siebenhundert Jahre Heilkunde in Frankfurt am Main. Frankfurt a. M. 1936.

Kant, I. (1724—1804): Werke. Akademie-Textausgabe 1902. Berlin 1968.

Karcher, H.: Die Befreiung der Tollhausnarren im Zeitalter der französischen Revolution. Gesnerus (Aarau) **4**, 98—115 (1947).

Kerner, J. (1786—1862): Geschichte zweier Somnambulen. Karlsruhe (1824 a).

— Geschichten Besessener neuerer Zeit. Stuttgart 1824 b.

— Die Seherin von Prevorst. Eröffnung über das innere Leben des Menschen und über das Hereinragen einer Geisteswelt in die unsere. Stuttgart und Tübingen 1829.

— Das Leben des Justinus Kerner. Erzählt von ihm und seiner Tochter Maria. München 1967.

Keyser, E. de: Das Abendland der Romantik. 1789—1850, Genf 1965.

Kieser, D. G. (1779—1862): Psychiatrie oder Psychiaterie? Allg. Z. Psychiat. **5**, 136 f. (1848).

— Elemente der Psychiatrik. Grundlage klinischer Vorträge. Breslau und Bonn 1855.

Kirchhoff, T. (1853—1922): Über Beschäftigung Geisteskranker als Mittel zu ihrer Behandlung. Mitteilungen f. d. Verein Schleswigholst. Ärzte 1886 a, Stück 2.

— Überblick über die Geschichte der deutschen Irrenpflege im Mittelalter. Z. Psychiat. **42**, 102—119 (1886 b).

— Beziehungen des Dämonen- und Hexenwesens zur deutschen Irrenpflege. Z. Psychiat. **44**, 34—57 (1888).

— Grundriß einer Geschichte der deutschen Irrenpflege. Berlin 1890.

— Geschichte der Psychiatrie. In: Aschaffenburg, G.: Handbuch der Psychiatrie, Bd. I. Wien 1912, S. 1—48.

— (Hrsg.): Deutsche Irrenärzte. Einzelbilder ihres Lebens und Wirkens. Berlin 1924.

Kisker, K. P.: Kants psychiatrische Systematik. Psychiat. et Neurol. (Basel) **133**, 17—28 (1957).

Knigge, A. Freiherr v. (1751—1796): Ueber den Umgang mit Menschen. 1. Aufl. Frankfurt und Leipzig 1788.

Kofler, L.: Zur Geschichte der bürgerlichen Gesellschaft. Neuwied und Berlin 1966.

Kolle, K. (Hrsg.): Große Nervenärzte. 3. Bd. Stuttgart 1956—1963.

— Genealogie der Nervenärzte des deutschen Sprachgebiets. Fortschr. Neurol. Psychiat. **32**, 513—538 (1964).

Kornfeld, S.: Geschichte der Psychiatrie. In: Puschmann, Th.: Handbuch der Geschichte der Medizin. Hrsg.: M. Neuburger und J. Pagel. III. Bd., Jena 1905, S. 601—728.

Kraepelin, E. (1856—1926): Psychiatrie. Ein Lehrbuch für Studierende und Ärzte. 2. Aufl. Leipzig 1887. 5. Aufl. 1896. 6. Aufl. 1899.

— Die psychiatrischen Aufgaben des Staates. Jena 1900.

— 100 Jahre Psychiatrie. Berlin 1918.

Krafft-Ebing, R. v.: Lehrbuch der Psychiatrie auf klinischer Grundlage. 2 Bde. 2. Aufl. Stuttgart 1883.

Krünitz, J. G.: Kranken-Haus. Berlin 1789; zit. n. Jetter (Habil. Schr.).

Kuhn, R.: Griesingers Auffassung der psychischen Krankheiten und seine Bedeutung für die weitere Entwicklung der Psychiatrie. In: Beiträge zur Geschichte der Psychiatrie und Hirnanatomie. Basel-New York 1957, S. 41—67.

Laehr, H. (1820—1905): Über Irrsein und Irrenanstalten. Für Aerzte und Laien. Nebst einer Uebersicht ueber Deutschlands Irrenwesen und Irrenanstalten. Halle 1852.

— Fortschritt? Rückschritt! Reform-Ideen des Herrn Griesinger zu Berlin. Berlin 1868.

— Die Heil- und Pflegeanstalten für Psychisch-Kranke in Deutschland, der Schweiz und den benachbarten deutschen Ländern. Berlin 1875.

— Gedenktage der Psychiatrie und ihrer Hülfsdisciplinen in allen Ländern. 2. Aufl. Berlin 1885.

— Zur Geschichte der Psychiatrie in der zweiten Hälfte des vorigen Jahrhunderts. Allg. Z. Psychiat. **44**, 294—310 (1887).

— Die Literatur der Psychiatrie, Neurologie und Psychologie 1459—1799. 2 Bde. Berlin 1900.

Laigne-Lavastine, M., Vinchon, J.: Trois historiens de la psychologie, Calmeil, Morel, Ulysse Trélat. Ann. méd. psychol. 1923 (zit. n. Baruk 1967).

Laigne-Lavastine, M., Vinchon, J.: Les maladies de l'esprit et leurs médicins du XVIe au XIXe siècle. Paris 1931.

Langermann, J. G. (1768—1832): De methodo cognoscendi curandique animi morbos stabilienda. Jena 1797.

— Über den gegenwärtigen Zustand der psychischen Heilmethoden der Geisteskrankheiten und über die erste zu Bayreuth errichtete psychische Heilanstalt. Med. Chir. Ztg., Salzburg 1805; nachgedruckt in: Allg. Z. Psychiat. **2**, 601—605 (1845).

Lechler, W. H.: Neue Ergebnisse in der Forschung über Phillippe Pinel. Diss. med. München 1960.

Lefevre-Cauchy: Willis (Francis). In: Biogr. univers. ancienne et moderne. Bd. 50. Paris 1827, S. 595.

Leibbrand, W.: Vinzenz von Paul. Salzburg 1941.

— Karl Philipp Moritz und die Erfahrungsseelenkunde. Allg. Z. Psychiat. **118**, 42—57 (1941).

— Geistesgeschichtliche Grundlagen der abendländischen Psychosomatik und Psychotherapie. Z. Psychother. med. Psychol. **2**, 19—20 (1952).

— Heinrich Laehr (1820—1905) zum 50. Todestag. Nervenarzt **26**, 390—394 (1955).

— Biographische und geistige Einordnung Sigmund Freuds. Münchener Universitätsreden, Neue Folge **19**, 5—37 (1956); Jahrb. Psychol. Psychother. **5**, 82—89 (1957).

— Stoische Reliquien im geschichtlichen Gang der Psychotherapie. Confin. Psychiat. (Basel) **2**, 1—10 (1959 a).

— Prolegomena zu einer Geschichte der Psychiatrie. Impr. méd. (Lisboa) **XXIII**, 1—8 (1959 b).

— Die Leib-Seele-Antinomie in der Medizingeschichte des Abendlandes. Prax. Psychother. **3**, 90—96 (1962).

— Das Geschichtswerk Michael Foucaults. Sudhoffs Arch. Gesch. med. **48**, 352—359 (1964).

— Wettley, A.: Der Wahnsinn. Geschichte der abendländischen Psychopathologie. Freiburg-München 1961.

Leibbrand-Wettley, A.: Zur Problemgeschichte der „dégénérescence". Sudhoffs Arch. Gesch. med. **43**, 193—212 (1959).

— Von der „Psychopathia sexualis" zur Sexualwissenschaft. Stuttgart 1961.

— Ansatz zu einer Geschichte der Psychotherapie. In: Alte Probleme — neue Ansätze. Wiesbaden 1965, S. 42—57.

— Zur Psychopathologie und Dämonologie bei Paracelsus und Johannes Weyer. Mannheim 1967 (siehe Schumacher, Schrenk, Wolf [Hrsg.]).

Leidensdorf, M. (1818—1889): Lehrbuch der psychischen Krankheiten. Erlangen 1860.

Lersner, A. A. v.: Der freien Reichsstadt Frankfurt am Main Chronica. Zur Verlegung des Autoris. Gedruckt 1706 (1. Teil). Zweiter Teil, herausgegeben nach dem Tode des Verfassers von Georg August von Lersner. Frankfurt 1734.

Lesky, E.: Von den Ursprüngen des therapeutischen Nihilismus. Sudhoffs Arch. Gesch. med. **44**, 1—20 (1960).

— Die Wiener medizinische Schule im 19. Jahrhundert. Graz-Köln 1965.

Lessing, G. E. (1729—1781): Die Erziehung des Menschengeschlechts. 1780.

Leubuscher, R. (1821—1861): Die Arbeit als psychisches Mittel zur Heilung von Geisteskrankheiten. Med. Zeitg. **15**, 25—29 (1847).

— Der Wahnsinn in den letzten vier Jahrhunderten. Nach dem Französischen des Calmeil bearbeitet. Halle 1848.

Leuret, F. (1797—1851): Du traitement moral de la folie. (o. O.) 1840.

Leupoldt, J. M. (1795—1847): Grundriß der allgemeinen Pathologie und Therapie. Leipzig und Berlin 1823.

— Ueber wohlfeile Irrenanstalten, ihre Beziehung zu Straf- und Zwangs-Arbeitsanstalten einer Seits, und zu medicinischen Lehranstalten anderseits; sowie über einige wichtige Beziehungen der psychischen Heilkunde zur gesammten Medicin. Erlangen 1824.

— Allgemeine Geschichte der Heilkunde. Erlangen 1825.

— Ueber Leben und Wirken und über psychiatrische Klinik in einer Irrenheilanstalt. Nürnberg 1825.

— Ueber den Entwicklungsgang der Psychiatrie. Erlangen 1833.

— Die gesamte Anthropologie. Erlangen 1834.

— Lehrbuch der Theorie der Medizin. Erlangen 1851.

Lewis, N. D. C.: A short history of psychiatric achievement. London 1942.
Lichtenberg, G. Chr. (1742—1799): Ausführliche Erklärung der Hogarthischen Kupferstiche. 1794/1795.
Lindenborn, A.: Zur vierten Zentenarfeier der Hessischen Heil- und Pflegeanstalt „Philippshospital". Psychiat.-neurol. Wschr. **37**, 350—358 (1935).
Löwenthal, L.: Das Bild des Menschen in der Literatur. Soziolog. Texte. 37. Hrsg.: H. Maus und F. Fürstenberg. Neuwied und Berlin 1966.
Löwith, K.: Von Hegel zu Nietzsche. Der revolutionäre Bruch im Denken des Neunzehnten Jahrhunderts. 5. Aufl. Stuttgart 1964.
Lopez Piñero, J. Mª.: Origines históricos des concepto de neurosis. Valencia 1963 a.
— y Jose Mª. Morales Meseguer: La mentalidad fisiopatologica ante el concepto de neurosis. Arch. ibero-amer. Hist. Med. **XV**, 121—156 (1963 b).
— Neurosis y psicoterapia en la obra de Charcot. Arch. ibero-amer. Hist. Med. **XVI**, 29—95 (1964).
— Los comienos de la psicoterapia contemporánea: W. B. Carpenter, D. Hack Tuke y J. Hughes Bennett. Med. esp., Tomo LV, I f. 320—333 und 42—58 (1966).
— Hipnotismo y Psicoterapia en la Medizina Alemaña des Finales des Siglo XIX. In: Melemata, Festschrift für Werner Leibbrand. Hrsg.: J. Schumacher, M. Schrenk, J. H. Wolf. Mannheim 1967.
Lukács, G.: Deutsche Literatur in zwei Jahrhunderten. Neuwied-Berlin 1964.
Marcotti, T.: Begegnung mit dem Wahn. Minden 1965.
Marcus, A. F. (1753—1816): Abhandlung von den Vortheilen, welche öffentliche Krankenhäuser dem Staate und noch insbesondere der Medicin studierenden Jugend gewähren. Bamberg und Würzburg 1789.
Maresch, M.: Zur Auflassung des Irrenturmes. Zschr. K. K. Ges. Ärzte 1866 (Zit. nach Panse (1964), S. 17).
Mayer, R.: Das Großherzogl. Landeshospital Hofheim. Mainz 1904.
Mechler, A.: Über den Begriff der Psychose. Jb. Psychiat. Neurol. **12**, 67—74 (1965).
Meerwein, F.: Psychiatrie und Psychoanalyse in der psychiatrischen Klinik. Bibl. psychiat. neurol. Fasc. 126. Basel-New York 1965.
Merguet, H.: Psychiatrische Anstaltsorganisation. In: Psychiatrie der Gegenwart. Band III. Berlin-Göttingen-Heidelberg 1961.
Meyer, L. (1827—1900): Das non-restraint und die deutsche Psychiatrie. Allg. Z. Psychiat. **20**, 542—581 (1863).
Meyer, J. E., Meyer, R.: Selbstzeugnisse eines Schizophrenen um 1800. Confin. psychiat. (Basel) 12, 130—143 (1969).
Michel, E.: Der Prozeß „Gesellschaft contra Person". Soziologische Wandlungen im nachgoetheschen Zeitalter. Stuttgart 1959.
Moebius, P. J.: Goethe. I. Theil. Leipzig 1903.
Monro, J. (1715—1791): Remarks on Dr. Battie's treatise on madness. London 1758.
Montaigne, M. E. de (1533—1592): Ges. Schriften. Hrsg. v. D. Flake und W. Weigand, Leipzig 1908 ff.
Mora, G.: Bi-centenary of the birth of Vincenzo Chiarugi (1759—1820), a pioneer of the modern mental hospital treatment. Amer. J. Psychiat. **116**, 267—273 (1959).
Morgenthaler, W. (1882—1965): Bernisches Irrenwesen. Von den Anfängen bis 1749. Bern 1915.
Moritz, K. P. (1757—1793), Maimon, S. (Hrsg.): Magazin zur Erfahrungsseelenkunde. 1783 bis 1793.
Müller, Chr.: Rapports entre la psychiatrie suisse et la psychiatrie française. In: Annales de thérapeutique psychiatrique. Pub. par Henri Baruk. Tome VI, Paris: Presses universitaires de France 1969, S. 59—65.
Müller, M.: Einleitung zu „Soziale Psychiatrie". In: Psychiatrie der Gegenwart. (s. Gruhle u. a. 1960—1967).
— Die Therapie der Schizophrenie. Unter Mitarbeit von C. Müller. In: Psychiatrie der Gegenwart, s. o.
Nasse, F. (1778—1851): Vorbericht. Zschr. psych. Aerzte 1818, 1—16.
— Die Aufgaben der Anthropologie. Zschr. Anthropol., 1823, I. Vierteljahresheft, 1—29.

Nasse, F. (1778—1851): Zur Unterscheidung der Gemüths-Krankheiten von anderen Krankheiten und unter sich. Allg. Z. Psychiat. 4, 541—561 (1847).

Neuenburger, M.: Geschichte der Medizin. 2. Bd., Stuttgart 1911.

Neumann, H. (1814—1884): Über die Beschäftigung der Irren. Allg. med. Centralzeitung 12 (Berlin 1843) S. 257 f.

Nostiz, Jäckendorf, G. A. E. (geb. 1765): Beschreibung der Königlich-Sächsischen Heil- und Verpflegungsanstalten Sonnenstein. Mit Bemerkungen über Anstalten für Herstellung und Verwahrung der Geisteskranken. Nebst erläuternden Beilagen und zwölf Kupfertafeln. 2 Theile in 3 Abtheilungen. Dresden 1829.

Oegg, J.: Die Behandlung der Irren im königlichen Juliushospital zu Würzburg. Sulzbach 1829.

Ortega y Gasset, J.: Stern und Unstern über Spanien. Stuttgart 1952.

Paetz, A. (1851—1922): Die Kolonisierung der Geisteskranken in Verbindung mit dem Offen-Thür-System. Berlin 1893.

Pandy, K. (geb. 1868): Die Irrenfürsorge in Europa. Berlin 1908.

Panse, F.: Das psychiatrische Krankenhauswesen. Entwicklung, Stand, Reichweite und Zukunft. Schriftenreihe aus dem Gebiete des öffentlichen Gesundheitswesens. Heft 19. Stuttgart 1964.

Pargeter, W. (1760—1810): Observations on maniacal disorders. Printed for the author (London?), 1792. (Aus dem Englischen. Leipzig 1793).

Paul, J. (1763—1825): Vorschule der Ästhetik (1804). Werke Bd. 5, München 1963.

Pelman, C. W. (1838—1916): Zur Entwicklung des rheinischen Irrenwesens. Centralbl. allgem. Gesundh.-pflege 6, 265—285 (1887).

— Erinnerungen eines alten Irrenarztes. Bonn 1912.

Perfect, W. (1737—1809): Select cases in the different species of insanity, lunacy, or madness, with the modes of practice as adopted in the treatment of each. Rochester 1787.

— Auserlesene Fälle von verschiedenen Arten des Wahnsinnes, nebst ihrer Heilarten. Aus dem Englischen übersetzt und mit Anmerkungen von Ch. F. Michaelis. Leipzig 1789.

— Merkwürdiger Fall des Wahnsinnes, nebst pragmatischen Erörterungen der ganzen befolgten Heilart. Aus dem Englischen übersetzt von Ch. Michaelis. Leipzig 1794.

— Annals of insanity comprising a selection of curious and interesting cases in the different species of insanity, lunacy or madness. London 1801, 1803.

— Annalen einer Anstalt für Wahnsinnige. Aus dem Englischen von Heine. Hannover 1804.

Pinel, P. (1745—1826): Observation sur le régime moral qui est le plus propre à retablir, dans certains cas, la raison égarés de maniaques. Gazette de Santé 2, 13—15 (1789).

— Nosographie philosophique. Paris 1798.

— Philosophische Nosographie oder Anwendung der analytischen Methode in der Arzneikunde. Aus dem Französischen von J. A. Ecker. 2 Bd. Tübingen 1799.

— Traité médico-philosophique sur l'aliénation mentale ou la manie. Paris 1801.

— Philosophisch-medizinische Abhandlung über Geistesverirrungen oder Manie. Aus dem Französischen übersetzt und mit Anmerkungen versehen von M. Wagner. Wien 1801.

Pinel, S. (1801—1856): Sur l'abolition des chaines des aliénés. Arch. gen. méd. 2, 15—17 (1823).

— Bicêtre en 1792. De l'abolition des chaines. Mém. Acad. roy. méd. 5, 31—40 (1836).

— Traité complet du régime sanitaire des aliénés. Bruxelles 1837.

Platon: Sämtliche Werke. Berlin o. J.

Plutarch: Moralische Schriften. Deutsch von J. Chr. F. Bähr. 3. Bd. Stuttgart 1829.

Pritchard, J. C.: A treatise on insanity. London 1835.

Pocci (Hrsg.): Justinus Kerner und sein Münchner Freundeskreis. Briefe. Leipzig 1928.

Punell, G.: Entwicklung von Anstaltsartefakten und deren systematische Behandlung. II. Gütersloher Fortbildungswoche 1967. Z. Psychother. 18, 21—30 (1968).

Quitzmann, E. A. (1809—1879): Deutsche Briefe aus dem Orient. München 1848.

Reil, J. Chr. (1759—1813): Von der Lebenskraft. 1795. Hrsg.: K. Sudhoff. Leipzig 1910.

— Ueber die Erkenntnis und Cur der Fieber. 4. Band: Fieberhafte Nervenkrankheiten. Halle 1802.

— Rhapsodieen über die Anwendung der psychischen Curmethode auf Geisteszerrüttungen. Halle 1803.

— Ueber die Organisation der Versorgungsanstalten für unheilbare Irrende. (Anhang zu Cox 1811). Halle 1811.

Reil, J. Chr. (1759—1813): Entwurf einer allgemeinen Therapie. Halle 1816.
Reil, J. Chr., Hoffbauer, J. Chr.: Beiträge zur Beförderung einer Curmethode auf psychischem Wege. Halle 1808.
Richarz, F. (1812—1887): Über öffentliche Irrenpflege und die Notwendigkeit ihrer Verbesserung. Bonn 1844.
— Über die Vorzüge mehrerer kleinen, über einen Landestheil vertheilten, öffentlichen Irrenanstalten von einer einzigen Centralanstalt. Vortrag in der Section für Anthropologie und Psychiatrie aus der Versammlung deutscher Naturforscher und Ärzte, Aachen 1847. Damerows Allg. Z. Psychiat. **5**, 387—396 (1848).
Rive, C. G. de la: Von einer neuen Anstalt zur Herstellung der Wahnsinnigen (1798). In: Pinel (Wagner) 1801, Zusätze S. 376—409.
Roller, Chr. F. W. (1802—1878): Die Irrenanstalt nach allen ihren Beziehungen. Karlsruhe 1831.
— Illenau. Allg. Z. Psychiat. **1**, 214—261 (1844).
— (Die Irrenheil- und Pflegeanstalten ... von M. Viszànik, 1845. Rezension.) Allg. Z. Psychiat. **2**, 155—157 (1845).
— Psychiatrische Zeitfragen. Berlin 1874.
Rosenstock-Huessy, E.: Die europäischen Revolutionen und der Charakter der Nationen. Stuttgart 1951.
Rush, B. (1745—1813): Medical inquiries and observations upon the diseases of the mind. Philadelphia 1812.
— Untersuchungen und Beobachtungen über Seelenkrankheiten. Aus dem Englischen übersetzt von König. Leipzig 1825.
Saussure, R. de: French psychiatry of the eighteenth century. Ciba-Symposium **11**, 1222—1251 (1950).
Seidler, E.: Der Pflegegedanke in der Entwicklung der Psychiatrie. Die Agnes Karll-Schwester 18 (1964, Sep.), o. S.
— Geschichte der Pflege des kranken Menschen. Stuttgart-Berlin-Köln-Mainz 1966, 2. Aufl. 1970.
— Die Heilkunde des ausgehenden Mittelalters in Paris. Studien zur Struktur der spätscholastischen Medizin. Sudhoffs Arch. Gesch. Med., Beiheft 8, Wiesbaden 1967.
Seidler, E. (Hrsg.): Medizinhistorische Reisen 1: „Paris“. Stuttgart-New York 1971 (s. hierzu Schrenk 1971).
Seidler, E., Hilpert: Zur Begriffsgeschichte der „Lebensschwäche“. Fortschr. Med. **86**, 35—38 (1968).
Semelaigne, R.: Philippe Pinel et son oeuvre au point de rue de la médicine mentale. Paris 1888.
— Les grands aliénistes français. Paris 1894, pp. 29—29.
— Le mode médical parisien au dix huitiène siècle. Paris 1906, pp. 28—67.
— Aliénistes et philanthropes: Les Pinel et les Tuke. Paris 1912.
— Les Pionniers de la psychiatrie française avant et après Pinel. Paris 1930—1932.
Siefert, H.: Hygiene in utopischen Entwürfen des 16. und 17. Jahrhunderts. Med. hist. J. **5**, 24—41 (1970).
Simon, H.: Aktivere Krankenbehandlung in der Irrenanstalt. Berlin-Leipzig 1929.
Sioli, E.: Anstalt für Irre und Epileptische (Städt. Irrenanstalt), Frankfurt a. M. In: Deutsche Heil- und Pflegeanstalten für Psychisch-Kranke in Wort und Bild. Halle 1910.
— Maximilian Jacobi, der erste rheinische Irrenarzt. Düsseldorf o. J.
Smith, A. (1723—1790): The theory of moral sentiments. Glasgow 1759 (new ed. London 1853).
Spezzaferri, F.: Chi per primo spezzo le catene degli alienati, Pinel o Chiarugi? Pagine Storia Med. **6**, 44—48 (1962).
Spieß, Chr. H.: Biographien der Wahnsinnigen. Leipzig 1796 (Neu hrsg. v. W. Promies. Neuwied/Berlin 1966).
Schipperges, H.: Das griechisch-arabische Erbe Toledos und sein Auftrag für die abendländische Heilkunde. Sudhoffs Arch. Ges. Med. 41 (1957), S. 113—142.
— Leitlinien und Grenzen der Psychosomatik bei Friedrich Nasse. Confin. psychiat. (Basel) **2**, 19—37 (1959 a).

Schipperges, H.: Geschichten und Geschichte der Psychiatrie. Confin. psychiat. (Basel) **2**, 55—63 (1959 b).

— Lebendige Heilkunde. Von großen Ärzten und Philosophen aus drei Jahrtausenden. Olten und Freiburg 1962.

— Die Assimilation der arabischen Medizin durch das lateinische Mittelalter. Sudhoffs Arch. Gesch. Med., Beih. 3. Wiesbaden 1964.

— Grundzüge einer „polarischen" Medizin bei Novalis. Antaios Bd. VII Nr. 2 (1965), S. 196 bis 208.

— Friedrich Groos. Neue Deutsche Biographie **7**, 129 f. (1966).

— Gesundheit als geistiges Phänomen bei Friedrich Nietzsche. Der Horizont **10**, 97—110 (1967).

— Utopien der Medizin. Salzburg 1968.

— (Zur Geschichte der psychiatrischen Anstalten.) Vortrags-Manuskript. Heidelberg o. D.

Schneck, J. M.:A history of psychiatry. Springfield 1960.

Schneider, P. J. (1791—1871): Entwurf zu einer Heilmittellehre gegen psychische Krankheiten, oder Heilmittel in Beziehung auf psychische Krankheitsformen. Tübingen 1824.

Schönbauer, L.: Das medizinische Wien. Wien 1947, S. 265—267.

Schönberger, A., Soehner, A.: Die Welt des Rokoko. Kunst und Kultur des 18. Jahrhunderts. 2. Aufl. München 1963.

Schomerus, H. G.: Gesundheit und Krankheit der Person in der medizinischen Anthropologie Johann Christian August Heinroths. Diss. med. Heidelberg 1965.

Schrenk, M.: Ärztliche und organisatorische Fragen der „Anstalts"-Psychiatrie. Gütersloher Fortbildungswoche 1963, S. 13—20.

— Formen der Musik-Therapie. Hippokrates (Stuttg.) **36**, 230—233 (1965).

— Die Beziehungen der Gesellschaft zum psychisch Kranken und zur psychiatrischen Institution. Gütersloher Fortbildungswoche 1966, S. 320—346.

— Eine Krankheit zum Tode. Über Goethes „Leiden des jungen Werther". In: Melemata, Festschrift f. W. Leibbrand. Hrsg.: J. Schumacher mit M. Schrenk und J. H. Wolf. Mannheim 1967 (a), S. 129—142.

— Zur Geschichte der Sozialpsychiatrie. Isolierung und Idylle als „Therapeutik der Seelenstörungen". Nervenarzt **38**, 479—487 (1967 b).

— Zur Geschichte der Psychotherapie. Hippokrates (Stuttg.) **38**, 870—974 und **39**, 479—487 (1967 c).

— Die Angina pectoris. Sudhoffs Arch. Gesch. Med. **51**, 165—183 (1967 d).

— Griesingers neuropsychiatrische Thesen und ihre sozialpsychiatrischen Konsequenzen. Nervenarzt **39**, 441—450 (1968 a).

— Wilhelm Griesinger — Karl Bonhoeffer — das „Archiv für Psychiatrie und Nervenkrankheiten". Drei Centenarien. Arch. Psychiat. Nervenkr. **211**, 219—233 (1968 b).

— „Das eigentliche Studium des Menschen". Zur Geschichte der Anthropologie im 19. Jahrhundert. Jb. Psychol., Psychother. und anthropol. Med. **16**, 214—224 (1968 c).

— Bergers Idee von der „psychischen Energie". Zur ersten Publikation „Über das Elektrencephalogramm des Menschen" vor 40 Jahren. Nervenarzt **6**, 263—273 (1970).

— Charenton. In: Medizinhistorische Reisen 1 „Paris". Hrsg.: E. Seidler. Stuttgart-New York 1971, S. 84—87.

Schüle, H. (1840—1916): Handbuch der Geisteskrankheiten. Leipzig 1878. Festschrift zu Schüles 50. Dienstjubiläum in der Illenau-Baden 1913.

Schulte, H. W.: Maximilian Jacobi — Leben und Lehre. Sudhoffs Arch. Ges. Med. **45**, 351 bis 369 (1961).

Schulte, W.: Der Psychiater im Spiegel seiner Kranken. Fortschr. Neurol. Psychiat. **18**, 538 bis 552 (1950).

— Klinik der „Anstalts"-Psychiatrie. Stuttgart 1962.

— Der chronisch Anstaltskranke als Problem für Forschung und Therapie. Schweiz. Arch. **91**, 190—205 (1963).

— Psychiatrische Universitätsklinik und psychiatrisches Landeskrankenhaus. Gütersloher Fortbildungswoche 1963, S. 1—12.

Schumacher, J., Schrenk, M., Wolf, J. H. (Hrsg.): Melemata. Festschrift für Werner Leibbrand zum siebzigsten Geburtstag. Mannheim 1967.

Stahl, G. E. (1660—1734): Dissertatio de motu tonico vitali. Jena 1692.
— Theoria medica vera, physiologiam et pathologicum tamquam doctrinae medicae partes vera contempatione e natura et artis veris fundamentis intaminata ratione et concussa experientia sistens. Halle 1707. Dtsch. von Ruf, Halle 1802, von K. W. Ideler, Berlin 1831/32.
Stanko, M.: Die Rehabilitationsmöglichkeiten in den beschützenden Beckhof-Werkstätten (Industriebetrieb). XXI. Gütersloher Fortbildungswoche 1968.
Starobinski, J.: Die Erfindung der Freiheit. 1700—1789. Genf 1964.
Stemmer, W.: Zur Geschichte des Waisen-, Toll- und Krankenhauses, sowie Zucht- und Arbeitshauses in Pforzheim. In: Festschrift zu Schüles 50. Illenau-Jubiläum. o. O. 1913, S. 432 bis 468.
— Das Irren- und Siechenhaus in Pforzheim. Allg. Z. Psychiat. **71**, 289—307 (1914).
Steudel, J.: Der Psychiater Maximilian Jacobi. In: Heimatbuch der Stadt Siegburg. II. Bd. Siegburg 1967, S. 776—794.
Stübler, E.: Geschichte der medizinischen Fakultät der Universität Heidelberg. Heidelberg 1926.
Tenon, J. R.: Mémoires sur les hôpitaux de Paris. Paris 1788.
Tuke, D. H. (1827—1895): History of the insane. London 1882.
Tuke, S. (1784—1857): Description of the retreat, an institution near York for insane persons of the society of friends, containing on account of its origin and progress, the modes of treatment, and a statement of cases. York 1813.
Valsalva, A. M. — siehe Jetter (1971), S. 25.
Veith, I.: Philippe Pinel and the moral treatment of insanity. Mod. Med. G. B. **28**, 212—216 (1968).
Vering, A. M. (1796—1829): Von den psychischen Krankheiten und ihrer Heilart. Leipzig 1821.
Vié, J.: Histoire de la Psychiatrie. In: Laigne-Lavastine: Histoire général de la Médecine. Bd. III. Paris 1949, 278—322.
Virchow, R. (1821—1902): Goethe als Naturforscher. Berlin: August Hirschfeld 1861.
— Vier Reden über Leben und Kranksein. Berlin 1862.
Vischer, F. T. (1807—1887): Auch einer. 1878.
Viszanik, M. (1792—1873): Die Irrenheil- und Pflegeanstalten Deutschlands und Frankreichs samt der Cretinen-Anstalt auf dem Abendberge in der Schweiz. Wien 1845.
Voisin, F. (1794—1872): De causes morales et physiques des maladies mentales. Paris 1826.
Wagner, M.: Nachricht von der Anstalt des Doct. Willis für Wahnsinnige. In: Pinel (1801), übersetzt und mit Anmerkungen versehen von M. Wagner. Wien 1801.
— Auch anonym in: Allg. Med. Annalen des 19. Jahrhunderts. Altenberg 1802, Sp. 149—154.
Wagnitz, H. B.: Historische Nachrichten und Bemerkungen über die merkwürdigsten Zuchthäuser in Deutschland. Nebst einem Anhang über die zweckmäßigsten Einrichtungen der Gefängnisse und Irrenanstalten. Bd. 1, Halle 1791; Bd. 2, Halle 1792 und 1794.
Walser, H.: Hundert Jahre Klinik Rheinau, 1867—1967. 92. Jahresber. des Zürcher Hülfsvereins für Geisteskranke für das Jahr 1967.
— Melancholie in medizingeschichtlicher Sicht. Therapeutische Umschau **1**, 17—21 (1968).
Weiss, Chr.: Untersuchungen über das Wesen und Wirken der menschlichen Seele. Leipzig 1811.
— (Beiträge) in Nasses „Zeitschr. für die Anthropologie“, 1824 f.
Weizsäcker, V. v.: Der Kranke und der Arzt. Kreatur **11**, 69—81 (1926).
— Soziale Krankheit und soziale Gesundung. Berlin 1930 und Göttingen 1955.
— Der Gestaltkreis. Leipzig 1940.
— Anonyma. Bern 1946.
— Grundfragen medizinischer Anthropologie. Tübingen 1948.
— Pathosophie. Göttingen 1956.
Westphal, C. (1833—1890): Nekrolog. Nach einer Rede, gehalten zur Gedenkfeier für Griesinger in der Medicinisch-Psychologischen Gesellschaft zu Berlin am 17. November 1868. Arch. Psychiat. **1**, 760—774 (1868/69).
Wettley, A.: Prolegomena zu einer Geschichte der Psychotherapie. Hippokrates (Stuttg.) **36**, 150—155 und 190—197 (1965).

Willis, F. (1718—1807): keine Publikationen.
Windelband, W.: Lehrbuch der Geschichte der Philosophie. Berlin 1892.
Windischmann, C. J. H. (1775—1839): Etwas das der Heilkunst Noth tut. Ein Versuch zur Vereinigung dieser Kunst mit der christlichen Philosophie. Zschr. Anthropol. 1823, S. 1—70 und 1824, S. 146—153.
Wulff, E.: Psychiatrischer Bericht aus Vietnam. Beiträge z. vergl. Psychiatrie. Ed.: N. Petrilowitsch: Akt. Fragen Psychiat. Neurol., Vol. 5 (Basel/New York 1967), S. 1—84.
Wyrsch, J.: Hundert Jahre Waldau. Bern 1955.
— Über Geschichte der Psychiatrie. In: Bibl. psychiat. neurol. Fasc. 100, Basel-New York 1957, S. 21—41.
Yolly, A.: — siehe Karcher 1947.
Zeller, E. A. (1804—1877): Bericht über die Wirksamkeit der Heilanstalt Winnenthal, vom 1. März 1843 bis 28. Februar 1846. Damerows allg. Z. Psychiat. **5**, 163—209 (1848).
Zeller, G.: Welcher psychiatrischen Schule hat Wilhelm Griesinger angehört? Ein Beitrag zum Verständnis seines Lebenswerkes und seiner Biographie. Dtsch. med. J. **19**, 328—334 (1968).
Zilboorg, G., Henry, G. W.: A history of medical psychology. New York 1941.
Zutt, J.: Ges. Aufsätze. Berlin-Göttingen-Heidelberg 1963.

Sachverzeichnis

Bildteil

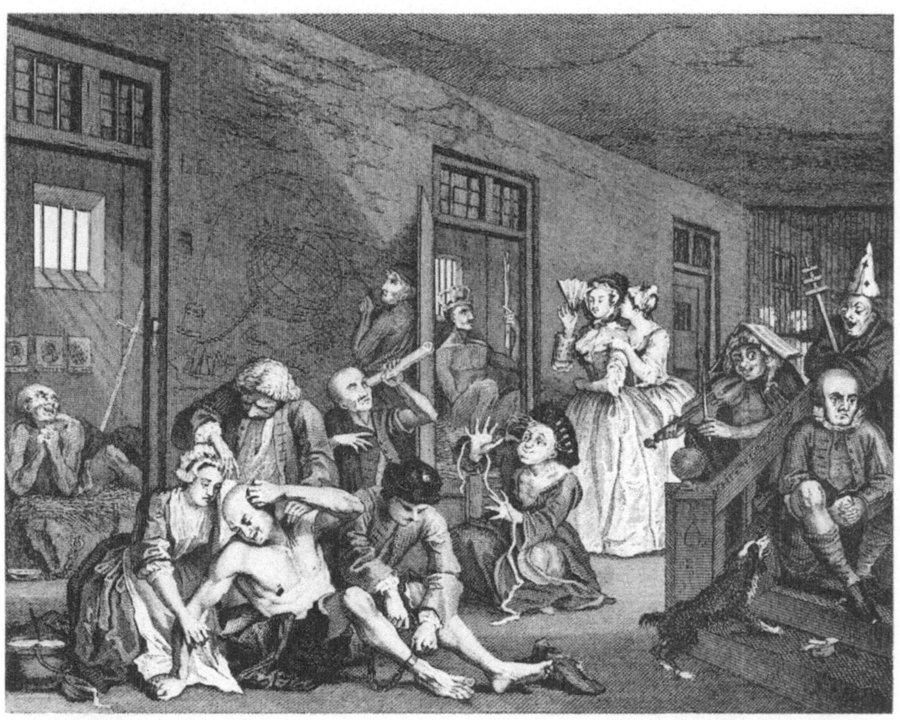

Abb. 1. W. Hogarth, „Szenen aus Bedlam". Dieses traditionsreiche Irrenhaus in London war schon im Mittelalter ein Klosterhospital („Bethlehem-Hospital"). Hogarth illustriert hier das seinerzeit berühmte „Leben eines Liederlichen" bzw. „Beggar's Opera" von John Gay (1728). (Siehe hierzu: S. 9 und S. 131)

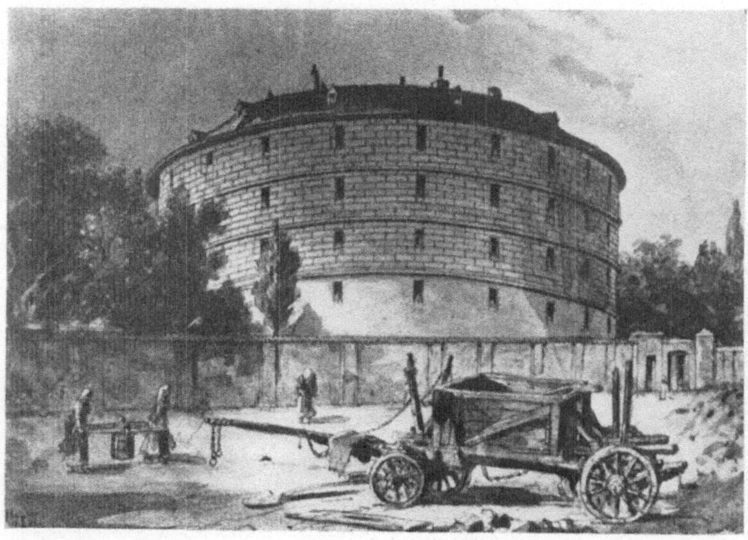

Abb. 2. Der Wiener „Narrenturm", eröffnet 1784. Dieses Irrenhaus wurde als eine fortschrittlich-humane Institution errichtet, erwies sich aber schon bald nach 1800 für den Umgang mit Geisteskranken als unbrauchbar. (Siehe hierzu: I. Teil, Psychiatrische Institutionen, S. 29 ff.) Mit freundlicher Genehmigung von Herrn L. Baur, Institut für Geschichte der Medizin, Heidelberg

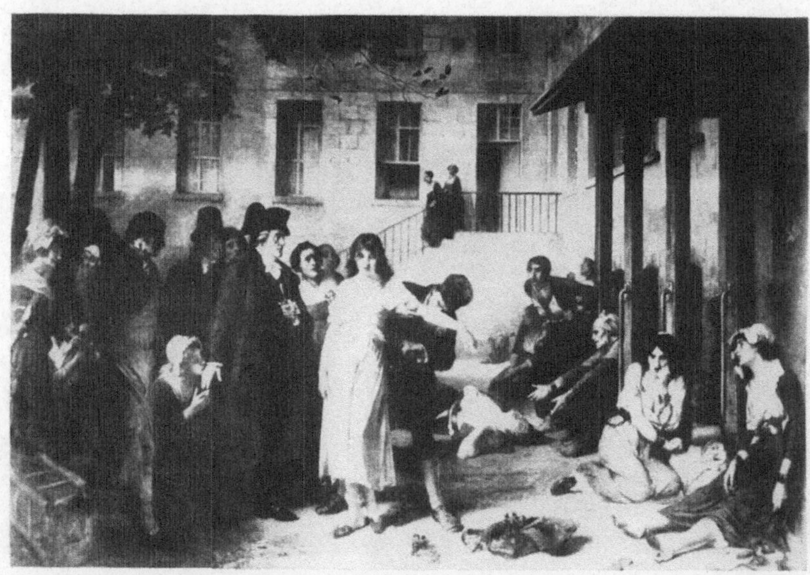

Abb. 3. Pinel „befreit die Irren von den Ketten". Dazu D. Jetter (1969): „Süßlicher Kitsch und verlogene Theatralik wurde um 1900 geschätzt, wenn es darum ging, die „Kettenabnahme" ins rechte Licht zu rücken." (Siehe hierzu: Einleitung, S. 5). Mit freundlicher Genehmigung von Herrn L. Baur, Institut für Geschichte der Medizin, Heidelberg

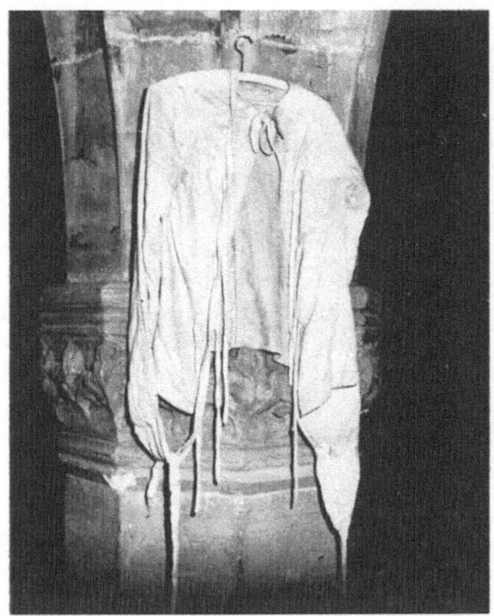

Abb. 4

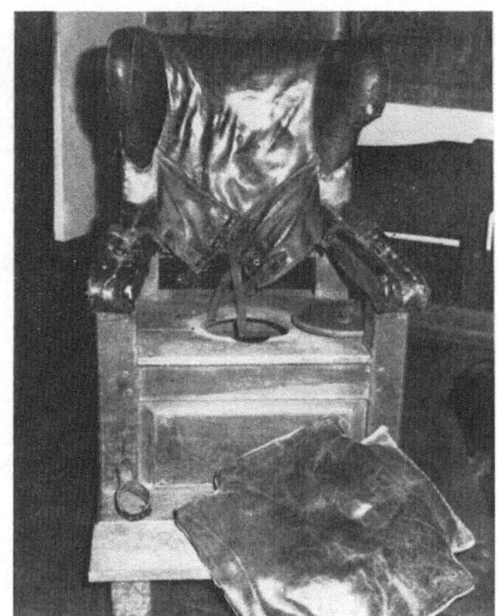

Abb. 5

Abb. 4. Zwangsjacke. Museum des Psychiatrischen Krankenhauses Haina im ehemaligen Kapitelsaal. Mit freundlicher Genehmigung von Professor H. Siefert, Senckenbergisches Institut für Geschichte der Medizin, Frankfurt

Abb. 5. Zwangsstuhl. Museum Haina. Mit freundlicher Genehmigung von Professor H. Siefert, Senckenbergisches Institut für Geschichte der Medizin, Frankfurt

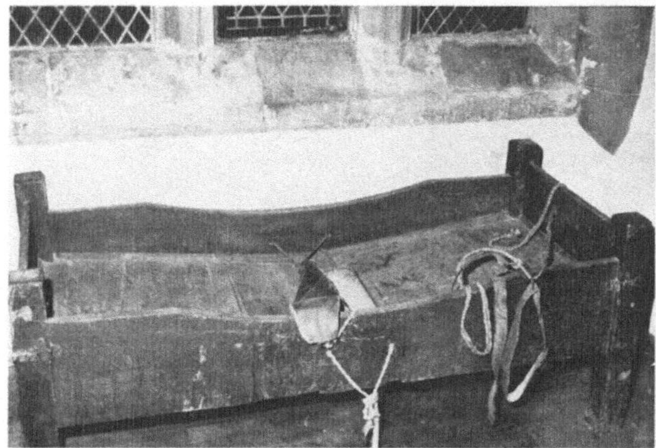

Abb. 6. Zwangsbett. Museum Haina. Mit freundlicher Genehmigung von Professor H. Siefert, Senckenbergisches Institut für Geschichte der Medizin, Frankfurt

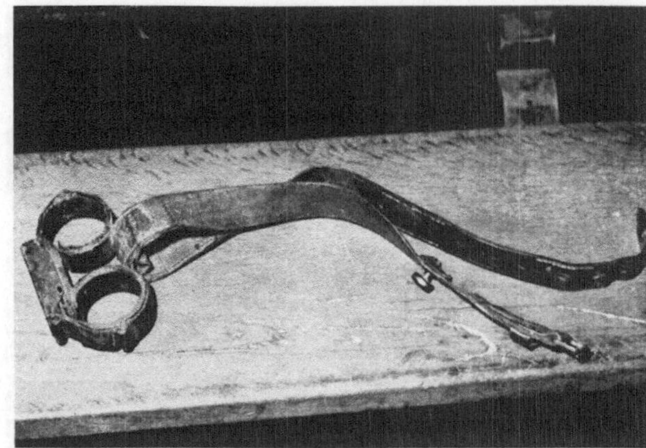

Abb. 7. Zwangsgurt. Museum Haina. Mit freundlicher Genehmigung von Professor H. Siefert, Senckenbergisches Institut für Geschichte der Medizin, Frankfurt

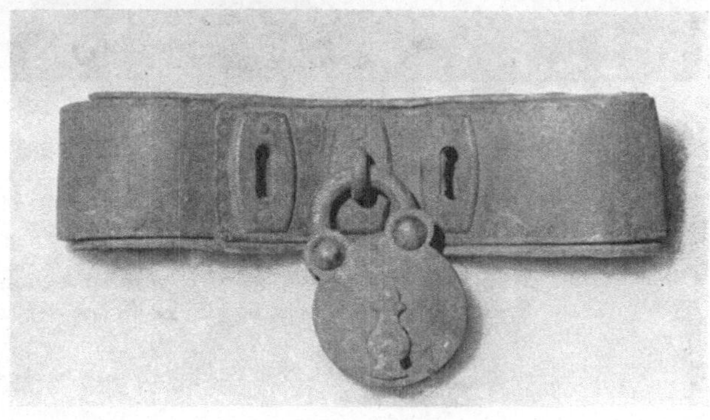

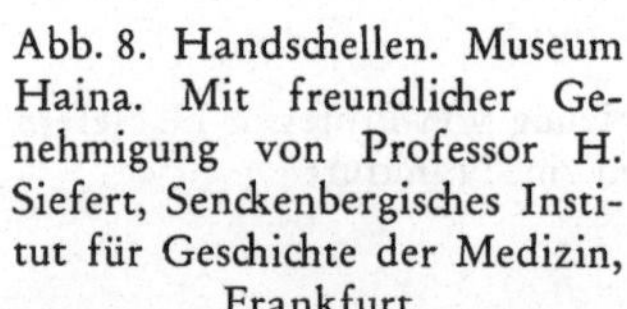

Abb. 8. Handschellen. Museum Haina. Mit freundlicher Genehmigung von Professor H. Siefert, Senckenbergisches Institut für Geschichte der Medizin, Frankfurt

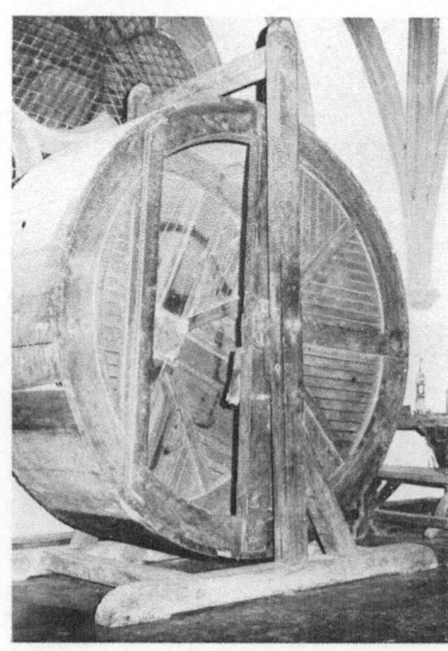

Abb. 9. Hohles Rad. Museum Haina. Mit freundlicher Genehmigung von Professor H. Siefert, Senckenbergisches Institut für Geschichte der Medizin, Frankfurt

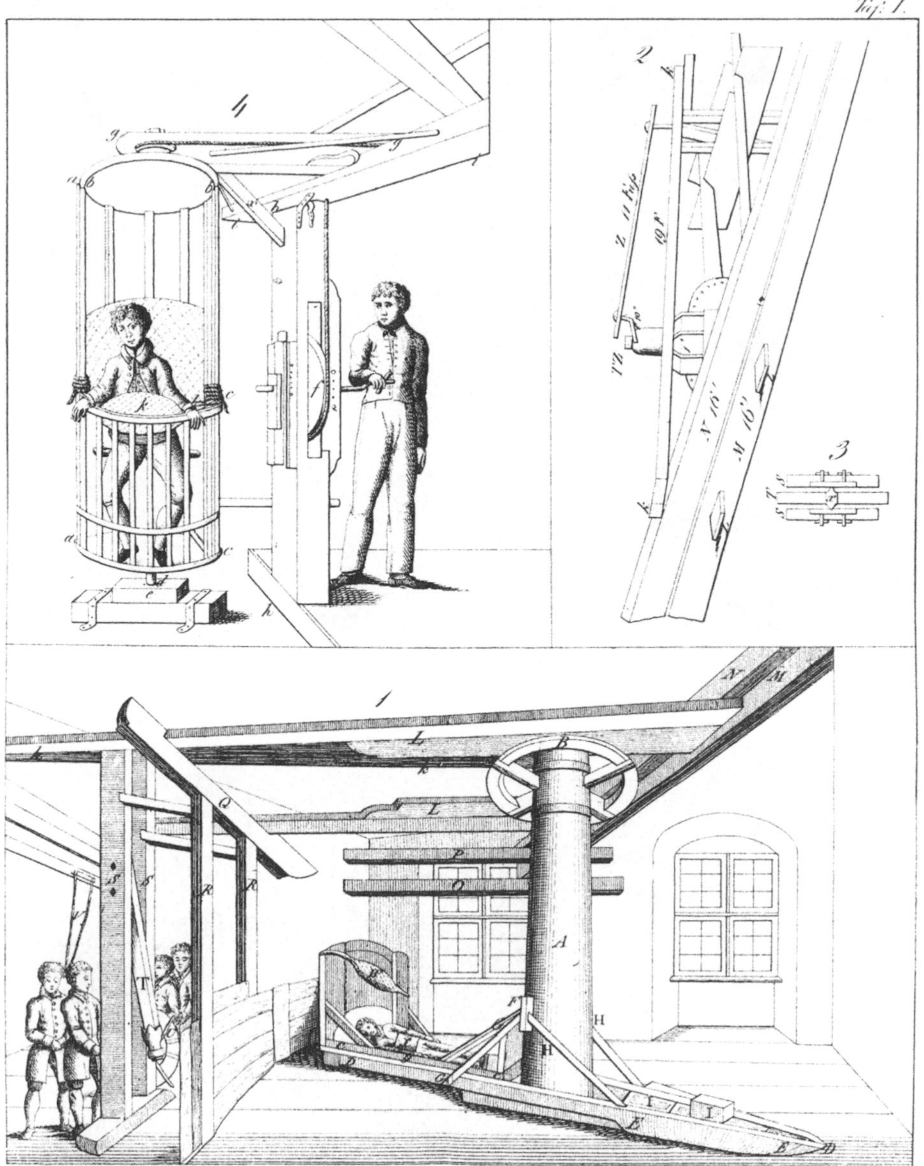

Abb. 10. Fig. 4: Drehstuhl nach Horn. Fig. 2: Maschinerie für das Hornsche Drehbett. Fig. 1: Drehmaschine (Drehbett) nach Horn. Aus: Schneider, J. P.: Heilmittellehre, 1824 (Tafel I)

Tafel II.
Maasstab von 4 Dresdner Ellen.

Abb. 11

Taf. IV.
Maasstab von 3 Dresdner Ellen.

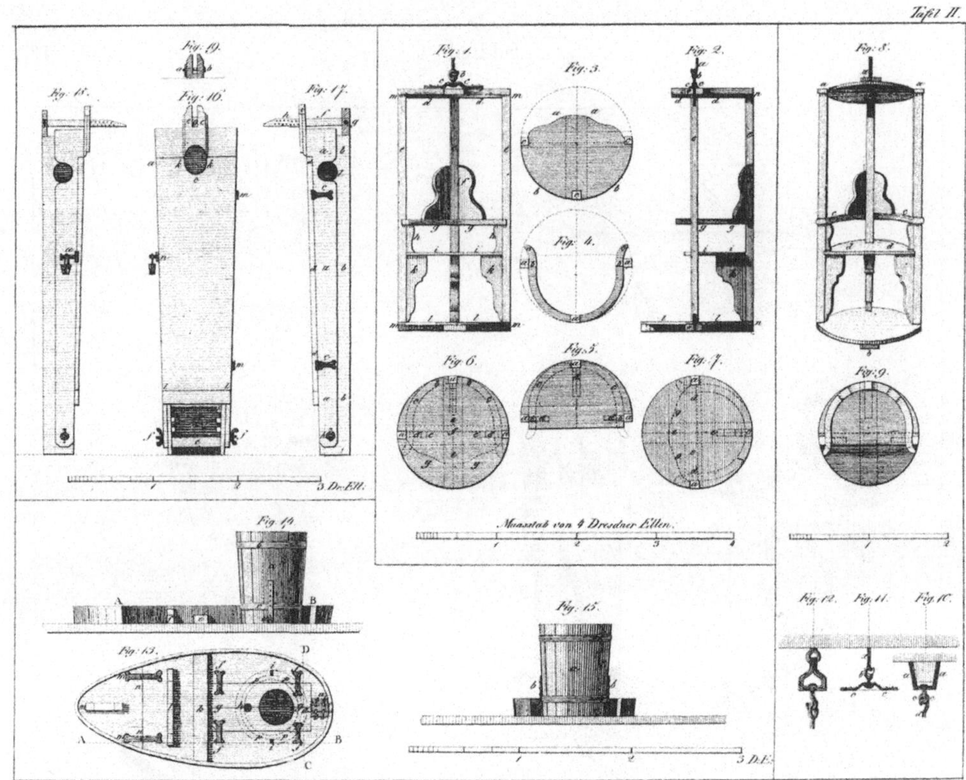

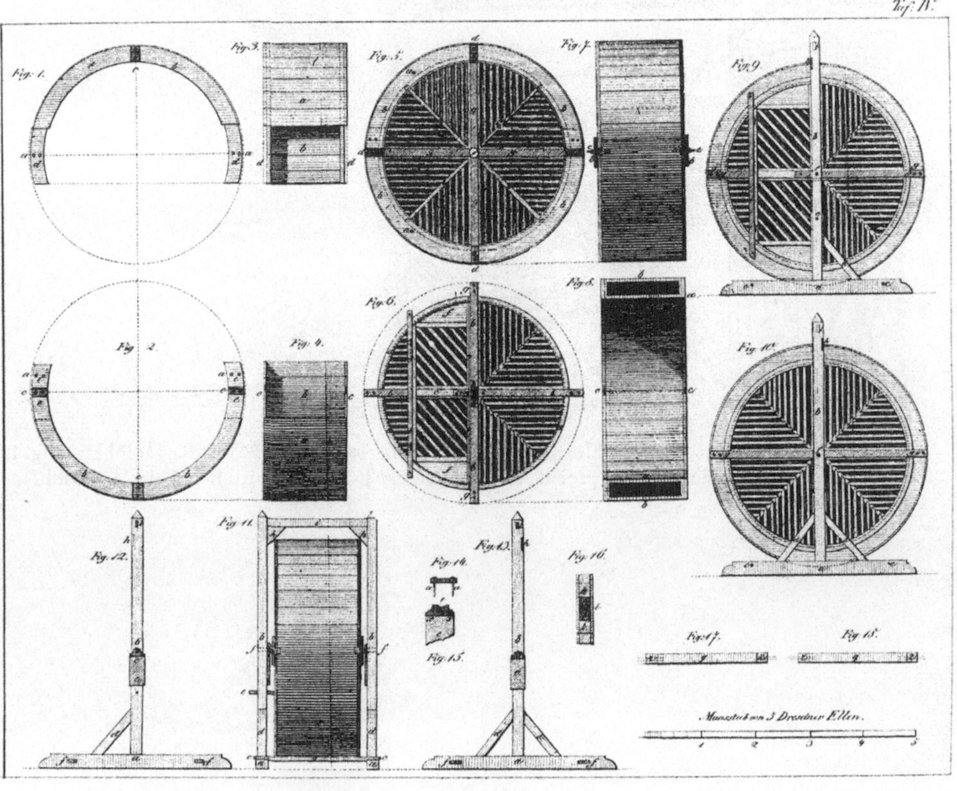

Abb. 12

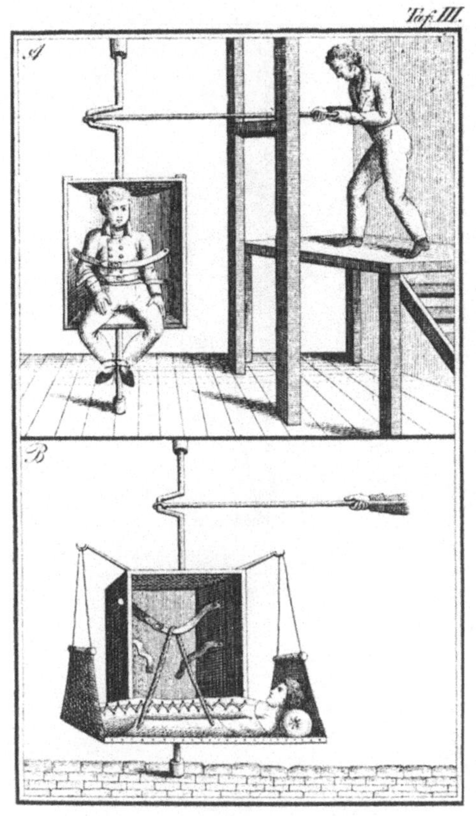

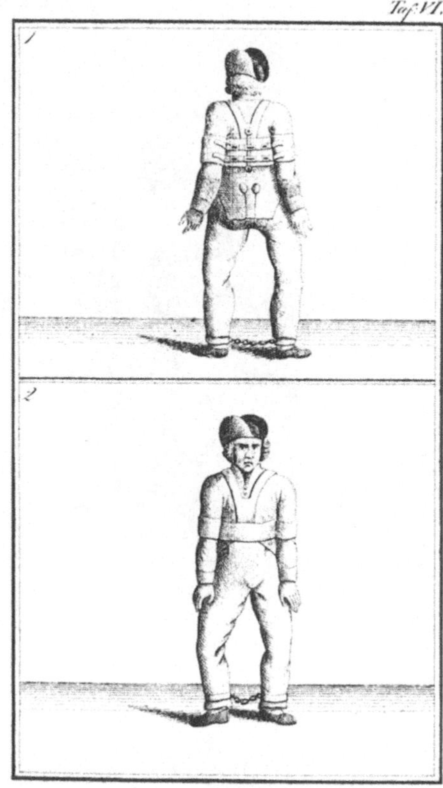

Abb. 13

Abb. 14

Abb. 13. Drehmaschinen. Aus: Schneider, J. P.: Heilmittellehre 1824 (Tafel III)

Abb. 14. Die Zwangs- und Tollriemen nach Hallaran. Aus: Schneider, J. P.: Heilmittellehre 1824

◀

Abb. 11. Fig. 1—9: Drehstuhl oder Schaukel nach Hayner („geometrische Ansicht"). Fig. 13—15: Badewanne mit Deckel und Trichter. Fig. 16—18: Zwangsschrank für Irre nach Hayner mit „Gesichtsloch" und „Armlöchern". Aus: Schneider, J. P.: Heilmittellehre 1824 (Tafel II)

◀

Abb. 12. „Das hohle Rad". Aus: Schneider, J. P.: Heilmittellehre 1824 (Tafel IV)

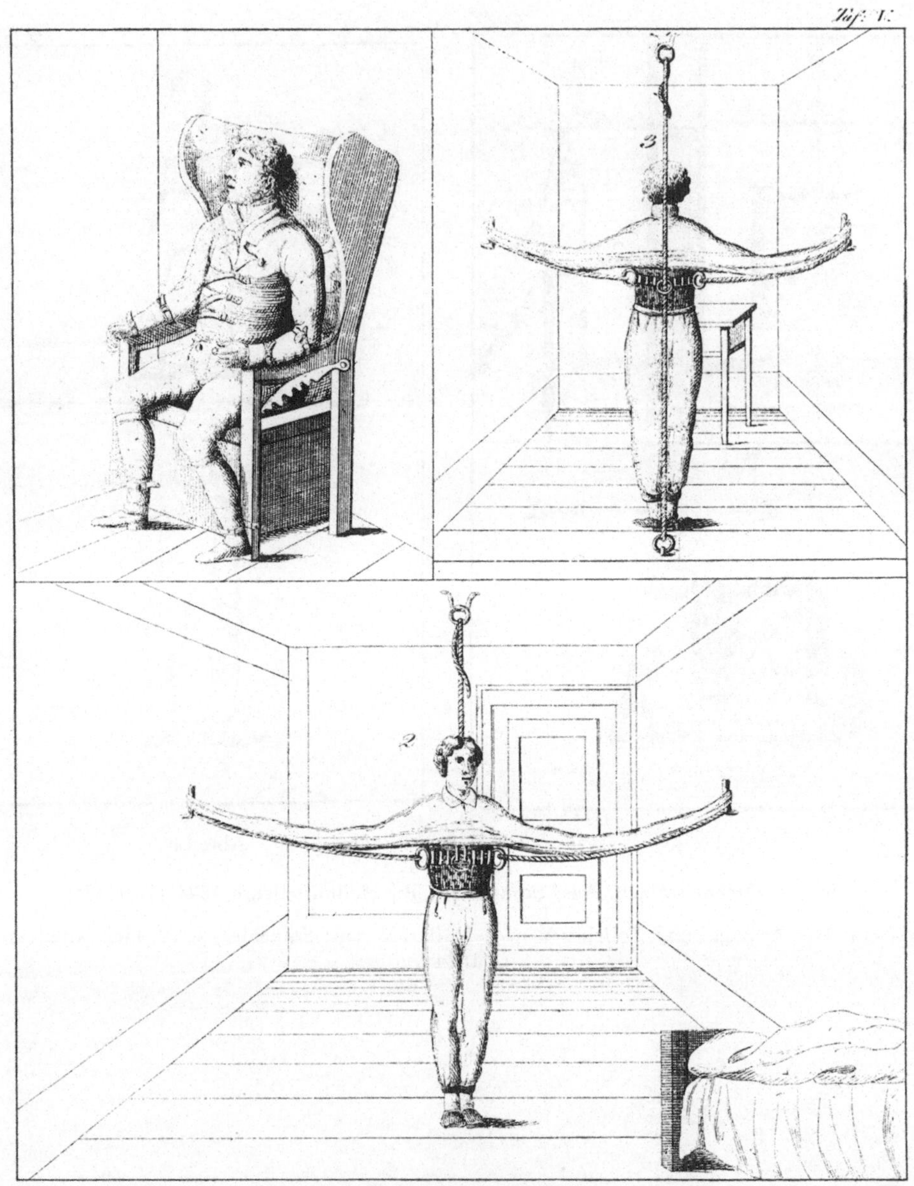

Abb. 15. Das Zwangssitzen und Zwangsstehen nach Dr. Horn. Aus: Schneider, J. P.: Heilmittellehre 1824

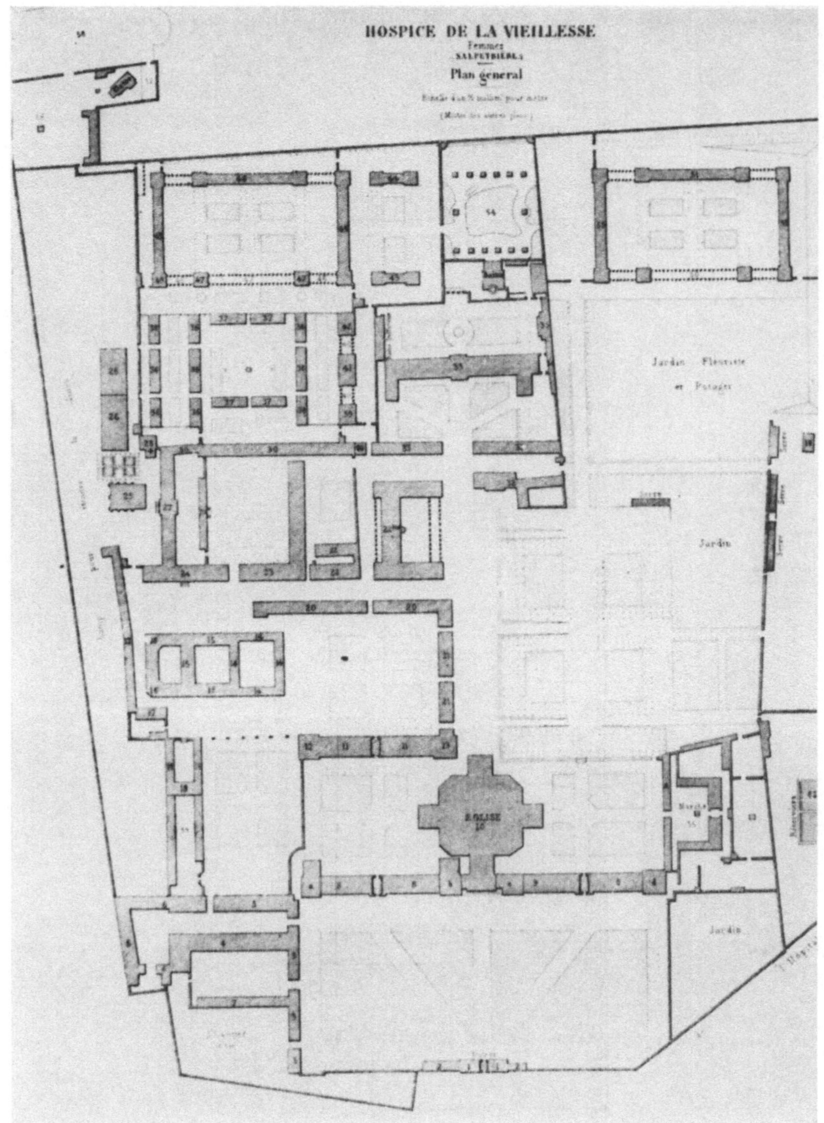

Abb. 16. Paris, Hôpital de la Salpêtrière mit Quartier des aliénés. 1786 bis 1821 errichtet. (Aus: Husson, Armand: Étude sur les Hôpitaux. Paris 1862, plan VI.) (Siehe hierzu: S. 29 ff.) Mit freundlicher Genehmigung von Herrn L. Baur, Institut für Geschichte der Medizin, Heidelberg

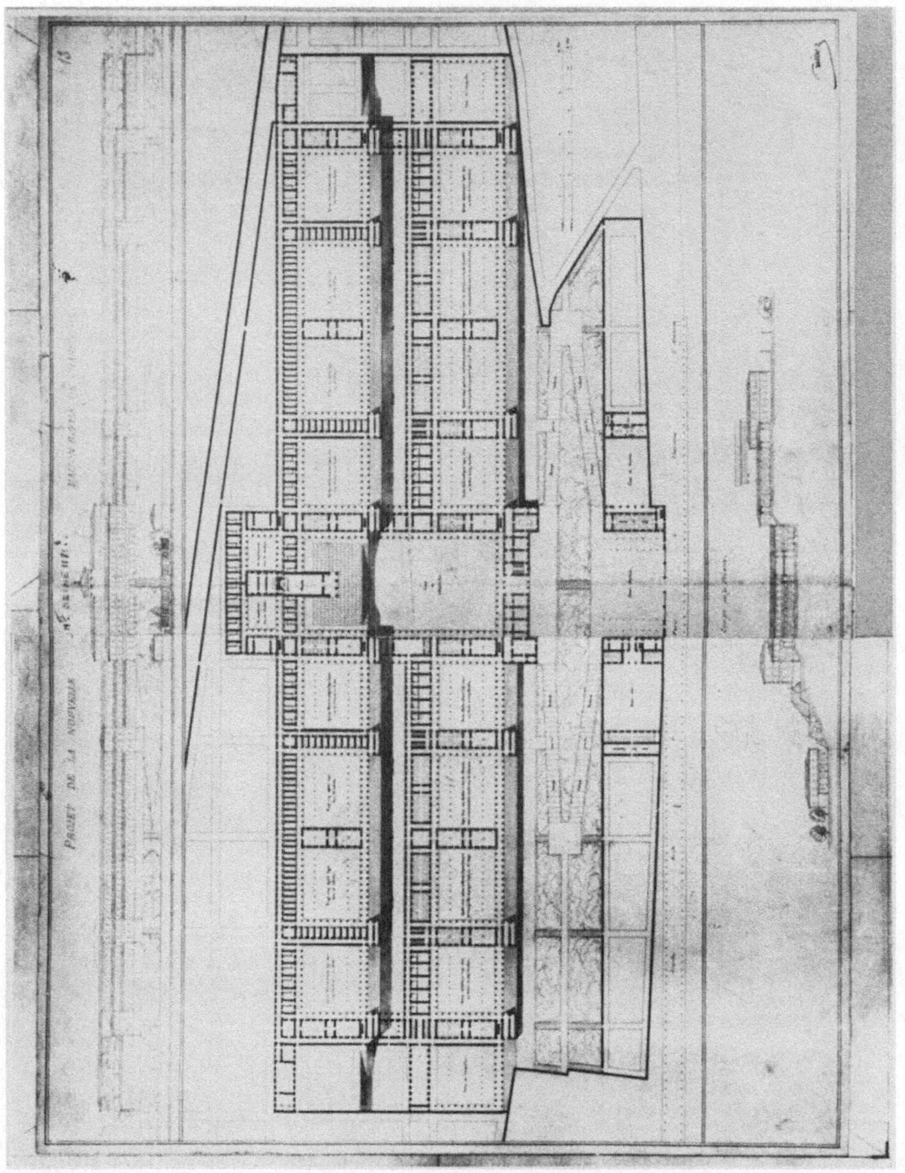

Abb. 17. Die Anstalt Charenton bei Paris. Grundriß. (Siehe hierzu: III. Teil, Charenton, S. 87 ff.) Mit freundlicher Genehmigung von Herrn L. Baur, Institut für Geschichte der Medizin, Heidelberg

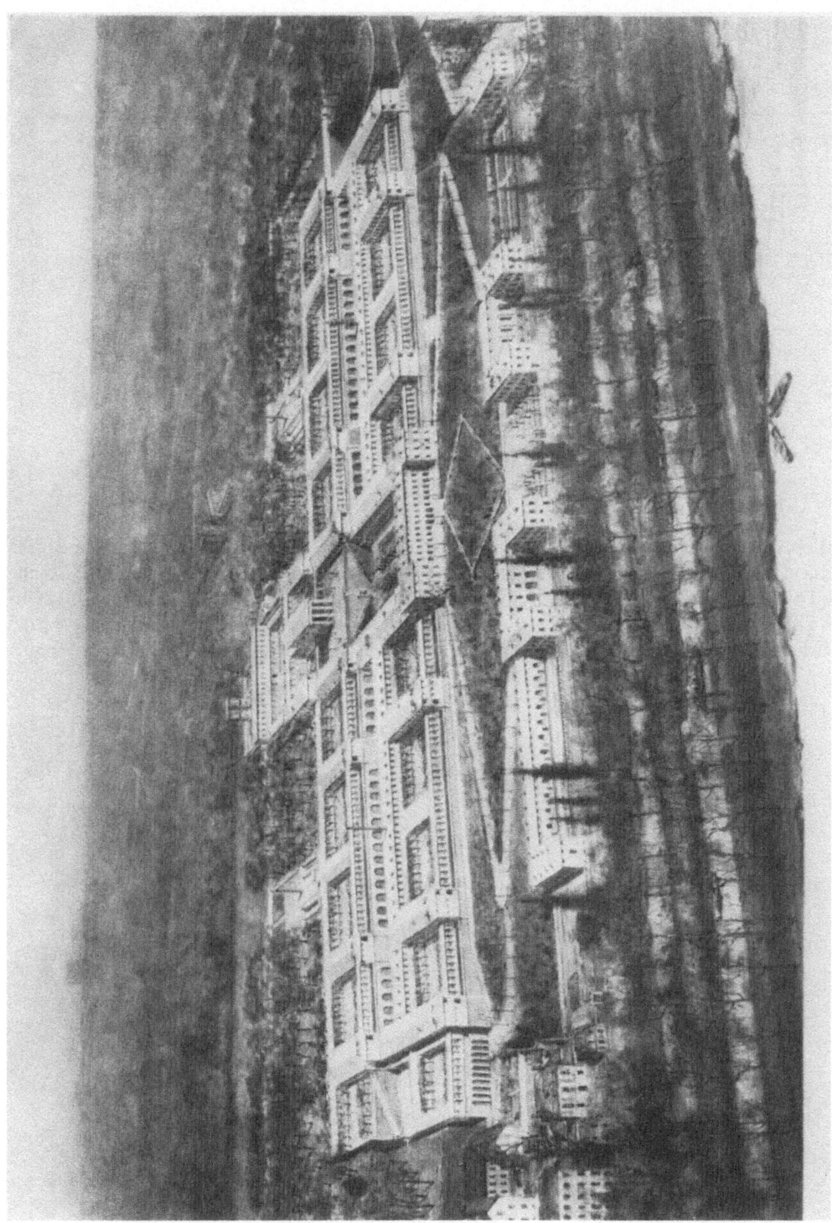

Abb. 18. Paris, „La Maison Royale de Charenton“. 1838 begonnen von Emil Jacques Gilbert. Öl auf Leinwand. (Im Besitz der Anstalt in Charenton.) (Siehe hierzu: III. Teil, Charenton, S. 87 ff.) Mit freundlicher Genehmigung von Herrn L. Baur, Institut für Geschichte der Medizin, Heidelberg

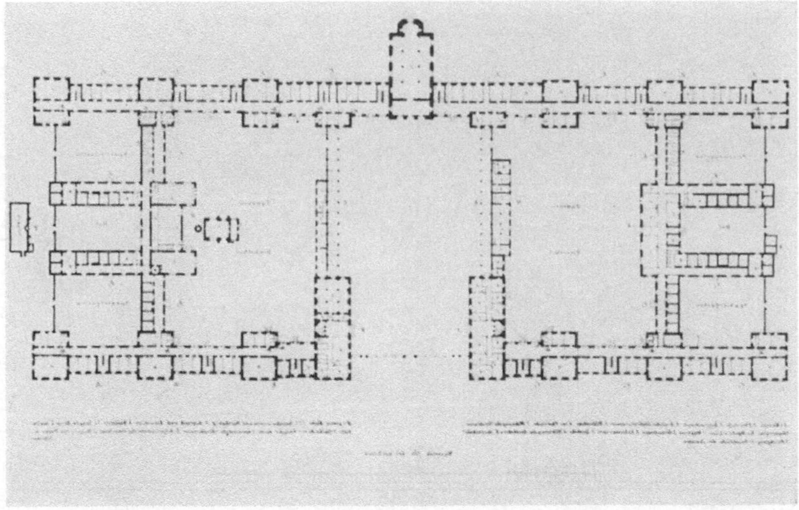

Abb. 19. Rollers Anstalt Illenau bei Achern. (Dazu D. Jetter, 1969: „In Illenau entstand die erste deutsche Charenton-Imitation. Die Anstalt markierte gegenüber den absolutistischen ‚Zucht- und Tollhäusern' eine neue Ebene humaner Irrenbehandlung und wurde deshalb rasch zum Modell zahlreicher Neugründungen in Mittel- und Osteuropa." (Siehe hierzu: S. 90 ff.). Mit freundlicher Genehmigung von Herrn L. Baur, Institut für Geschichte der Medizin, Heidelberg

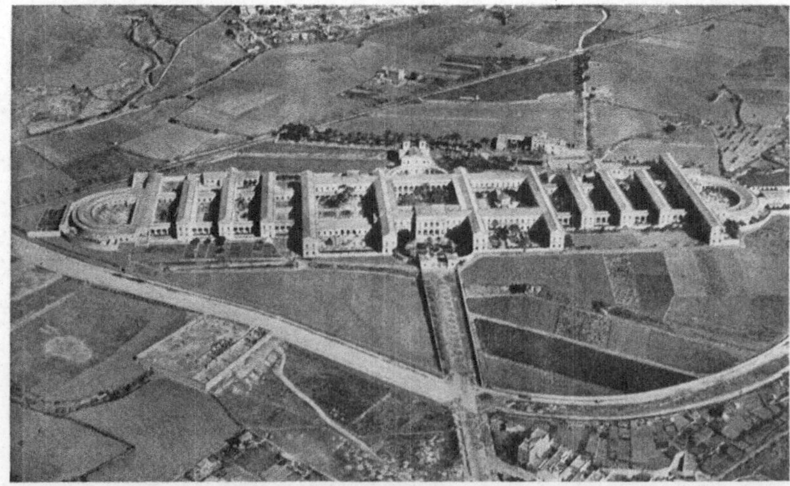

Abb. 20. Neuauflage des Konzepts von Charenton: Psychiatrische Anstalt bei Barcelona. — Noch mehr als in Charenton wird hier deutlich, daß die moderne Sozialpsychiatrie „extra muros" gehen muß. (Siehe hierzu: S. 87 ff.). Mit freundlicher Genehmigung von Herrn L. Baur, Institut für Geschichte der Medizin, Heidelberg

Monographien aus dem Gesamtgebiete der Psychiatrie – Psychiatry Series

Herausgeber: H. Hippius, W. Janzarik, M. Müller.

Die Bezieher des „Archiv für Psychiatrie und Nervenkrankheiten", der „Zeitschrift für Neurologie / Journal of Neurology" und des „Zentralblatt für die gesamte Neurologie und Psychiatrie" erhalten die Monographien zu einem um 10% ermäßigten Vorzugspreis.

1. Hartmann, K.: Theoretische und empirische Beiträge zur Verwahrlosungsforschung.
   12 Abb., 33 Tabellen. X, 149 Seiten. 1970. Geb. DM 38,—; US $ 14.10.

2. Matussek, P.: Die Konzentrationslagerhaft und ihre Folgen.
   Mit R. Grigat, H. Haiböck, G. Halbach, R. Kemmler, D. Mantell, A. Triebel, M. Vardy, G. Wedel.
   19 Abb., 73 Tabellen. X, 272 Seiten. 1971. Geb. DM 38,—; US $ 14.10.

3. Adams, A. E.: Informationstheorie und Psychopathologie des Gedächtnisses.
   Methodische Beiträge zur experimentellen und klinischen Beurteilung mnestischer Leistungen.
   12 Abb. IX, 124 Seiten. 1971. Geb. DM 48.—; US $ 17.80.

4. Nissen, G.: Depressive Syndrome im Kindes- und Jugendalter.
   Beitrag zur Symptomatologie, Genese und Prognose.
   11 Abb., 51 Tabellen. IX, 174 Seiten. 1971. Geb. DM 58,—; US $ 21.50.

5. Moser, A.: Die langfristige Entwicklung Oligophrener.
   4 Abb., 30 Tabellen. X, 102 Seiten. 1971. Geb. DM 48,—; US $ 17.80.

6. Feldmann, H.: Hypochondrie.
   Leibbezogenheit — Risikoverhalten — Entwicklungsdynamik.
   36 Abb., 5 Tabellen. VI, 118 Seiten. 1972. Geb. DM 48,—; US $ 17.80.

7. Meyer-Osterkamp, S.; Cohen, R.: Zur Größenkonstanz bei Schizophrenen.
   Eine experimentelle Untersuchung.
   5 Abb. VII, 91 Seiten. 1973. Geb. DM 48,—; US $ 17.80.

8. Diebold, K.: Die erblichen myoklonisch-epileptisch-dementiellen Kernsyndrome.
   Progressive Myoklonusepilepsien — Dyssynergia cerebellaris myoclonica — myoklonische Varianten der drei nachinfantilen Formen der amaurotischen Idiotie.
   31 Abb. IX, 254 Seiten. 1973. Geb. DM 98,—; US $ 36.30.

9. Eggers, C.: Verlaufsweisen kindlicher und präpuberaler Schizophrenien.
   3 Abb. X, 250 Seiten. 1973. Geb. DM 79,—; US $ 29.30.

Schriftenreihe Neurologie – Neurology Series

Herausgeber: H. J. Bauer, H. Gänshirt, P. Vogel.

Die Bezieher des „Archiv für Psychiatrie und Nervenkrankheiten", der „Zeitschrift für Neurologie / Journal of Neurology" und des „Zentralblatt für die gesamte Neurologie und Psychiatrie" erhalten die Schriftenreihe zu einem um 10% ermäßigten Vorzugspreis.

1. Kahle, W.: Die Entwicklung der menschlichen Großhirnhemisphäre.
   55 Abb. VII, 116 Seiten. 1969. DM 58,—; US $ 21.50.
2. Prill, A.: Die neurologische Symptomatologie der akuten und chronischen Niereninsuffizienz.
   Befunde zur pathogenetischen Wertigkeit von Stoffwechsel-, Elektrolyt- und Wasserhaushaltsstörungen sowie zur Pathologie der Blut/Hirn-Schrankenfunktion.
   49 Abb. VIII, 177 Seiten. 1969. DM 64,—; US $ 23.70.
3. Kunze, K.: Das Sauerstoffdruckfeld im normalen und pathologisch veränderten Muskel.
   Untersuchungen mit einer neuen Methode zur quantitativen Erfassung der Hypoxie in situ.
   67 Abb. VIII, 118 Seiten. 1969. DM 58,—; US $ 21.50.
4. Pilz, H.: Die Lipide des normalen und pathologischen Liquor cerebrospinalis.
   4 Abb., 23 Tabellen. VIII, 123 Seiten. 1970. DM 48,—; US $ 17.80.
5. Rabe, F.: Die Kombination hysterischer und epileptischer Anfälle.
   Das Problem der „Hysteroepilepsie" in neuer Sicht.
   VII, 112 Seiten. 1970. Geb. DM 38,—; US $ 14.10.
6. Ulrich, J.: Die cerebralen Entmarkungskrankheiten im Kindesalter.
   Diffuse Hirnsklerosen.
   35 Abb. 1 Farbtafel. XV, 202 Seiten. 1971. Geb. DM 74,—; US $ 27.40.
7. Puff, K.-H.: Die klinische Elektromyographie in der Differentialdiagnose von Neuro- und Myopathien. Eine Bilanz.
   12 Abb. VIII, 84 Seiten. 1971. Geb. DM 48,—; US $ 17.80.
8. Piscol, K.: Die Blutversorgung des Rückenmarkes und ihre klinische Relevanz.
   37 Abb., 3 Tabellen. VI, 91 Seiten. 1972. Geb. DM 48,—; US $ 17.80.
9. Wiesendanger, M.: Pathophysiology of Muscle Tone.
   4 figures. VI, 46 pages. 1972. Cloth DM 28,—; US $ 10.40.
10. Spiess, H.: Schädigungen am peripheren Nervensystem durch ionisierende Strahlen.
    35 Abb. VIII, 71 Seiten. 1972. Geb. DM 38,—; US $ 14.10.
11. Neundörfer, B.: Differentialtypologie der Polyneuritiden und Polyneuropathien.
    18 Abb. X, 205 Seiten. 1973. Geb. DM 98,—; US $ 36.30.
12. Lange-Cosack, H.; Tepfer, G.: Das Hirntrauma im Kindes- und Jugendalter.
    Klinische und hirnelektrische Längsschnittuntersuchungen an 240 Kindern und Jugendlichen mit frischen Schädelhirntraumen.
    45 Abb. Etwa 230 Seiten. 1973. Geb. DM 98,—; US $ 36.30.